Kohlhammer

Die Autorin

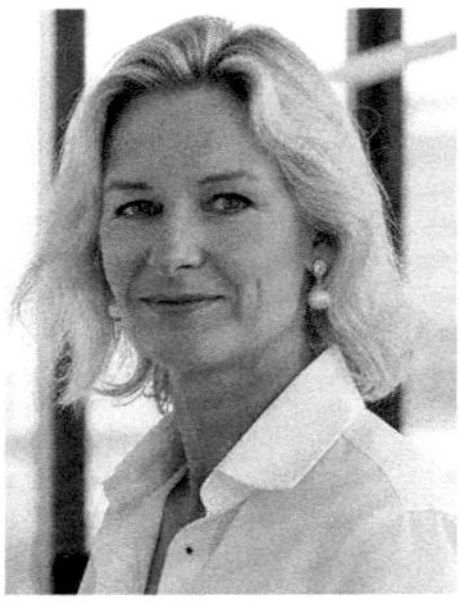

Prof. Dr. Lioba Werth ist Diplom-Psychologin, Professorin für Wirtschafts-, Organisations- und Sozialpsychologie und neben ihrer inhaltlichen Expertise bereits seit Kindesbeinen mit familiären Pflege- und Krankheitssituationen konfrontiert. Diese fachlich wie menschlich zu begleiten, ist ihr eine Herzensangelegenheit.

Lioba Werth

Psychologie des Angehörigen – zwischen Liebe, Last und Loyalität

Psychologisches Hintergrundwissen für Gesundheitsberufe

Verlag W. Kohlhammer

Umschlagabbildung: kovalto1 - stock.adobe.com

1. Auflage 2026

Gesamtherstellung: W. Kohlhammer GmbH, Heßbrühlstr. 69, 70565 Stuttgart
produktsicherheit@kohlhammer.de

Print:
ISBN 978-3-17-045502-3

E-Book-Formate:
pdf: ISBN 978-3-17-045503-0
epub: ISBN 978-3-17-045504-7

Inhalt

Teil IV Verzeichnisse

Vorwort

Dieses Buch ist all jenen gewidmet, die als *Professionelle Begleiter* vor der Aufgabe stehen, Patienten wie Angehörige zu beraten und zu begleiten und sich fundiertes, psychologisches Hintergrundwissen aneignen möchten. Es beleuchtet und erläutert die herausfordernde und in Teilen auch überfordernde *Situation des Angehörigen.*

Wie dieses Buch zu lesen gedacht ist/aufgebaut ist

- In ► Teil I werden der Angehörige und sein Erleben, die Herausforderungen und Risiken in seiner Patientenbegleitung dargestellt. Im Speziellen wird das psychologische Hintergrundwissen dessen beschrieben, sodass Sie ein *Grundverständnis* für seine Situation, Rolle und Beanspruchung erhalten.
- In ► Teil II wird erläutert, wie für Angehörige die *Bewältigung dieser Belastungsphase gelingen* kann, im speziellen über Regeneration und Selbstfürsorge. So wird vermittelt, was sich hier vorausschauend tun lässt und was wiederum im Akutfall hilfreich ist.
- ► Teil III ist *schwierigen Situationen* gewidmet, die im Zuge einer sehr belastenden Patientenbegleitung auftreten können. Dabei wird es zum einen um die Gratwanderung gehen, wie *Humor* in der Patientenbegleitung eingesetzt werden kann, auf welche Weise er hilfreich und wann er eher schädlich ist. Zum Zweiten wird dargestellt, was sich hinter *Verlustängsten* von Angehörigen verbirgt, was sie verschärft und was wiederum entlastend wirkt. Zum dritten wird die Extremsituation thematisiert, dass in der Patientenbegleitung *Gewalt* auftritt, sei es vom Patienten ausgehend oder vom Begleiter. So wird erläutert, was einer solchen Eskalation typischerweise vorausgeht, woran man die Gefahr frühzeitig erkennen und sie abbiegen kann – und sollte dies nicht gelingen, wie man eingreifen kann.

Dieses Buch schafft Bewusstsein – für das, was Angehörige leisten und für das, was sie manchmal überfordert. Es zeigt auf, an welchen Stellen Sie als Fachkraft verstehen, eingreifen oder unterstützen können, sodass Sie die Angehörigen besser verstehen, gezielter entlasten und somit professioneller agieren. Und wenn Sie dabei das eine oder andere über sich selbst verstehen und diese Erkenntnis für Ihr eigene Rolle im Privaten nutzen können, dann ist das eine durchaus beabsichtigte Nebenwirkung.

An dieser Stelle sei darauf hingewiesen, dass das vorliegende Werk teilweise inhaltliche Überschneidungen mit meinem Buch *Der kleine Angehörigenbegleiter*

(2024, Norderstedt: BoD) aufweist. Während sich *Der kleine Angehörigenbegleiter* jedoch gezielt als Ratgeber an die Angehörigen selbst richtet, liegt der Fokus in diesem Buch auf Ihnen als Fachkraft.

September 2025

Lioba Werth

Zur Orientierung im Buch: Piktogramme

	Lernziele		Übung/Reflexion
	Beispiel aus der Praxis		Checkliste
	Tipp/Info		Zusammenfassung/Merksatz

Zugunsten einer lesefreundlichen Darstellung wird in diesem Text bei personenbezogenen Bezeichnungen in der Regel die männliche Form verwendet. Diese schließt, wo nicht anders angegeben, alle Geschlechtsformen ein (weiblich, männlich, divers).

Teil I Die Situation verstehen

Sie sind Mediziner, Pflegefachkraft, Patientenbegleiter, im Hospizdienst tätig oder in vergleichbarer Weise in einem helfenden Beruf und unterstützen Patienten. Sicherlich sind Sie ein großartiger Experte in Ihrem Fachgebiet. Dennoch haben Sie vermutlich immer mal wieder erlebt, dass Sie zwar dem Patienten gut helfen können, der Angehörige sich jedoch mit der Situation schwer tut, sich selbst im Wege steht oder es sogar den Beteiligten (sei es dem Patienten oder auch Ihnen) nochmals schwerer macht als nötig.

Angehörige bringen Hoffnung – und Erwartungen. Sie organisieren – und kontrollieren. Sie helfen – und sind selbst am Limit. Angehörige sind mehr als Begleiter: Sie sind emotionale Mit-Betroffene. Ihre Rollen sind vielschichtig, ihre Belastungen real. Sie sind Träger von Geschichten, familiären Mustern, unausgesprochenen Schuldgefühlen, Ängsten, Loyalitätskonflikten. Kurzum: Sie sind hochrelevante Akteure im Genesungsprozess – und zugleich selbst verletzlich. Kein Wunder also, dass sie Ihnen so manches Mal kompliziert, uneinsichtig, fordernd oder auch störend erscheinen.

Dieser erste Buchteil lädt Sie dazu ein, Angehörige psychologisch zu verstehen:

- Was genau ist ihre Rolle?
- Welche Herausforderungen erleben sie?
- Welche Dynamiken bringen sie ins Behandlungsteam?
- Und wie gelingt der professionelle Umgang mit ihnen?

Denn wer als Angehöriger einen Patienten begleitet, tritt oft ohne Vorbereitung in eine neue Welt ein – eine Welt, in der Rollen sich verschieben, alte Sicherheiten bröckeln und Gefühle in ungewohnter Intensität auftauchen. In diesem Teil geht es darum, diese Welt des Angehörigen zu verstehen.

▸ *Kap. 1* beleuchtet, was es bedeutet, Angehöriger zu sein – welche Aufgaben, Erwartungen und psychischen Belastungen sich daraus ergeben.

▶ *Kap. 2* erklärt, warum Gefühle keine Nebensache sind, sondern zentral für die Bewältigung – und wie man mit ihnen konstruktiv umgehen kann.

▶ *Kap. 3* widmet sich der Gefühlswelt der Angehörigen im Detail – von Angst, Hilflosigkeit und Schuld über Scham, Wut und Trauer bis hin zu Liebe und Gefühllosigkeit.

Sie erfahren, welche psychologischen Mechanismen dahinterstecken und welche Wege es gibt, mit ihnen umzugehen.

1 Was es bedeutet, Angehöriger eines Patienten zu sein

Was wären Patienten – und was wäre unsere Gesellschaft – ohne sie: die Angehörigen! Sie sind emotionale Stabilisatoren, logistische Möglichmacher, Dolmetscher für Bedürfnisse und oft auch stille Helden. Und: Sie sind nicht immer einfach.

Da können Sie als Pflegekraft oder Behandler sicherlich ein Lied von singen. Sie werden nicht selten erleben, dass Angehörige Ihnen die Arbeit nicht erleichtern, sondern manchmal sogar erschweren. Genau deshalb ist es wichtig, sie zu verstehen – psychologisch, emotional und im Hinblick auf ihre soziale Rolle. Denn nur wer die Innenwelt der Angehörigen versteht, kann sie zu Verbündeten machen und damit im Sinne der Patienten handeln sowie zugleich auch sich selbst den Arbeitsalltag leichter machen.

Lernziele

Nach der Lektüre dieses Kapitels können Sie:

- Angehörige im medizinisch-pflegerischen Kontext psychologisch definieren und erkennen, dass Nähe, Verantwortung und emotionale Bindung entscheidender sind als biologische Verwandtschaft.
- Die unterschiedlichen Rollen und Aufgaben von Angehörigen benennen – von emotionaler Begleitung bis zur Organisation von Pflegeleistungen.
- Die Bedeutung von Angehörigen für den Behandlungsprozess erfassen – insbesondere in Bezug auf Lebensqualität, Entscheidungsfindung und Versorgungskontinuität.
- Die emotionale und organisatorische Belastung von Angehörigen einschätzen und erste Hinweise auf Überforderung erkennen.

1.1 Wer gilt als Angehöriger?

Was macht einen Menschen zu einem »Angehörigen«? Es ist nicht die Biologie, nicht der Name auf dem Klingelschild – sondern das innere Band: Im psychologisch-medizinischen Kontext ist nicht das Verwandtschaftsverhältnis entscheidend dafür, wer als Angehöriger gilt, sondern das Maß an Verantwortung, Sorge, emotionale Verbundenheit. Angehörig ist, wer Verantwortung empfindet, sich zugehörig fühlt und unterstützend handelt – unabhängig davon, ob es sich um einen Partner, Freundin, Nachbar oder das eigene Kind handelt (Klie, 2014; George & George, 2003).

In diesem Sinne erstreckt sich die Pflegeverantwortung eines Angehörigen im privaten Bereich typischerweise auf folgende Zielgruppen (Ehrlich & Kelle, 2021):

- 48,6 % pflegen (Schwieger-) Eltern
- 18,0 % pflegen (Ehe-) Partner
- 11,0 % pflegen (erwachsene) Kinder
- 22,5 % pflegen andere Personen

Definition

Angehörige sind all diejenigen Personen, die sich in einer vertrauten, häufig auch verpflichtenden Nähe zum Patienten befinden und Verantwortung empfinden, sich zugehörig fühlen und zur Unterstützung bereit sind (George & George, 2003, S. 16; Reifegerste, 2019).

Als sog. *pflegende Angehörige* gelten alle einer pflegebedürftigen Person nahestehenden Menschen, die dieser regelmäßig und nicht erwerbsmäßig bei der Lebensführung helfen (ZQP, 2025a).

Drei Beispiele von Angehörigen

Die Tochter, die täglich nach der Arbeit zu ihrem Vater ins Heim fährt, um ihm beim Essen zu helfen – auch wenn er sie kaum noch erkennt.

Der Ehemann, der auf Station täglich die Vitalwerte der Frau hinterfragt, weil er sich ohnmächtig und verantwortlich zugleich fühlt.

Die Nachbarin, die für die alleinstehende Dame im Haus einkauft und zur ärztlichen Kontrolle begleitet – aus Mitgefühl und Pflichtgefühl.

Diese Personen leisten Pflege auf unterschiedlichsten Ebenen – körperlich, emotional, organisatorisch. Alle drei verbindet: Sie sind psychologisch involviert.

1.2 Die herausfordernden Funktionen der Angehörigen

Welche Aufgaben übernehmen Angehörige? Die Bandbreite reicht von körperlicher Pflege über organisatorische Aufgaben bis hin zur emotionalen Begleitung (Reifegerste et al., 2017; Werth, 2024, S. 15f.). Sie begleiten Patienten bei der Nahrungsaufnahme, motivieren zum Trinken oder Bewegen, lesen vor, erzählen Geschichten, hören zu. Auch wer »nur« telefoniert, Arzttermine koordiniert oder die Wäsche bringt, übernimmt Pflegeverantwortung. Angehörige begleiten, trösten, erinnern, strukturieren, motivieren – oft über Monate und Jahre hinweg. Sie sind damit nicht nur stille Mitläufer, sondern aktive Mit-Gestaltende des Krankheitsverlaufs.

Definition

Unter Pflegeverantwortung fallen nicht nur körperliche Tätigkeiten, sondern auch Einkäufe, Gespräche, Begleitung zu Arztbesuchen oder die emotionale Unterstützung im Alltag. Auch das Organisieren von Dingen im Hintergrund, das Zusammenhalten der Fäden ist eine Form der Pflegeverantwortung bzw. Wahrnehmung von Pflegeaufgaben im weiteren Sinne.

Konkret heißt das: Angehörige …

- übernehmen (anteilig) Pflege zu Hause oder in Einrichtungen (Lamura et al., 2006) oder *helfen* im Alltag (bspw. Kochen, Körperpflege, Transport, Behördendinge; Rosland et al., 2011).
- *organisieren* Pflegeleistungen und begleiten zu Arztbesuchen.
- *wählen* Pflegeeinrichtung aus und begleiten den Übergang.
- *stimmen sich mit Pflegenden ab und liefern wertvolle Informationen* zu Bedürfnissen, Vorlieben und Gewohnheiten eines Patienten (Woods et al., 2009).
- *treten als Bevollmächtigter* oder Betreuer auf, wenn Patienten ihren Willen nicht selbst vertreten können. Sie treffen somit zentrale Gesundheitsentscheidungen für den Patienten, der selbst noch nicht oder nicht mehr dazu in der Lage ist.
- *recherchieren Gesundheitsinformationen* oder helfen, diese zu verstehen (Reifegerste et al., 2017). Viele medizinische und pflegerische Entscheidungen werden nicht allein vom Patienten getroffen, sondern in seinem sozialen Umfeld besprochen und sind damit auch beeinflusst von den Vorstellungen und Einschätzungen der Angehörigen (Epstein, 2013; George & George, 2003).
- *stärken das Selbstvertrauen* des Patienten, besonders in der Kommunikation mit den Fachkräften, sodass dieser seine Wünsche besser geltend machen kann.
- *leisten emotionale Unterstützung* (Wilz & Meichsner, 2015). Sie teilen das emotionale Erleben des Patienten, durchleben mit ihm die Höhen und Tiefen seiner Krankheitsbewältigung.

Studien zeigen: Männer übernehmen in der Patientenbegleitung häufiger organisatorische Aufgaben, Frauen sind eher in körperlich-pflegerischer Rolle aktiv (Büscher et al., 2023).

Fallbeispiele der Angehörigenrolle

Fall 1: Die Tochter als Dreh- und Angelpunkt
Frau M., 49 Jahre, betreut ihren Vater, der nach einem Schlaganfall halbseitig gelähmt ist. Sie organisiert einen ambulanten Pflegedienst, kümmert sich um Medikamente, besucht ihn täglich nach der Arbeit und spricht mit Ärzten und Versicherungen.

Fall 2: Der Ehemann als emotionaler Anker
Herr M., 76 Jahre, besucht seine an Demenz erkrankte Frau täglich im Pflegeheim. Er liest ihr Gedichten vor, singt alte Lieder und bringt ihr Lieblingsparfum mit. Die Pflegenden sagen: »Wenn er da ist, blüht sie auf.«

Fall 3: Der Nachbar als Notfallhelfer
Herr K., 62 Jahre, ist kein Verwandter. Aber seitdem seine alleinlebende Nachbarin ins Krankenhaus musste, ist er zur Bezugsperson geworden: bringt Post, füttert die Katze, hält Kontakt zur Station und koordiniert Angehörige aus der Ferne.

Fazit

Angehörige tragen maßgeblich zur Genesung und Lebensqualität bei. Sie sind emotionale Anker, Beistand in Entscheidungen, Gedächtnisstütze und Motivator. Sie haben Einfluss – auf medizinische Entscheidungen, auf das Erleben von Krankheit, auf die Kommunikation mit dem Behandlerteam (Epstein, 2013; George & George, 2003; Reifegerste, 2019). Pflegeverantwortung der Angehörigen ist oft nicht direkt sichtbar – bis sie fehlt und deutlich wird, wie entscheidend ihr Beitrag ist.

Checkliste: Woran Sie erkennen, dass jemand »Angehöriger« ist – unabhängig vom Verwandtschaftsgrad

- Die Person ruft regelmäßig in der Einrichtung an, auch ohne konkrete Anfrage.
- Sie bringt persönliche Gegenstände, Lieblingsspeisen oder Zeitungen vorbei.
- Sie äußert sich emotional über das Wohlbefinden des Patienten.
- Sie fragt nach Informationen, auch wenn sie selbst nicht offiziell verantwortlich ist.
- Sie kennt Alltagsgewohnheiten und Vorlieben der Person genau.

1.3 Die psychische Realität hinter der Angehörigenrolle

Wie fühlt es sich an, Angehöriger eines Patienten zu sein? Einen Menschen zu begleiten, ist ein Glück *und* es ist ein Schmerz. Das Leid des einen ist die Sorge des anderen. Es ist zum einen ein unglaubliches Geschenk, denn Geben ist seliger als Nehmen. Es macht Freude, wenn es läuft, man sieht, dass man dem anderen helfen, ihm guttun kann. Zum anderen kostet es zugleich unfassbar viel Energie, vermutlich mehr, als der Angehörige eigentlich hat.

Denn einen Patienten zu begleiten, ist keine einfache Sache, sondern ein emotional und energetisch höchst anspruchsvolles Unterfangen. Dies gilt selbst dann, wenn man bis dato ein gut eingespieltes, sich blind verstehendes Miteinander hatte. Das Verhältnis ändert sich und die Situation überrollt einen. Und zwar drastisch! Nachfolgend erfahren Sie, was die größten Herausforderungen sind.

1.3.1 Emotionaler Overload

Führen Sie sich einfach mal vor Augen, was ein Angehöriger erlebt, der bspw. ins Krankenhaus gerufen wird, weil ein Familienmitglied einen Schlaganfall hatte. Was sieht der Angehörige am Krankenbett?

- *Nicht nur den Patienten.* Sondern einen zutiefst vertrauten Menschen – voller gemeinsamer Geschichten, Hoffnungen, Kämpfe, Liebe.
- *Das frühere Leben.* Er sieht den starken Vater, der früher das Haus gebaut hat. Die Mutter, die immer alles geregelt hat. Den Partner, der mit ihm getanzt hat. Das Kind, das eben noch wild Fußball gespielt hat.
- *Den eigenen Verlust.* Im Blick auf den gebrechlichen Körper, die Wunde, die angeschlossenen Maschinen, das nachlassende Gedächtnis, sieht er vor allem eins: »Ich verliere dich.« oder: »Ich habe dich schon verloren (an die Krankheit).«
- *Die eigene Angst.* Es tauchen Ängste in ihm auf: »Was, wenn mir das auch passiert? Wenn mein Älterwerden auch einmal so aussehen wird? Was, wenn ich jetzt verantwortlich bin – und versage?«
- *Schuldgefühle.* Es kommen Schuldgefühle hoch: »Habe ich zu wenig getan? Habe ich etwas übersehen? Muss ich mich jetzt kümmern, weil ich's früher nicht getan habe? Besuch(t)e ich ihn oft genug? Hätte ich früher helfen müssen?«
- *Eine Zukunft, die er nicht will.* Vor seinem inneren Auge sieht er: Einen Rollstuhl. Einen Pflegedienst. Einen leeren Platz am Tisch oder im eigenen Bett. Ein verändertes Leben. Und davor hat er Angst.

Deshalb ist der Blick des Angehörigen oft

- verklärt (weil er festhält am Alten),
- verzweifelt (weil er merkt, es ist nicht mehr wie früher),
- fordernd (weil er hofft, dass irgendjemand das Rad der Zeit zurückdreht).

Der Angehörige sieht und erlebt folglich etwas ganz anderes als Sie als Außenstehender – und dies lässt ihn verständlicherweise innerlich in Aufruhr geraten. Und wenn Sie das im Hinterkopf haben, können Sie die »schwierige Angehörigenforderung« Ihnen gegenüber vielleicht eher einordnen als leisen Hilferuf: »Bitte macht ihn wieder ganz. Ich halte es sonst nicht aus.« (Zur ausführlichen Darstellung einzelner Emotionen ► Kap. 3)

1.3.2 Multitasking und neue Rollenübernahmen kosten Kraft

Die bisherigen Rollen, die man miteinander hatte, verschieben sich. Angehörige werden plötzlich alles in einem: Pflegekraft, Mutmacher, Ruhepol, Verwaltungsinstanz, Dolmetscher medizinischer Informationen. Sie springen empathisch in diese Rollen, getragen von Zuneigung oder/und Pflichtgefühl. Doch viele dieser Rollen widersprechen einander oder sind kaum miteinander vereinbar – und sie erschöpfen.

Dabei ist nicht entscheidend, ob diese Veränderung schleichend oder aber disruptiv (also bspw. durch einen Unfall oder eine überraschende Diagnose) hervorgerufen wurde. Niemand sucht sich diese Zusatzrollenübernahme (insbesondere dauerhaft) wirklich aus, sondern sie »wächst« einem zu und ist damit häufig mit ambivalenten Gefühlen verbunden (► Kap. 3.7.3, ► Kap. 4.2, ► Kap. 4.3, Ambivalenz).

Tipp

Die wichtigste Rolle, die Angehörige haben – und die sie auch nicht abgeben können – ist die der emotionalen Begleitung. Wenn sie durch andere Rollen überfordert sind, bleibt für diese keine Kraft. Dann ist der Patient zwar »satt und sauber« – aber emotional allein. Und das wäre schade. Alles andere lässt sich organisieren oder delegieren, emotionaler Beistand hingegen nicht.

1.3.3 Verschiebung von Beziehung und Macht, Abhängigkeiten entstehen

In der entstandenen »Patient-Angehöriger-Situation« verändert sich das Miteinander:

- Kompetenzen verschieben sich,
- Abhängigkeiten entstehen und
- zuvor ausbalancierte Beziehungen geraten in Schieflage.

Was einst auf Augenhöhe geschah, fühlt sich nun asymmetrisch an – für beide Seiten. Der eine braucht Hilfe, die andere Person wird zur Hauptverantwortlichen.

Das belastet und kann unbewusste Widerstände, Schuldgefühle oder Aggressionen auslösen. Schauen wir es uns nachstehend einmal genauer an.

Das veränderte Machtgefüge. Die neuen Rollen führen zu einem Wechsel im »Machtgefüge«: Wer vormals Entscheidungen traf, wird nun abhängig. Während der Patient von den Hilfestellungen des Angehörigen abhängig ist, erweist sich der Angehörige wiederum als abhängig vom Pflegebedarf und den Auswirkungen der ganzen Pflegesituation auf das eigene Leben, das er derzeit nicht so leben kann, wie es geplant war. Der Angehörige übernimmt Aufgaben, für die er sich vielleicht nicht gewappnet fühlt. Oder andersherum: Der bisher stärkere Part im Familiensystem rückt plötzlich in den Hintergrund, weil alle Aufmerksamkeit auf die erkrankte Person fällt. Beide erleben Kontrollverlust – auf unterschiedliche Weise.

In Abhängigkeiten zu leben ist immer schwierig und widerstrebt dem natürlichen Bedürfnis nach Einflussnahme und Autonomie (Lammers et al., 2016). Wundern Sie sich daher nicht, wenn es bei den Beteiligten (Patient wie Angehörigem) zu rebellischem, aggressivem oder resigniertem Verhalten kommt; es wäre eine natürliche Reaktion auf die erlebte Machtverschiebung.

Illustration

»Möglicherweise war der Patient bislang der machtvollere Part in der Beziehung (bspw. war er der Geldverdiener, erledigte alle Formalitäten, traf alle wichtigen Entscheidungen etc.) und ist nun »außer Gefecht gesetzt« und damit »entmachtet«. Den Angehörigen/Begleiter manövriert dies daraufhin in gänzlich unvertraute Bereiche, in denen er besagte Aufgaben nun übernehmen muss.

Oder aber umgekehrt, der Angehörige war bislang der machtvollere Part, bestimmte mit seinen Aktivitäten und Entscheidungen das Familiengeschehen und wird nun durch die Zentrierung rund um den Patienten in die »defensive« Begleiterrolle geschickt und muss sein Leben gewaltig umkrempeln und hintenanstellen. Beide Szenarien werfen im jeweils eigenen Leben Vieles durcheinander.« (aus Werth, 2024, S. 28)

Zerbrechende Symmetrie – wenn das Gleichgewicht kippt. »Eine vorher symmetrische Beziehung, in der es in der Regel ein wechselseitiges Geben und Nehmen gab, wird zu einer *einseitigen* Beziehung: Die Betroffenen sind plötzlich in der Patientenrolle und haben alle Hände voll mit sich selbst zu tun. Die Angehörigen sind in der Rolle der Kümmerer. Diese Einseitigkeit ist zunächst eine sinnvolle Krisenreaktion. Auf längere Sicht kann sie problematisch werden, wenn nämlich nur noch die Belastung der Betroffenen im Vordergrund steht und die Belastungen der Angehörigen daneben keinen Raum mehr finden.« (aus Wickert, 2021, S. 4)

Tipp

Kommunikation wieder symmetrisch gestalten – auch durch das Teilen eigener Gefühle. Nicht nur zuhören, sondern sich selbst auch mitteilen. Nur so entsteht echte Beziehung.

1.3.4 Die Krankheit bestimmt alles

Die Krankheit des Patienten rückt ins Zentrum der Aufmerksamkeit und das ist aus mehrerlei Gründen sehr verständlich:

- Sie ist der Taktgeber für den Tagesablauf oder die notwendigen Handlungen.
- Sie hat das Leben des Patienten wie das des Angehörigen gehörig aus der Spur gebracht.
- Sie bringt Sorgen und ständige Wachsamkeit mit sich.
- Sie verändert die Tagesform, womit sich alle Beteiligten täglich neu arrangieren müssen.

Die Folge: Angehörige stellen einen Großteil ihrer Bedürfnisse zurück (► Kap. 1.4). Sie passen ihr Leben der Krankheit an und geben dabei oft das eigene Leben – zumindest vorübergehend – auf.

Dies geschieht, weil die Angehörigen von der Dynamik des Geschehens »verschluckt« bzw. vereinnahmt werden, sich das Leben des Patienten und das des pflegenden Angehörigen vermischen und zwar so sehr, dass sich das des Angehörigen nahezu auflöst und er das des Patienten mehr oder minder mitlebt. Das eigene Leben wird unbemerkt vom Leben des Patienten überlagert. Die Angehörigen »leben mit« – und verlieren sich. Dass sie sich selbst dabei vergessen, ist ihnen nicht vorzuwerfen, sondern der Dynamik der Situation geschuldet.

Tipp

Als Behandler können Sie Ihrerseits dazu beitragen, genau diesen (unguten) Verlauf zu beeinflussen und helfen, hier die richtigen Grenzen zu ziehen. Machen Sie das Leben der Angehörigen wieder sichtbar. Ermutigen Sie zur gesunden Abgrenzung, nicht zur Aufgabe des eigenen Lebens.

Herausforderungen für Angehörige

- Emotionale Überforderung
- Multitasking und Multi-Rollenübernahmen
- Neue Machtverhältnisse/Abhängigkeiten
- Beziehung verliert Symmetrie

- Krankheit dominiert den Alltag und das Denken
- Eigene Bedürfnisse »verschwinden«

1.4 Belastungsfaktoren entstehen

Pflege kann erfüllend sein, zugleich aber auch (oder sogar in den meisten Fällen) extrem belastend. Obgleich Angehörige oftmals Helden des Alltags sind, so sind sie dennoch keine Superhelden, die immun und unversehrbar sind. Im Gegenteil: Pflegende Angehörige sind Mitbetroffene – mit allen Konsequenzen. Sie tragen Verantwortung, oft rund um die Uhr. Sie sind emotionale Stabilisatoren, Lebensmanager, Ansprechpartner für Pflegekräfte – und dabei selbst oft erschöpft, überfordert oder unsichtbar. Während sie sich kümmern, begleiten, trösten, organisieren, verlieren sie dabei manchmal das Wertvollste: sich selbst. Lassen Sie uns daher einen genaueren Blick werfen auf die konkreten Belastungsfaktoren.

In der Fachliteratur gelten pflegende *Angehörige als die »unsichtbaren, zweiten Patienten«*, da sie durch

- chronischen Stress,
- körperliche Erschöpfung,
- erhöhtes Risiko für Depression, u. ä.

auffallen (Cuijpers, 2005; Ernst & Weißflog, 2013; Pinquart & Sörensen, 2003; Schulz & Beach, 1999, Schulz & Sherwood, 2008; Wilz & Meichsner, 2012).

Dass Pflege anstrengend ist und auch belastend sein mag, liegt auf der Hand, doch warum werden pflegende Angehörige dabei selbst krank? Schließlich hat Pflege doch auch ihre schönen Seiten, kann Freude machen, eine wohltuende Nähe erzeugen und vieles mehr (Pendergrass et al., 2023; ZQP, 2025b). Was also liegt hier vor, dass das Ganze so kippen kann?

Die Antwort gliedert sich wie das nachfolgende Kapitel in drei Teile:[1]

1. Zum einen geraten pflegende Angehörigen in einen *Prozess gekappter Grundbedürfnisse* (▶ Kap. 1.4.1), mit dem sie adäquat umgehen sollten.
2. Da dies meistens nicht gut gelingt, ist es typisch, dass sie in eine sogenannte *Überforderungsspirale* geraten (▶ Kap. 1.4.2), aus der sie meist nur mit professioneller Hilfe wieder aussteigen und

1 Internationale Untersuchungen zum Belastungsumfang und zur Belastungsselbsteinschätzung von pflegenden Angehörigen liefern unterschiedliche und oft nicht untereinander vergleichbare Ergebnisse. Daher werden nachstehend die Befunde nach didaktischen Gesichtspunkten und nicht studienbezogen dargestellt.

3. es können zusätzlich noch *spezielle Risikofaktoren* vorliegen, die die Belastung nochmals verstärken (▶ Kap. 1.4.3).

Spätestens dann, wenn nicht bereits vorher, sind entsprechende Belastungs- und Krankheitssymptome auch bei den pflegenden Angehörigen vorzufinden.

1.4.1 Grundbedürfnisse werden gekappt

Pflegende Angehörige übernehmen in der Regel zahlreiche Aufgaben zusätzlich zu ihrem bisherigen Alltag. Um dies zu leisten, stellen sie oft unbewusst ihre eigenen Bedürfnisse zurück. Gleichzeitig sind sie emotional stark involviert, sorgen sich um die betreute Person und tragen Verantwortung. Das bedeutet: Neben der psychischen Belastung werden oft auch die eigenen Grundbedürfnisse stark eingeschränkt – im Extremfall sogar vollständig vernachlässigt.

Warum Grundbedürfnisse so entscheidend sind

Der Begriff »Grundbedürfnisse« ist nicht zufällig gewählt. Sie bilden die Basis für körperliches, seelisches und soziales Wohlbefinden. Werden sie über längere Zeit nicht erfüllt, kann das zu physischen und psychischen Problemen führen – im schlimmsten Fall sogar lebensbedrohlich. Im Pflegekontext sind insbesondere folgende Bereiche betroffen: (in Anlehnung an Maslow, 1943; von Witzleben, 2019):

Bedürfnis nach Überblick und Orientierung

Menschen brauchen ein gewisses Maß an Stabilität und Vorhersehbarkeit. Wenn diese fehlt, geraten wir aus dem Gleichgewicht – und genau das passiert pflegenden Angehörigen häufig:

- *Physiologisch*
  Schlaf, Ernährung und Bewegung bilden die Grundlage für Gesundheit und Erholung. Viele pflegende Angehörige schlafen schlecht oder fragmentiert, weil sie Sorgen haben oder nachts auf den Patienten achten müssen. Ähnlich ungesund verläuft die Ernährung: Mahlzeiten werden oft vernachlässigt, entweder aus Zeitmangel, Stress oder fehlendem Appetit. Und für Bewegung und Sport fehlt (vermeintlich) neben der Patientenbegleitung die Zeit. Solche Einschränkungen schwächen den Körper und mindern die Fähigkeit, den Alltag zu bewältigen.
- *Sicherheitsbezogen*
  Stabilität, Schutz und Verlässlichkeit gehören ebenfalls zu den Grundbedürfnissen. Möglicherweise ist durch die Erkrankung des Patienten ein Gehalt weggebrochen. Vielleicht ist aber auch durch den Einsatz des pflegenden Angehörigen dessen Arbeitszeit gedrosselt und damit das Einkommen reduziert

oder es sind Erkrankung und Pflege so teuer, dass dies die Betreffenden in Nöte versetzt. So bedingte finanzielle Engpässe, unsichere Arbeitszeiten oder unvorhersehbare Krankheitsverläufe des Patienten erhöhen den Druck zusätzlich. Die ständige Anpassung an Unvorhergesehenes zehrt an den Kräften und macht den Alltag schwer planbar.

Bedürfnis nach Beziehungen, Nähe und Kontakt

Menschen sind soziale Wesen. Kontakte zu Familie, Freunden oder in sozialen Gruppen sind essenziell für emotionale Stabilität und das Gefühl von Zugehörigkeit. Pflegende Angehörige schränken diese Kontakte häufig stark ein, weil sie ihre ganze Aufmerksamkeit auf die Pflege richten.

- *Soziale Kontakte*
  Freundschaften, Austausch und Zuwendung nähren die eigene Kraft. Sie geben Energie, ermöglichen Erholung und tragen zum emotionalen Gleichgewicht bei. Soziale Kontakte werden jedoch von pflegenden Angehörigen häufig gekappt, nach dem Motto: »Ich kann ja nicht irgendwo hingehen, während der Patient allein zuhause ist.« (Detailliertere Ausführungen hierzu finden Sie in ► Kap. 7.3.5) Fachkräfte können Angehörige unterstützen, ihre sozialen Kontakte und Rückzugsmöglichkeiten bewusst zu pflegen.
- *Wertschätzung*
  Wer nur für andere sorgt, bekommt oft selbst wenig Anerkennung. Die fehlende Rückmeldung oder Bestätigung kann langfristig das Selbstwertgefühl beeinträchtigen. Im Pflegefall reduzieren Angehörige ihr ganzes Leben so sehr auf den Patienten, dass er oft der Einzige ist, der ihnen noch Anerkennung geben könnte; was ihn aber ggf. überfordert oder ihm je nach Krankheitsstand gar nicht mehr möglich ist. Dann gehen sie nicht nur leer aus, sondern laufen auf der Suche nach Befriedigung ihrer Bedürfnisse auch leer. Daher sind das, trotz Pflegeverantwortung, in Kontakt bleiben mit Freunden sowie der Beruf oder eine andere Tätigkeit (Ehrenamt, Vereinsarbeit etc.) etwas sehr Wichtiges, um beide Bedürfnisse zu befriedigen.

Bedürfnis nach Selbstverwirklichung und Autonomie

Eigene Hobbys, berufliche Tätigkeiten oder persönliche Projekte fördern Sinn, Freude und Selbstwert. Pflegende Angehörige müssen häufig auf diese Aktivitäten verzichten und erleben dadurch Einschränkungen in ihrer Autonomie. Auf Selbstverwirklichung kann ein Mensch gut für eine Zeit verzichten, wenn er dies als sinnhaft und wichtig ansieht (so bspw. auch zugunsten der Kindererziehung), doch auf Dauer wird es ohne einen Sinn und ohne das Ausleben eigener Talente und Interessen schon eng werden auf der eigenen Zufriedenheits- und Wohlbefindensskala. Es gilt also, beides – wenn auch in abgeschwächter Form – unter einen Hut zu bekommen.

- *Bedeutung eigener Interessen*
  Selbstverwirklichung gibt Energie, stärkt die Persönlichkeit und trägt dazu bei, auch schwierige Phasen besser zu meistern. Pflege darf nicht die einzige Quelle von Sinn und Identität werden. Eine Balance zwischen Patientenbetreuung und eigenen Bedürfnissen ist entscheidend.

Sie sehen, wie massiv und umfangreich die Auswirkungen gekappter Grundbedürfnisse sind. Die Verletzung der eigenen Kernbedürfnisse führt – auch wenn Angehörige dies selbst nicht unmittelbar bemerken – zu Stress und Unbehagen, Überlastungsreaktionen oder auch zu Ängsten. Doch es ist möglich, gegenzusteuern: Wer sich der eigenen Bedürfnisse bewusst ist, kann gezielt für Erholung, Selbstfürsorge und emotionale Balance sorgen. Fachkräfte haben hier eine wichtige Rolle: Sie können Angehörige anleiten, unterstützen und Entlastung ermöglichen (siehe Überblick in ▶ Tab. 1.1; sowie sog. Selbstfürsorge betreiben; lesen Sie dazu ▶ Kap. 6, Selbstfürsorge). Besondere Risikofaktoren, die die Situation zusätzlich erschweren, sollten ebenfalls berücksichtigt werden. Dies wird im nachfolgenden ▶ Kap 1.4.2 dargestellt.

Tab. 1.1: Grundbedürfnisse pflegender Angehöriger erkennen und stärken.

Bedürfnisbereich	Anzeichen, dass das Bedürfnis eingeschränkt ist/Beispiel	Praktische Handlungsoptionen für Fachkräfte
Schlaf & Erholung	Viele Angehörige schlafen schlecht – aus Sorge oder wegen nächtlicher Pflegeeinsätze. Müdigkeit, Konzentrationsprobleme, Gereiztheit.	Gespräch über Schlafmöglichkeiten; kurze Ruhepausen einplanen; ggf. externe Unterstützung organisieren (z. B. Nachtdienst, Betreuungshilfe).
Ernährung & Bewegung	Angehörige kochen für andere, vergessen aber selbst regelmäßige oder gesunde Mahlzeiten. Mangelnde Bewegung und unregelmäßige Ernährung schwächen Körper und Psyche.	Angehörige motivieren, regelmäßige Mahlzeiten einzubauen; kleine Bewegungseinheiten vorschlagen; praktische Tipps zur Ernährung geben.
Sicherheit & Stabilität	Unsicherheit über Pflegeabläufe, finanzielle Sorgen, unvorhersehbare Veränderungen im Alltag.	Klare Abläufe und Strukturen anbieten; Informationen über finanzielle, soziale und rechtliche Hilfen bereitstellen; Routinen etablieren.
Soziale Kontakte & Nähe	Viele verzichten aus Pflichtgefühl auf eigene Kontakte und geraten dadurch in soziale Isolation.	Austausch mit Familie/Freunden fördern; Selbsthilfegruppen empfehlen; Zeiten für soziale Kontakte einplanen.
Wertschätzung & Anerkennung	Gefühl, dass eigene Leistung nicht gesehen wird; fehlende Rückmeldung oder Bestätigung.	Anerkennung ausdrücken, Lob aussprechen; Erfolge sichtbar machen; Angehörige in Entscheidungen einbeziehen.

Tab. 1.1: Grundbedürfnisse pflegender Angehöriger erkennen und stärken. – Fortsetzung

Bedürfnisbereich	Anzeichen, dass das Bedürfnis eingeschränkt ist/Beispiel	Praktische Handlungsoptionen für Fachkräfte
Selbstverwirklichung & Autonomie	Alles dreht sich nur noch um den Patienten. Frage: »Was gibt meinem Leben Sinn? Wo bleibt meine Identität?«	Möglichkeiten schaffen, eigene Tätigkeiten oder Hobbys beizubehalten; kleine Zeitfenster für Selbstbestimmung einplanen; Prioritäten klären.

Kurz-Check für die Praxis:

- Welche Grundbedürfnisse werden gerade am stärksten eingeschränkt?
- Wo kann kurzfristige Unterstützung angeboten werden?
- Welche längerfristigen Strukturen (Hilfsangebote, Entlastungsdienste) lassen sich aufbauen?
- Wird regelmäßig nachgefragt, wie es dem Angehörigen körperlich und emotional geht?

Gekappte Grundbedürfnisse: Wenn Selbstfürsorge auf der Strecke bleibt

Pflegende Angehörige geraten häufig in eine Bedürfnisfalle. Sie stellen eigene Grundbedürfnisse zurück – aus Liebe, Loyalität oder Pflichtgefühl. Doch wer dauerhaft eigene Bedürfnisse übergeht, brennt aus.

1.4.2 Besondere Risikofaktoren wirken sich aus

Neben den bereits beschriebenen allgemeinen Herausforderungen der Pflege gibt es zusätzliche Bedingungen, die die Belastung von Angehörigen deutlich verstärken können. Diese Risikofaktoren lassen sich in drei Bereiche einteilen (▶ Tab. 1.2; Cartaxo et al., 2023; Rodríguez-González et al., 2021 u. a.):

1. Eigene Voraussetzungen des Angehörigen
2. Soziales Umfeld
3. Patient bzw. Pflegesituation

Diese Faktoren wirken direkt stressverstärkend, während soziale Unterstützung und Ressourcen ihre Wirkung abmildern können.

Tab. 1.2: Risikofaktoren für eine höhere Belastung der pflegenden Angehörigen. Anmerkung: * kennzeichnet die Faktoren mit besonders starkem Einfluss auf die Belastung.

pflegender Angehöriger	soziales Umfeld	Patient & Pflegesituation
• Abhängigkeitslevel (keine Wahl bei der Übernahme der Pflege)* • soziodemografische Merkmale (wie niedrige Bildung)* • Gesundheitszustand (wie Depression)* • emotionale Faktoren	• wenig soziale Unterstützung • soziale Isolation • finanzielle Stressoren	• hohe Anzahl an Pflegestunden und Pflegeintensität* • Zusammenleben • kognitive Einschränkungen • herausfordernde Verhaltensweisen*

Ad 1) Risikofaktoren beim pflegenden Angehörigen

Keine Wahlfreiheit. Wer die Pflege »aufgedrängt« bekommt – z. B. durch familiäre Verpflichtungen oder als Einzelkind – erlebt die Situation oft als fremdbestimmt. Dies erschwert die Situation anzunehmen und mit ihr umzugehen und erhöht den Stress. Fachkräfte können Angehörige darin unterstützen, die Pflege bewusst anzunehmen (oder auch abzulehnen) und Gestaltungsspielräume zu erkennen (»Ich habe mich bewusst entschieden, mich dieser Aufgabe zu widmen«).

Tipp für den Angehörigen

»Hilfreich ist es in diesen Fällen daher – auch wenn die Situation nun bereits eingetreten ist und die Pflege vielleicht schon ›läuft‹ – sich bewusst FÜR die Situation zu entscheiden (nach dem Motto ›Ich habe sie zwar mir nicht ausgesucht bzw. gewählt, aber da sie nun mal da ist, sage ich jetzt Ja dazu‹ und nicht ›… füge ich mich, alles andere hat ja eh keinen Zweck‹). Hintergrund ist, dass es im psychologischen Sinne einen enormen Unterschied macht, ob man eine Situation entschieden annimmt oder ob man sich diesbezüglich als hilflos und Opfer wahrnimmt. Sobald man sich (auch im Falle einer ›nachgeschobenen Entscheidung‹, nach dem Motto: ›wenn ich schon muss, dann will ich es nun auch wollen‹) ›entschieden‹ hat, kann sich mehr Selbstgestaltungspotential in einem entfalten, was einen freier sein lässt und dem Ganzen Schwere nimmt.« (aus Werth, 2024, S. 49)

Bildung und Informationskompetenz. Ein niedriger Bildungsstand kann dazu führen, dass wichtige Informationen nicht verstanden oder umgesetzt werden, was das Gefühl von Kontrollverlust verstärkt. Höher gebildete Angehörige können Aufgaben oft strukturierter angehen und gewinnen mehr Kompetenzgefühl.

Gesundheitszustand. Vorbestehende Erkrankungen, insbesondere Depressionen, machen pflegende Angehörige anfälliger, denn sie führen auf allen Ebenen (kognitiv, somatisch wie emotional) zu einer Vorbelastung, durch die man einer neuen Belastung kaum gewachsen ist – und Pflege ist definitiv eine solche. Umgekehrt kann sich die neue Belastung erschwerend auf den (depressionsbezogenen) Krankheitsverlauf auswirken (Del-Pino-Casado et al., 2021; Yu et al., 2021).

Emotionale Faktoren. Sorge um den Patienten, Angst vor Verlust, Schuldgefühle, Überforderung oder Konflikte mit anderen Familienmitgliedern (Kienle et al., 2006) belasten emotional stark. Schließlich leiden Angehörige mitunter auch unter einer tatsächlichen (oder wahrgenommenen) Stigmatisierung aufgrund der Erkrankung des Patienten, so bspw. im Falle von Demenzerkrankungen oder geistigen Behinderungen der Patienten (Mak & Cheung, 2008; Werner & Shulman, 2014).

Ad 2) Risikofaktoren im sozialen Umfeld

Mangelnde Unterstützung. Wer wenig Hilfe von Familie, Freunden oder anderen sozialen Kontakten erhält, trägt die gesamte Last allein. Das steigert das Risiko von Überlastung und Überforderung erheblich, psychisch wie physisch.

Isolation. Pflegende Angehörige vernachlässigen oft eigene Kontakte oder sind räumlich isoliert. Dies reduziert soziale Rückhalt und verstärkt Einsamkeitsgefühle.

Finanzielle Belastungen. Pflege kann finanziell stark belasten – sei es durch weggefallene Einnahmen, höhere Ausgaben oder fehlende Mittel für Unterstützungsleistungen (z. B. Haushaltshilfe, Betreuungspersonen) (▶ Kap. 1.4.1, Grundbedürfnisse).

Ad 3) Risikofaktoren seitens des Patienten und der Pflegesituation

Pflegestunden & Intensität. Je mehr Zeit und Aufmerksamkeit die Pflege erfordert, desto höher die Belastung. Zusammenleben mit dem Patienten kann diese Intensität weiter steigern, da kaum Abstand möglich ist. Ein eigenes Leben neben der Pflege zu leben, die eigenen Kraftquellen nicht abzuschneiden, ist ein bedeutsamer Puffer. Ausschließlichkeit, Einseitigkeit sind riskant – Abstand gewinnen, aktiv aus der Situation gehen können, sind notwendig und regenerierend.

Kognitive Einschränkungen. Wann immer Angehörige mit einem Patienten nicht mehr vollständig kommunizieren können, ist die Situation für sie besonders anstrengend. Insbesondere, wenn sie »rätseln« und Entscheidungen treffen, ohne die Bedürfnisse des Patienten klar zu erkennen oder bedienen zu können, ist ihre Belastung deutlich erhöht.

Herausforderndes Verhalten. Nicht zuletzt entsteht eine erhöhte Belastung für den pflegenden Angehörigen, wenn der Patient sogenannte herausfordernde Verhaltensweisen aufweist (Hergert & Cimino, 2021; Kim et al., 2021; Rodríguez-González et al., 2021). Der Begriff herausforderndes Verhalten wird in der Pflege für Menschen genutzt, die sich bedingt durch ihre Erkrankung so verändern, dass ihr Verhalten die Lebensqualität von Angehörigen, Pflegenden oder ihnen selbst beeinträchtigt (bspw. durch Verhaltensweisen wie Apathie, Agitiertheit, Aggressionen, Schmieren, Schreien; Büschi & Calabrese, 2021; James & Jackman, 2019). Wann immer Patienten herausfordernd werden, bspw. weil sie in Widerstand gehen, sind dies Momente, in denen es den Pflegenden besonders an die Substanz geht.

1.4.3 Eine Überlastungsspirale entsteht

Halten wir fest: Pflegende Angehörige tragen eine enorm hohe Last – egal, ob sie stundenweise, tageweise oder rund um die Uhr pflegen, in allen Fällen wird es sie belasten und sollten sie dies nicht alleine schultern! Sie sollten andere mit einbeziehen, auf die sie etwas abladen können, seien es Profis oder Privatpersonen. Denn *ein* Paar Schultern ist definitiv zu wenig für eine Pflegesituation! Die Pflegepraxis zeigt jedoch: Pflegende Angehörige lassen sich deutlich zu wenig unterstützen und geraten unter anderem auch dadurch in eine Überforderungsspirale (► Abb. 1.1).

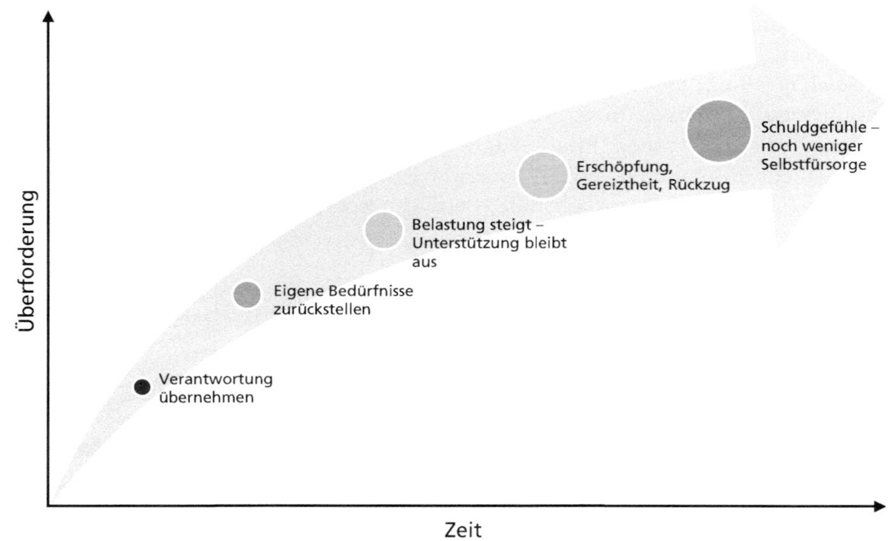

Abb. 1.1. Typische Überforderungsspirale eines Angehörigen.

Wie kommt es dazu, dass zu wenig Unterstützung angenommen wird? Die Gründe dafür sind vielfältig:

- Es besteht Unklarheit darüber, wo *Ansprechpartner* und wichtige Informationen herzubekommen sind (► Kap. 5.1.3). Mit welcher Frage wendet man sich an wen? Damit suchen Angehörige möglicherweise an den falschen Stellen und bei den falschen Personen nach Unterstützung und sind insgesamt schlecht informiert, bspw. auch über die Erkrankung, Behandlung und das weitere Vorgehen.
- Hinzu kommt eine mangelnde Kenntnis möglicher *Unterstützungsoptionen* (► Kap. 5.1.3). Welcher Verband oder Pflegeanbieter, welche Selbsthilfegruppe,

Betreuungshilfe, Beratungsstelle sind relevant? Greifen bereits Pallativnetz und Hospizdienst für den Patienten oder ein anderes Unterstützungsnetz?

- Oftmals fehlen *Unterstützungsangebote* (personell, finanziell, zeitlich, räumlich; ▶ Kap. 5.1.3). Selbst wenn Angehörige Kenntnisse über die Optionen haben, bedeutet das nicht, dass es tatsächlich auch eine Chance gibt, diese wahrzunehmen. Allzu oft hört man, dass alle zur Verfügung stehenden Plätze belegt, die Wartelisten lang, die finanziellen Möglichkeiten zur Wahrnehmung nicht gegeben sind oder aber kein Angebot vor Ort (nur in allzu großer Entfernung) vorhanden ist.
- Nicht zu unterschätzen ist aber auch die *eigene innere Schwierigkeit der Angehörigen, die Unterstützungsangebote tatsächlich in Anspruch zu nehmen:* Unterstützung anzunehmen bedeutet, zu zeigen, dass man sie für relevant und nötig hält. Wie weiter vorne bereits erwähnt (▶ Kap 1.3.4), erleben Angehörige oft die Schwierigkeit, ihr eigenes Leben neben dem Patienten weiterzuleben (nach dem Motto »ich kann mir das doch nicht abnehmen lassen und in die Sauna gehen, während mein Patient da vor sich hin leidet …«). Des Weiteren spielen hier ein schlechtes Gewissen oder Schuldgefühle sowie Glaubenssätze mit rein (▶ Kap. 6.2). Und so bleiben selbst die wenigen bestehenden Unterstützungsmöglichkeiten oftmals ungenutzt (siehe ausführliche Darstellung hierzu in ▶ Kap. 6, Selbstfürsorge, Einwände und Hindernisse).
- Schließlich kommen noch *weitere Belastungen oder Konflikte* hinzu: bspw. innerhalb der Angehörigen (wer pflegt wie viel, wer wird bevorzugt etc.) oder seitens der eigenen Familie (»immer bist du bei Oma und nie bei uns«) und die eigene Belastbarkeit wird »runtergeschluckt« oder »hingenommen«.

Letztendlich führen die oben genannten Aspekte dazu, dass Angehörige nahezu alles alleine schultern – ihren Alltag, den des Patienten (sofern sie dazwischen noch unterscheiden können), das Management sowie die hohe emotionale Belastung.

Diese Überlastungsspirale hat schwerwiegende Folgen:

- Es kommt zu Erschöpfungszuständen, Schlafstörungen, Essstörungen und Stimmungsschwankungen.
- Typisch sind ebenfalls Angststörungen, depressive Verstimmungen und posttraumatische Belastungsreaktionen.
- Auch aktive oder passive Gewalt der (pflegenden) Angehörigen gegenüber der gepflegten Person kann ein Ausdruck einer Überforderung und Überlastung des Angehörigen sein (▶ Kap. 9.4.2, Gewalt unter Angehörigen).

Beispiele, wenn aus Fürsorge Erschöpfung wird

- Die Ehefrau, die ihren dementen Mann rund um die Uhr betreut – und seit Monaten niemandem mehr von ihrer inneren Not erzählt.
- Der Sohn, der täglich auf der Palliativstation ist, aber nicht mehr schlafen kann, weil ihn Schuldgefühle und Kontrollverlust zerreißen.

- Die Freundin, die aus Loyalität hilft – und dabei ihre berufliche Existenz aufs Spiel setzt.

Alle drei stehen stellvertretend für eine stille Krise: die Selbstaufgabe in der Fürsorge.

Checkliste: Woran erkennen Sie die Überlastung eines Angehörigen?

Sie sollten auf typische Anzeichen/Frühwarnzeichen achten:

- Gereiztheit, Weinen ohne klaren Auslöser
- Schlafstörungen, Erschöpfung, Konzentrationsprobleme
- Rückzug von Freunden, Hobbies, Beruf
- Schuldgefühle, auch bei kurzen Auszeiten
- Körperliche Beschwerden ohne medizinische Ursache

Tipp

Ihre Rolle als Fachkraft: Hinhören. Wahrnehmen. Ansprechen. Und vor allem: ent-schuldigen, im wahrsten Sinne des Wortes.

1.5 Angehörige sind Menschen im Krisenmodus

Ganz gleich ob jemand von jetzt auf gleich oder eher nach und nach pflegender Angehöriger eines Patienten wird – er wird zum Krisenmanager befördert, Widerstand zwecklos. Und wer sich in diesem Krisenmodus wiederfindet, funktioniert anders als Menschen, die nicht in einer Krise stecken. Werfen Sie daher nachfolgend einen kurzen Blick darauf, was es im psychologischen Sinne bedeutet, im Krisenmodus zu sein.

Was ist eine Krise? In der Psychologie bezeichnet der Begriff »Krise« eine Situation, in der eine Person ein Ereignis oder veränderte Lebensumstände nicht mehr angemessen bewältigen kann. Einfach gesagt: Eine Krise ist eine Zuspitzung einer schwierigen Lebenslage, die an die Grenzen der eigenen Bewältigungsfähigkeit führt.

Eine Krise entsteht typischerweise, wenn:

- sich das bisher geplante oder gewohnte Leben abrupt verändert, etwa durch die Übernahme einer Pflegeverantwortung,

- die gewohnten Strategien zur Problemlösung nicht ausreichen, weil Zeit, Energie oder Wissen nicht mehr genügen, oder weil die gewohnten Erholungsphasen unterbrochen sind.

Das Wort »Krise« stammt aus dem Griechischen und bedeutet »Veränderung«. In einer Pflege- oder Betreuungssituation ist diese Veränderung deutlich spürbar: Plötzlich steht man vor Herausforderungen, die eine Anpassung erzwingen und einen Wendepunkt markieren. Entsprechend lässt sich eine Krise anhand folgender Merkmale charakterisieren (Stangl, 2020):

1. *Überforderung*
   Betroffene erleben, dass sie mit der Situation nicht mehr zurechtkommen. Die alltäglichen Aufgaben erscheinen zu viel, die Belastung übersteigt die eigenen Ressourcen.
2. *Verlust des inneren Gleichgewichts*
   Wenn gewohnte Strategien versagen, entsteht ein Gefühl von Spannung, Unsicherheit und Bedrohung. Die innere Balance wird gestört, die emotionale Stabilität leidet.
3. *Gefühl der Handlungsunfähigkeit*
   Viele Betroffene fühlen sich gelähmt, fassen keine klaren Gedanken und können keine Schritte zur Problemlösung mehr umsetzen. Dies erzeugt Hilflosigkeit, Energielosigkeit und führt dazu, dass alltägliche Aufgaben nicht mehr bewältigt werden.
4. *Angst*
   Krisen gehen fast immer mit Angst einher – vor dem Unbekannten, vor weiteren Veränderungen oder davor, den Anforderungen nicht gewachsen zu sein (siehe dazu ausführliche Erläuterungen in ► Kap. 3.1). Diese Angst kann das Selbstwertgefühl stark belasten.
5. *Druck.*
   Eine Krise zeigt, dass eine Veränderung unvermeidlich ist. Je zugespitzter die Situation, desto stärker der empfundene Druck. Betroffene leiten diesen Druck oft unbewusst auf andere weiter, zum Beispiel auf Fachkräfte.

Chancen und Risiken. Eine Krise ist nicht nur eine Belastung, sondern auch eine Gelegenheit zur Veränderung. Sie zwingt dazu, alte Gewohnheiten zu überdenken, neue Lösungen zu suchen und sich weiterzuentwickeln. Gleichzeitig birgt sie Risiken: Wird sie nicht bewältigt, kann dies zu anhaltender Überforderung, emotionalem Stress oder Konflikten führen.

Krisen erfordern daher mehr als bloße Erholung. Es braucht bewusste Strategien zur Bewältigung, Orientierung und Unterstützung – sowohl für die pflegenden Angehörigen als auch für die Fachkräfte, die sie begleiten.

Was bedeutet dies für Sie als Fachkraft?

Sie werden Angehörige in einer akuten Belastungssituation antreffen – manchmal in offener Verzweiflung, manchmal hinter einer Fassade aus Kontrolle oder

Pflichtbewusstsein. Es ist Ihre Aufgabe, diesen Krisenzustand psychologisch zu erkennen, empathisch zu deuten und professionell darauf zu reagieren. Angehörige brauchen dann keine Lösungen auf Knopfdruck, sondern das Gefühl, gesehen zu werden. Achten Sie auf Signale wie Rückzug, Gereiztheit, übermäßige Fürsorge oder Misstrauen – all das kann Ausdruck einer inneren Krise sein.

Wenn Sie nun nur sachlich auf den Angehörigen reagieren, also reine Sachinformationen und rationale Argumente liefern, brauchen Sie sich nicht wundern, dass diese scheitern oder Abwehr hervorrufen. Denn Angehörige hören nicht nur mit den Ohren, sondern vor allem mit dem Herzen. Fakten treffen oft nur auf Abwehrmechanismen, denn sie berühren nicht den wahren Kern. Den Kern erreichen Sie immer nur dann, wenn Sie Bedürfnisse erkennen und adressieren – und genau darum wird es in den nun folgenden Kapiteln gehen: die Emotionalität und Bedürfnisse von Angehörigen zu sehen und zu wissen, wie sich darauf so reagieren lässt, dass derjenige stabilisiert wird. Nur ein stabiler Angehöriger wird Sie unterstützen können, ein instabiler nicht.

Definition Krise

Der Begriff »Krise« beschreibt Situationen, in denen ein Mensch oder ein Team (bspw. die ganze Familie) aus unterschiedlichen Gründen ein Ereignis mit seinen üblichen Problemlösungsmethoden nicht mehr angemessen bewältigen kann.

Merkmale einer Krise

- Überforderung
- Verlust des inneren Gleichgewichts
- Gefühl der Handlungsunfähigkeit
- Angst
- Druck

Wer im Krisenmodus ist, braucht keine Ratschläge – sondern Halt, Struktur und Resonanz.

1.6 Zusammenfassung und Schlussfolgerung

Angehörige sind gleich in mehrfacher Hinsicht emotional hoch belastet: Sie erleben, wie sehr die Erkrankung die gemeinsame Zukunftsperspektive bedroht. Sie müssen unter Umständen einen Rollenwechsel verkraften (bspw. »Früher konnte ich mich anlehnen, jetzt muss ich stark sein.«). Gleichzeitig fällt für sie die eigene soziale Unterstützung weg, denn die Aufmerksamkeit der Umwelt richtet sich ganz auf die Erkrankten. Somit wird auch das Leben des Angehörigen massiv durcheinandergebracht und mit unerwünschten Veränderungen, enormen Verlusten, Einschränkungen und belastenden Aufgaben verbunden. Nicht nur der Patient gerät in eine Krise, sondern auch der Angehörige wird eine durchlaufen – wenn auch eine etwas andere als der Patient.

Nicht zuletzt stehen Angehörige allzu oft hilflos und kraftlos daneben, denn sie können dem Patienten sein Leid und seinen Weg hindurch nicht abnehmen, die notwendigen Schritte nicht für ihn tun, weder seine Schmerzen, seine Angst, noch seine Schwäche ihm wegzaubern – auch wenn sie sich oft nichts sehnlicher wünschen. Sie können ihn »nur« bei alldem begleiten. All dies kostet überdimensional viel Kraft.

Das bedeutet: Angehörige sind nicht einfach nur neutrale Akteure oder »Besucher« Ihres Patienten, sondern *Menschen in Not!* Sie sind:

- emotionale Gefangene der Situation,
- die einen herben Kontrollverlust (ihres Lebens, ihres Alltags und ihrer Beziehung zum Patienten) erfahren,
- und oftmals auch ein biografisches Erdbeben erleben, bspw. wenn die eigenen Eltern hier plötzlich dement werden und sich wie Kinder benehmen oder bislang verdrängte Konflikte zwischen den Beteiligten sie nun wieder einholen.

Pflegende Angehörige tragen viel – oft zu viel. Sie sind nicht nur Helfende, sondern selbst Betroffene: körperlich, psychisch, sozial. Die Pflege eines nahestehenden Menschen bedeutet für viele, eigene Grundbedürfnisse zurückzustellen – etwa nach Schlaf, Stabilität, Selbstwirksamkeit, sozialen Kontakten oder Sinn. Wird dies über längere Zeit ignoriert, entstehen Belastungssymptome, emotionale Krisen oder sogar Krankheit. Typisch ist der Weg in eine Überlastungsspirale: Aus Verantwortung wird Selbstaufgabe. Aus Pflichtgefühl wird Isolation. Aus Sorge wird Erschöpfung.

Hinzu kommen spezifische Risikofaktoren, etwa ein Mangel an Unterstützung, herausforderndes Patientenverhalten oder eigene Vorbelastungen wie Depressionen. Angehörige geraten so in einen Zustand, der psychologisch klar als Krise zu beschreiben ist – mit allen Folgen für das subjektive Erleben und die professionelle Begleitung.

Wer Angehörige stärkt, stärkt und schützt das Patienten-System – sowie sich selbst.

2 Wissenswertes über Gefühle

Gefühle sind allgegenwärtig – auch, wenn wir sie nicht zeigen. Wer nah am Menschen arbeitet, wird auch immer mit Gefühlen konfrontiert sein – denen des Gegenübers sowie den eigenen. Sie begleiten uns im Klinik-/Pflegealltag wie ein leiser Unterton: in Gesprächen mit Angehörigen, im Team, im Kontakt mit Patienten –und nicht zuletzt in uns selbst. Gerade in Ausnahmesituationen, wie sie in der Medizin häufig sind, zeigen sich Gefühle besonders intensiv. Angehörige erleben Unsicherheit, Angst, Wut, Ohnmacht –und reagieren oft anders, als man es für »vernünftig« halten würde. Auch Behandelnde bleiben davon nicht unberührt. Die eigene Erschöpfung, der Zeitdruck, die Konfrontation mit Schicksalen – all das hinterlässt emotionale Spuren.

Doch wie geht man damit um? Wie gelingt es, inmitten emotionaler Spannungen klar, empathisch und professionell zu bleiben? Sowohl für den Patienten als auch für Sie selbst sind das Erkennen Ihrer eigenen Gefühlslage sowie ein guter Umgang mit jener entscheidend, denn Sie haben hiermit einen wichtigen Hebel in der Hand, um mit sich und anderen gut umzugehen. Wer hier unbewusst agiert oder seinen Gefühlen freien Lauf lässt, wird vermutlich weder professionell noch zum Wohle der Situation handeln.

Dieses Kapitel führt Sie ein in die Psychologie der Gefühle: Was sind Emotionen überhaupt? Welche Funktionen erfüllen sie (▶ Kap. 2.1)? Und wie können Sie im Berufsalltag besser damit umgehen – mit den Gefühlen anderer und den eigenen (▶ Kap. 2.2)? Dabei geht es um einen professionellen Zugang: verstehen, einordnen, steuern – mit Kopf und Herz zugleich.

Lernziele

Nach der Bearbeitung dieses Kapitels können Sie:

- erkennen, warum Gefühle eine zentrale Rolle in der medizinischen und pflegerischen Arbeit spielen – bei Angehörigen ebenso wie bei Ihnen selbst.
- die Grundfunktionen von Gefühlen verstehen und einordnen, z. B. als Hinweisgeber, Beziehungsregulierer oder Warnsignal.
- unterscheiden, welche Gefühle konstruktiv genutzt werden können – und welche Tendenz zur Überforderung oder Fehlkommunikation bergen.
- ein Grundverständnis aufweisen, wie sich eigene Gefühle im beruflichen Alltag wahrnehmen und regulieren lassen.

- dies als professionelles Handeln verstehen, um mit emotional schwierigen Situationen in der Angehörigenkommunikation stabil und empathisch umzugehen.

2.1 Warum Gefühle für Angehörige und Fachkräfte so bedeutsam sind

Gefühle gehören zu unserem menschlichen »Grundinventar«. Sie entstehen oft spontan, lenken unsere Aufmerksamkeit und beeinflussen, wie wir denken, handeln und miteinander umgehen. In der Begleitung von Angehörigen ist es daher entscheidend, Gefühle zu verstehen – die eigenen und die des Gegenübers.

Was sind Gefühle?

Gefühle sind innere Zustände, die sich körperlich, gedanklich und im Verhalten zeigen können (vgl. Werth, Denzler et al., 2020, S. 96). Dazu zählen schnelle Emotionen wie Angst oder Ärger, aber auch länger anhaltende Stimmungen.

Gefühle …

- … lösen automatische Reaktionen aus und *steuern unsere Beziehungen* zu anderen. Wir lächeln, weil wir uns freuen. Wir gehen auf Abstand, wenn uns etwas belastet.
- … färben unser *Denken* – nicht nur in Extremsituationen, sondern schon bei kleinen Stimmungsschwankungen.
- … zeigen an, ob etwas für uns sicher, wichtig oder belastend ist. Unser emotionales System ist ein Frühwarnradar für unser Wohlbefinden (Bargh et al., 1996; Cacioppo et al., 1993; Chartrand et al., 2006; u. a.). Sie kennen es sicherlich: Haben wir schlechte Erfahrungen gemacht (sei es mit einem Medikament oder Lebensmittel, das wir nicht vertragen haben), gehen wir gleich bei dem Anblick oder Gedanken daran, auf Abwehr (Batsell & Brown, 1998). Ebenso können auch positive Verknüpfungen gelernt werden: So verbessert bereits der Anblick einer bestimmten Person, die wir mit positiven Erfahrungen verbinden, augenblicklich unsere Laune (Hofmann et al., 2010).
- … können alltäglich sein (»Ich bin heute etwas dünnhäutig«) oder existenziell tief gehen (»Diese Diagnose erschüttert mein gesamtes Leben«).

Kurz gesagt: Gefühle zeigen an, wo der Schuh drückt und wo wir Hilfe und Unterstützung benötigen.

Die wichtigsten Grundemotionen und ihre Botschaften

Emotionen fordern uns zu etwas auf – sie senden ein Signal, das ernst genommen werden sollte:

- *Trauer* → Etwas ist zu Ende gegangen. Zeit für Abschied oder Neuorientierung.
- *Wut* → Etwas passt nicht. Es braucht Klarheit oder Veränderung.
- *Freude* → Etwas tut gut. Mehr davon!
- *Angst* → Vorsicht. Schutz oder Sicherheit herstellen.
- *Überraschung* → Kurz innehalten, Überblick gewinnen.

Diese Signale helfen Angehörigen und Fachkräften gleichermaßen, Situationen besser zu verstehen.

Wie funktionieren Gefühle?

1. *Gefühle lassen sich nicht planen*
   Sie tauchen auf – manchmal mit, manchmal ohne erkennbaren Auslöser. Selbst Kleinigkeiten können starke Reaktionen auslösen. Und trotz aller Disziplin: Man kann Gefühle nicht abstellen wie einen Lichtschalter.
2. *Gefühle sind individuell*
   Es gibt keinen objektiven Maßstab dafür, wie stark jemand fühlen »dürfte«. Wer etwas empfindet, empfindet es – Punkt. Die Frage ist nicht, *ob* ein Gefühl okay ist, sondern: Wie gehe ich damit um? (► Kap. 2.2, Mit Gefühlen gut umgehen)
3. *Gefühle haben immer eine Botschaft*
   Sie möchten wahrgenommen werden. Fragen Sie sich: »Was will mir dieses Gefühl sagen?« »Was würde ich tun, wenn ich mich einzig an diesem Gefühl orientieren würde?« So wird aus einem diffusen Gefühl ein verständlicher Hinweis.
4. *Gefühle verschwinden nicht, wenn man sie ignoriert*
   Unterdrückte Emotionen suchen sich andere Wege: körperliche Beschwerden, Gereiztheit, Erschöpfung, innere Unruhe. Wird Wut oder Trauer weggedrückt, kann sich das in Aggression, Rückzug oder Überforderung verwandeln – oft gegenüber Menschen, die gar nichts dafür können. Gefühle werden leiser, wenn sie gefühlt werden – nicht, wenn man sie bekämpft.
5. *Gefühle dürfen widersprüchlich sein*
   Gerade Angehörige erleben häufig Ambivalenzen: »Ich liebe meinen Vater – und gleichzeitig fühle ich Widerstand, weil mich alles überlastet.« Beides darf gleichzeitig existieren. Es gehört zu den normalsten Erfahrungen in Belastungssituationen (passend dazu auch ► Kap. 3.7.3, ► Kap. 4.2)
6. *Gefühle sind ansteckend*
   Des Weiteren sind Ihre Gefühle bedeutsam, weil sie sich auf andere auswirken. Was Sie ausstrahlen, erreicht und berührt andere, ist sozusagen »ansteckend« (sog. emotionale Ansteckung, Hsee et al., 1990; Neumann & Strack, 2000).

Lachen steckt an, Tränen auch. Hilflosigkeit ebenso. Und umgekehrt: Entschlossenheit, Wärme oder Ruhe wirken sich ebenfalls auf andere aus. Fachlich sprechen wir hier von ‚Resonanz' (Lateinisch ‚resonare'). ‚Sonare' bedeutet ‚klingen, schwingen'. ›Re‹ heißt ‚hin und her' oder ‚zurück'. Resonanz ist das, was hin und herschwingt zwischen zwei oder mehreren Menschen. In diesem Sinne spürt Ihr Gegenüber bspw. Ihre Entschlossenheit, Ihre Stärke. Und er spürt auch, wenn Sie »nur so tun, als ob« – ob Sie glücklich, bei Kräften, zuversichtlich usw. sind. Man spricht hier auch von Kohärenz, denn wenn Sie ein Gefühl schauspielern, stimmen Tonalität, Mimik, Gestik usw. nicht überein, sind nicht kohärent. Unglaubwürdigkeit entsteht, was nicht förderlich für Ihre Vertrauensbeziehung ist.

2.2 Mit Gefühlen gut umgehen

Es ist entscheidend, auftretende Gefühle nicht wegzudrängen oder zu unterdrücken, denn dadurch lösen sie sich weder auf, noch verlieren sie an Kraft und Intensität – im Gegenteil, sie suchen sich andere Ventile (bspw. psychosomatische Störungen). Insbesondere unangenehme Gefühle haben eine wichtige Signal-, Warn- und Überlebensfunktion. Deshalb ist es wichtig, sich mit diesen Gefühlen zu befassen und sie als elementaren Teil der Auseinandersetzung mit der Krankheitssituation und dem eigenen Sein zu verstehen.

2.2.1 Wie wir Gefühle für unsere Stabilität und unsere Bewältigung nutzen können

Schritt 1: Gefühle wahrnehmen und anerkennen

Nur was wir bemerken, können wir nutzen. Wer Gefühle übersieht oder wegdrückt, verliert einen wichtigen inneren Kompass – sowohl für sich als auch für den Patienten und seinen Angehörigen.

1. *Fühlen – bewusst und ohne Hast*
   Geben Sie sich insbesondere in/vor/nach schwierigen Situationen einen Moment, um hinzuspüren, was in Ihnen vorgeht, was gerade aufwallt, was an leisen Stimmen in Ihnen miteinander ringt, was im Hinterkopf nagt, was wie ein Kloß im Magen liegt, was Herzklopfen oder Widerstand hervorruft. Was drängt in den Vordergrund? Was macht Ihnen Druck? Wovor weichen Sie innerlich aus? Manchmal ist es ein dumpfes Unwohlsein im Bauch, ein schneller Puls oder ein inneres »Ich will hier weg«. All das sind Signale, keine Störungen.
2. *Hinsehen – auf sich und das Gegenüber*
   Unser Körper verrät oft mehr als unsere Worte. Wie wirkt Ihr Gesicht im

Spiegel? Angespannt, müde, zuversichtlich? Und was zeigt das Gegenüber? Blickkontakt, Körperspannung, Mimik – all das sind Hinweise auf die emotionale Lage und damit auf das, was jetzt gebraucht wird.

3. *Hinhören – auf Klang, Rhythmus und Schärfe*
   Der Ton und die Wortwahl sagen viel über das Fühlen. Eine brüchige Stimme zeigt Belastung. Eine scharfe Formulierung deutet oft eher auf Überforderung als auf Angriff hin. Auch Ihre eigene Stimme spricht Bände: Sind Sie leiser geworden? Knapp? Gereizt?
4. *Gefühle zulassen – statt sie wegzuorganisieren*
   Gefühle sind keine Störung im System, sondern wertvolle Innenmeldungen. Sie zeigen, was Sie belastet oder stärkt. Sich ihnen zu verweigern, macht das Leben nicht leichter – nur enger.
5. *Widersprüchlichkeiten akzeptieren*
   Es ist normal, mehrere Gefühle gleichzeitig zu haben. Sie können jemanden lieben *und* gleichzeitig überfordert sein. Sie können Verantwortung übernehmen *und* sich nach Abstand sehnen. Psychologisch gesehen ist es hilfreicher, diesem »und« Raum zu geben als sich für eines der Gefühle entscheiden zu wollen. Beides gehört zu Ihnen – und beides hat eine wichtige Botschaft. Wie Sie mit dieser Gleichzeitigkeit widersprechender Gefühle umgehen, lesen Sie in ► Kap. 4.1.2.

Schritt 2: Aktiv mit den Gefühlen umgehen

Gefühle nur zu registrieren reicht nicht. Erst durch aktives Handeln entstehen Entlastung und Klarheit.

1. *Gefühle ausdrücken – nicht nur ertragen*
   Darüber zu sprechen, hilft beim Ordnen. Ein Gefühl zu benennen (»Ich bin gerade völlig erschöpft« oder »Ich fühle mich überfordert«) nimmt ihm die Wucht und lässt es weniger überwältigend erscheinen. Gespräche, Tagebuch schreiben oder Coaching können diesen Prozess unterstützen.
2. *Stimmung beeinflussen – mit einfachen Mitteln*
   Auch wenn es sich immer mal wieder so anfühlen mag – Sie sind Gefühlen nicht nur hilflos ausgeliefert, sondern können Einfluss auf diese nehmen. Denn Gefühle sind nicht unantastbar. Beeinflussen lassen sie sich bspw. über folgende Wege:
   - *Körperhaltung:* »Die simpelste Einflussnahme ist das sogenannte *Bodyfeedback* (Adelmann & Zajonc, 1989; Hatfield et al., 1992, 1993; Strack et al., 1988). Hierüber können Sie Einfluss auf Ihre Stimmung und Ihr Erleben nehmen, indem Sie einen Gesichtsausdruck oder auch eine Körperhaltung bewusst einnehmen (BODY) und damit Ihrem Gehirn (in dem die Gefühle mitgesteuert werden) ein FEEDBACK senden. So vermag ein bewusstes Lächeln (auch wenn Ihnen dazu gerade nicht zumute ist) oder ein freundliches Gesicht auch angenehmere Gefühle und Gedanken auslösen, eine angespannte Stirn (Augenbrauen zusammenziehen) mehr Anstrengungsempfinden er-

zeugen, ein Zusammensinken des Oberkörpers Sie mehr als Opfer und sich hilflos fühlen lassen, als eine aufrechte und stolze Körperhaltung (Schnall & Laird, 2003; Stepper & Strack, 1993). Denn: Gefühle, Gedanken, Körperreaktionen und Verhalten gehören zusammen und beeinflussen sich gegenseitig.« (aus Werth, 2024, S. 73 f).

- *Bewegung:* Ein kurzer Spaziergang kann inneren Druck senken.
- *Musik:* Sie kann beruhigen, beleben oder trösten – je nachdem, was Sie brauchen. Das kennen Sie sicherlich von Ihrer Lieblingsmusik oder dem Bedürfnis nach »Kuschel-Musik« in romantischen Situationen. Nachweislich führt »Eine kleine Nachtmusik« von W. A. Mozart zu positiver Stimmung (Miranda & Kihlstrom, 2005; Niedenthal et al., 1997).
- *Benennung von Gefühlen:* Auch Gefühle, von denen Sie glauben »überfallen« oder »beherrscht« zu werden, lassen sich beeinflussen. Für viele Menschen ist es hilfreich, diesen Emotionen einen *Namen* zu geben: bei Wut bspw. »der Tiger in mir geht schon wieder los«, »Der Tiger in mir knurrt schon wieder« oder »Mein trauriger Teil meldet sich«, »mein Seelenpiepen ist da«, wenn sie sich traurig, klein und bedrückt fühlen (sog. focusing). Dies bewirkt, dass sich etwas »Vertrautes« in ihnen »breit macht«, wenn das Gefühl aufkommt. Dies nimmt zum einen das Bedrohliche heraus und lässt sie zum anderen aktiver mit dem Gefühl umgehen (und nicht so sehr »Opfer des sie überfallenden unklaren Gefühls« sein).

3. *Soziale Unterstützung suchen*
   Manchmal lohnt auch der Austausch mit Kollegen, in Selbsthilfegruppen oder mit Fachpersonen. Geteilte Gefühle verlieren ihre Schwere. Über Gefühle zu reden, lässt sie nicht verschwinden – aber es hilft, sie zu ertragen. Gemeinsam hinschauen bedeutet: weniger Einsamkeit, mehr Übersicht. Und es mag Sie darüber hinaus auch inhaltlich-thematisch mit dem Ganzen voranbringen.
4. *Gefühle ausdrücken – über Worte hinaus*
   »Drücken Sie die Gefühle aus – sei es im Gespräch, im Sport, im Kreativen (malen, musizieren, tanzen, singen, töpfern, schnitzen, schreiben etc.). Was Sie ausgedrückt haben, staut sich nicht weiter an, sondern darf (ab-)fließen und sich damit »verdünnisieren«. Probieren Sie aus, was Ihnen guttut, das kann durchaus auch phasenweise etwas ganz anderes sein. Insbesondere der *körperliche Ausdruck* wird von vielen Menschen als ungemein wohltuend empfunden.« Wichtig: Tun Sie das, was für *Sie* funktioniert – nicht das, was »man machen sollte« (aus Werth, 2024, S. 74).
5. *Anspannung reduzieren*
   »Entspannungstechniken und Achtsamkeitsübungen (zu Achtsamkeit siehe auch ▶ Kap. 6.3) sind eine weitere Möglichkeit, um Gefühle besser aushalten zu können. Ziel dieser Übungen ist es nicht, Gefühle zu verdrängen oder nicht mehr zu fühlen, sondern die (emotionale) Anspannung zu reduzieren. Vom autogenen Training über Traumreisen bis hin zu progressiver Muskelrelaxation (PMR) und YinYoga existieren viele Möglichkeiten. Welche davon für Sie hilfreich sein können, lässt sich nur durch Ausprobieren herausfinden – denn dies ist von Mensch zu Mensch sehr verschieden. Bitte beachten Sie, dass all diese

Techniken etwas Übung benötigen, um ihre Wirkung entfalten zu können.« (aus Werth, 2024, S. 74).

6. *Innere Überzeugungen hinterfragen*
   Anspannung und Überforderungsgefühle können auch aus *inneren Glaubenssätzen* stammen, wie bspw. »Ich darf jetzt nicht an mich denken.« »Ich muss funktionieren.« Solche Überzeugungen verstärken Stress. Sie sich bewusst zu machen ermöglicht Veränderung. Sollten Sie diese bei sich bemerken oder auch nur hinterfragen wollen, ob welche vorliegen, können Sie einige exemplarische in ▶ Kap. 5.2 nachlesen oder und sich an einen Coach wenden, um diese aufzulösen.

Schritt 3: Die Botschaft hinter den Gefühlen verstehen

Gefühle zeigen nicht nur, *was* los ist – sie zeigen auch, *warum* es so ist.

1. *Zugrundeliegende Bedürfnisse erkennen*
   Manchmal ist Ärger nur das äußere Kleid eines inneren Bedürfnisses: nach Ruhe, nach Klarheit, nach Unterstützung. Wer das erkennt, kann passender reagieren. Nehmen wir einmal ein Beispiel: »Sie reagieren bspw. ärgerlich, als die Nachbarin wohlmeinend zu Ihnen sagt »Tu nicht so viel für deine Mutter, denk auch mal an dich« und fahren sie an, »dass sie doch keine Ahnung habe und sich nicht einmischen solle«? Das vordergründige Gefühl ist Ärger und Ablehnung gegenüber der Nachbarin, doch dahinter steht vermutlich eine gewisse Betroffenheit, weil Sie wissen, dass Sie eigentlich mehr an sich selbst denken und für sich sorgen müssten in dieser schwierigen Pflegezeit (vgl. ▶ Kap. 5, Selbstfürsorge)? Sobald Sie anfangen, sich auch um sich selbst zu kümmern, werden Sie nicht mehr ärgerlich oder aggressiv auf solche Kommentare reagieren, da diese in Ihnen keinen wunden Punkt mehr treffen.« (aus Werth, 2024, S. 76f).
2. *Gefühle neu deuten – für sich und bei anderen*
   »Jemand (bspw. Ihr Patient) reagiert immens aggressiv und ärgerlich auf Sie? Obwohl Sie ihm nichts wollten? Sie sehen die Aggression und werden davon angesteckt? Wollen nur zurück »bollern«? Schlucken es stattdessen runter und bekommen dadurch Magenschmerzen? Wie wäre es mit einer anderen Vorgehensweise: Sie versuchen, das Bedürfnis des Gegenübers, das hinter seinem Verhalten steckt, zu verstehen. Welche Ursache Sie einem Verhalten zuschreiben, ist entscheidend dafür, welche Emotion Sie erleben (Neumann, 2000).« (aus Werth, 2024, S. 77) So macht es einen Unterschied, ob Sie denken: »Er greift mich an« oder »Er ist eigentlich überfordert und weiß nicht wohin mit seinem Druck.« Diese Neubewertung öffnet den Raum für andere, entlastendere Reaktionen (ihm bspw. einfachere Wahlmöglichkeiten oder mehr Struktur anzubieten).
3. *Neue emotionale Erfahrungen ermöglichen*
   »Gefühle entstehen auch durch Erfahrung und Lernen. Nutzen Sie dies, indem Sie sich Vorbilder suchen und diese imitieren. Wer geht auf wunderbare Weise mit sich oder jemand anderem um? Was von dessen Verhaltensweisen wollen Sie

für sich übernehmen? Oder aber welches neue Verhalten wollen Sie als Reaktion auf einen Reiz (bspw. einen aggressiven Ausruf des Patienten) nun einsetzen (bspw. nicht wie sonst selbst ärgerlich verbal antworten, sondern sich auf die Bettkante setzen und ihm über die Hand streichen)?« (aus Werth, 2024, S. 77) Indem wir neue Reaktionswege ausprobieren, setzen wir neue emotionale Verknüpfungen und bauen nach und nach neue Verhaltensmuster/Gewohnheiten auf.

Kurzum: Gefühle verdienen Aufmerksamkeit für ihre Botschaft und Akzeptanz in ihrer Existenz. Sie wirken sich auf Sie und Ihr Umfeld aus und gestalten damit maßgeblich Ihre Beziehungen. Nehmen Sie sie wahr und ernst, so liefern sie Ihnen hilfreiche Ansatzpunkte zur Bewältigung der Situation sowie zur Entfaltung Ihrer Person.

Tipp: die eigenen Gefühle in Ich-Botschaften ausdrücken

Wenn sich das Gegenüber im Ton vergreift, ist es leicht, in Vorwürfe zu rutschen. Doch sachlich gesehen: Gefühle entstehen *in Ihnen* – und deshalb werden sie in der Ich-Form beschrieben.

Beispiele

Ihr Gegenüber vergreift sich mal wieder kräftig im Ton, das dritte Mal heute. Mal angenommen, dass das Sie ärgerlich oder wütend stimmt: Wie sprechen Sie das jetzt an?

- gegenüber *Kollegen:*
  »Ich merke, dass ich gerade ziemlich unter Druck stehe. Es würde mir helfen, wenn wir uns kurz abstimmen könnten, wer was übernimmt.«
- gegenüber *Angehörigen:*
  »Ich möchte genauso wie Sie, dass es Ihrem Vater gut geht. Ich werde alles tun, was medizinisch sinnvoll ist – und höre, wie wichtig es Ihnen ist, dass wir nichts übersehen.« oder »Ich spüre, dass die Situation gerade angespannt ist. Mir ist wichtig, dass es Ihrem Vater gut geht. Damit wir gemeinsam gut entscheiden können, möchte ich kurz erklären, was ich gerade wahrnehme und welche Schritte sinnvoll sind.«
  Diese Formulierung tut zwei Dinge gleichzeitig: Sie schafft sofort Distanz zur Eskalation. Und sie lenkt das Gespräch zurück auf das gemeinsame Ziel: gute Versorgung.

2.2.2 Mitleid oder Mitgefühl?

Ein wichtiger Hinweis an dieser Stelle: Für Sie als Fachkraft bzw. Behandler gilt: Mitleiden ist nicht hilfreich, Mitgefühl ist wunderbar. Vermutlich werden Sie aber hin und wieder (ebenso wie ein Angehöriger) damit konfrontiert, Mitleid und Mitgefühl zu erleben. »Da Sie mit dem einen dem Patienten/dem Angehörigen nicht helfen und mit dem anderen zum Wohle der Situation beitragen, ist es bedeutsam, dass Sie beide voneinander unterscheiden können und bei sich prüfen, was genau Sie empfinden: ›Mitleid heißt mit-leiden. Wir verbinden uns emotional mit der betreffenden Person und leiden mit. Mitgefühl hingegen heißt mit-fühlen. Wir fühlen uns in die Lage einer anderen Person hinein und können ihr Leiden nachvollziehen. Wir leiden aber nicht selbst mit. Wir haben einen emotionalen Abstand. Und während wir bei Mitleid vorrangig mit uns selbst beschäftigt sind, bedeutet Mitgefühl: Ich selbst bin gesund, bleibe in meiner Kraft und kann mich dadurch um den anderen kümmern. Ich sorge für ihn.‹ (aus https://www.dkms.de/aktiv-werden/news-stories/interview-lermer, online abgerufen am 18.08.2023). Fokussieren Sie daher auf Mitgefühl, d. h., positive wie negative Gefühle und Bedürfnisse wahrzunehmen, ernst zu nehmen und ihnen Rechnung zu tragen.« (aus Werth, 2024, S. 80).

2.3 Einladung zur Reflektion

Nachfolgend sind Sie eingeladen einmal für sich zu reflektieren, wie Sie bislang mit emotionalen Situationen im Arbeitsalltag umgehen.

2.3.1 Was spüre ich – und was zeige ich?

In der Arbeit mit Angehörigen (und Patienten) erleben viele Fachkräfte ein Phänomen, das in der Psychologie als *emotionale Dissonanz* (Srivastava et al., 2009) bezeichnet wird. Emotionale Dissonanz entsteht, wenn das, was man fühlt, nicht zu dem passt, was man nach außen zeigen (oder unterdrücken) muss, wenn erlebte und dargestellte Emotion sich widersprechen. Beispiele sind:

- Ein Angehöriger wird laut und unhöflich – Sie fühlen Ärger, müssen aber ruhig und verständnisvoll bleiben.
- Ein Kollege erzählt von einer tragischen Situation – Sie spüren Betroffenheit, zeigen aber Professionalität und Effizienz.
- Sie fühlen sich erschöpft – aber vermitteln Stärke und Gelassenheit.

Auf Dauer kann diese emotionale Diskrepanz belasten, zu innerer Erschöpfung führen oder den Kontakt zu sich selbst schwächen. Deshalb ist es wichtig, die eigenen Gefühle wahrzunehmen und für sich selbst zu reflektieren – auch wenn sie nicht immer sofort gezeigt werden können. Kurz gesagt: Gefühle sind erlaubt. Sie auszudrücken braucht jedoch manchmal eine andere Bühne – z. B. im Kollegengespräch oder in der Supervision.

Denken Sie nun einmal an eine konkrete Situation mit einem Angehörigen, die Sie emotional bewegt hat. Das kann ein Gespräch mit Vorwürfen gewesen sein, ein Moment der Hilflosigkeit oder der Dankbarkeit. Bitte beantworten Sie für sich:

- Was habe ich in diesem Moment *gefühlt?*
  (z. B. Ärger, Überforderung, Mitleid, Ohnmacht, Wärme, etc.)
- Was habe ich *gezeigt?*
  (z. B. Sachlichkeit, Abgrenzung, Lächeln, Schweigen, etc.)
- Was hätte ich *gebraucht*, um meine echte Emotion besser halten oder dosiert zeigen zu können?

Diese Übung hilft, emotionale Dissonanz zu erkennen – und den Umgang damit bewusst zu gestalten.

2.3.2 Emotionale Selbsterlaubnis im Arbeitsalltag

Nehmen Sie sich einen Moment und beantworten Sie die folgenden Sätze spontan und ehrlich (gerne schriftlich):

- Im Arbeitsalltag erlaube ich mir Gefühle wie…
- Ich vermeide es zu fühlen oder zu zeigen, wenn…
- Ich merke, dass ich emotional an meine Grenzen komme, wenn…
- Ein Gefühl, das ich gern besser regulieren oder zeigen würde, ist…

Diese Übung schärft das Bewusstsein für den eigenen emotionalen Stil – und öffnet Spielräume für Veränderung.

2.3.3 Was triggert mich bei Angehörigen?

Manche Reaktionen von Angehörigen treffen uns stärker als andere – das hat oft mit unserer eigenen Geschichte oder inneren Haltung zu tun.

Denken Sie an Situationen, in denen Sie sich besonders…

- unter Druck gesetzt,
- emotional angegriffen oder
- persönlich getroffen fühlten.

Bitte beantworten Sie einmal für sich:

- Was genau hat mich geärgert, genervt oder hilflos gemacht?
- Welche Reaktion kam spontan in mir hoch?
- Was könnte *mein* Thema dabei gewesen sein?
  (z. B. »Ich werde nicht respektiert«, »Ich muss stark sein«, »Ich darf keine Schwäche zeigen»…)

Wer seine Trigger kennt, kann bewusster und souveräner reagieren – besonders in emotional aufgeladenen Gesprächen.

2.4 Zusammenfassung

Gefühle begegnen uns täglich – ob wir wollen oder nicht. Sie zeigen sich in Gesprächspausen, Blicken, Lautstärke, Körperhaltung. Und sie wirken – auch wenn sie nicht benannt werden. In der Begegnung mit Angehörigen, mit Patienten und mit uns selbst sind Gefühle kein störendes Beiwerk, sondern zentrale Wegweiser. Sie sind unser inneres Navigationssystem: Sie zeigen, wo etwas zu viel ist, wo Nähe gebraucht wird – oder wo Distanz hilft.

Dieses Kapitel hat verdeutlicht: Professionelles Handeln heißt nicht »gefühllos funktionieren«. Gefühle lassen sich nicht wegdrücken – aber sie dürfen zugelassen werden, lassen sich verstehen, und einordnen. Und man kann bewusst entscheiden, was man daraus macht. Ein gut reguliertes Gefühl kann Brücken bauen – ein verdrängtes Gefühl sprengt sie.

Insbesondere im Umgang mit Angehörigen, die oft selbst im Krisenmodus agieren, ist es hilfreich, nicht nur sachlich zu reagieren, sondern emotional resonant zu sein: mitzuschwingen, ohne sich mitreißen zu lassen. Auch die eigenen Gefühle verdienen dabei Aufmerksamkeit. Denn, wer sich selbst nicht gut spürt, wird andere nur schwer halten und begleiten können. Deshalb gilt: Sich der eigenen Emotionalität bewusst zu werden, ist kein »Extra«, sondern ein tragender Pfeiler professioneller Kommunikation. Wer mit Menschen arbeitet, arbeitet mit Herzen. Und das beginnt beim eigenen.

Die wichtigsten, bei Angehörigen in der Begleitung von Patienten typischerweise auftauchenden Gefühle, sollen nachfolgend genauer betrachtet werden.

3 Die Gefühlswelt der Angehörigen

Wie fühlt es sich an, Angehöriger zu sein? Es ist ein emotionaler Ausnahmezustand zwischen Glück und Sorge, Hoffnung und Angst, Liebe und Ohnmacht. Es ist die Nähe zum Menschen – und zur Krise. Wer einen geliebten Menschen begleitet, erlebt nicht nur die Höhen des Miteinanders, sondern auch die Abgründe der Sorge und die Widersprüchlichkeit eigener Gefühle. All diese Emotionen sind nicht »krankhaft« oder ein Zeichen von menschlicher Schwäche, sondern typisch und menschlich. Und doch belasten sie – den Betreffenden vermutlich ebenso wie das Umfeld (in diesem Falle dann bspw. Sie). Das vorliegende Kapitel beleuchtet zentrale Gefühle von Angehörigen, erklärt ihre psychologischen Hintergründe und zeigt, wie Fachkräfte damit professionell umgehen können.

Lernziele

Nach der Bearbeitung dieses Kapitels können Sie:

- typische emotionale Reaktionen von Angehörigen in Krankheitssituationen benennen und verstehen,
- zwischen verschiedenen Gefühlen (Angst, Schuld, Scham, Trauer, Wut usw.) differenzieren,
- den psychologischen Hintergrund dieser Emotionen erläutern,
- hilfreiche Umgangsformen und Selbsthilfestrategien für Angehörige ableiten,
- erkennen, wie Fachkräfte unterstützend auf emotionale Belastungen reagieren können.

3.1 Angst – wenn Angehörige sich sorgen, zweifeln oder fürchten

Wann fühlt sich ein Mensch stabil? Wenn er sich unversehrt weiß – oder glaubt, es zu sein. Unsere psychische Stabilität gründet auf einer stillen Annahme: »Mir wird schon nichts passieren.« Forschungsergebnisse zeigen: Menschen *unter*schätzen die Wahrscheinlichkeit, selbst zu erkranken oder einen Unfall zu erleben, und *über*schätzen sie bei anderen. Diese »Illusion der Unversehrbarkeit« schützt unseren Alltag – bis sie zerbricht (Weinstein, 1980).

Wenn ein nahestehender Mensch plötzlich schwer erkrankt, wird diese Illusion zerstört. Plötzlich ist nichts mehr sicher. Der geliebte Mensch ist in Gefahr. Und mit dieser Bedrohung gerät auch die eigene Welt ins Wanken, kippt auch ihre innere Stabilität. Genau das ist die Situation, in der Sie als Fachkraft Angehörige antreffen – im Schockzustand. Was Angehörige empfinden, ist keine Übertreibung, sondern eine Reaktion auf Kontrollverlust und Unsicherheit. Angst ist in solchen Momenten normal, sie zeigt nur, wie sehr ein Mensch verbunden ist.

Angst ist eines der prägendsten Gefühle in medizinischen Krisen. Allerdings wird die Angst nicht immer offen gezeigt. Möglicherweise begegnet Ihnen die Angst eines Angehörigen als

- Kritik (»Hier kümmert sich keiner!«),
- Ungeduld und Misstrauen (»Sind Sie sicher, dass das die richtige Therapie ist?«),
- Kontrollverhalten (»Er braucht dieses Kissen genau hier.«) des Betreffenden. Doch bedenken Sie: Wer über den exakten Sitz des Kissens im Bett streitet, ringt um seelischen Halt; wer ausruft »hier kümmert sich keiner« drückt aus »Ich habe Angst um meinen Patienten.«. Diese Reaktionen sind der Versuch, die Angst zu bändigen.

3.1.1 Psychologischer Hintergrund: Was ist Angst?

Angst ist definiert als ein emotionaler Zustand, der durch Anspannung, Besorgtheit, Nervosität, innere Unruhe und Furcht vor zukünftigen Ereignissen gekennzeichnet ist. Angst macht durchaus Sinn, denn sie war und ist adaptiv. Evolutionsbiologisch betrachtet diente Angst als Schutz vor einer Bedrohung, denn sie brachte in einer lebensbedrohlichen Situation den Körper in eine hilfreiche Alarmbereitschaft (Asendorpf & Caspar, 2019). Noch heute kann sie uns schützen und warnen. Dazu äußert sie sich auf vier Ebenen: *körperlich* (bspw. zittern oder schwitzen wir), *emotional* (wir fühlen uns ausgeliefert oder unsicher), *kognitiv* (unsere Gedanken kreisen um das Angstszenario) und im *Verhalten* (wir meiden die Situation oder wollen am liebsten weglaufen). Angst macht oft handlungsunfähig. Sie kann das Denken verengen, das rationale Abwägen blockieren und den Blick fürs Wesentliche verlieren lassen (Werth & Steidle, 2021, Kap. 12.1; falls Sie nachlesen wollen, wie Sie als Führungskraft mit der eigenen Angst oder Unsicherheit umgehen können, finden Sie hier ein ganzes Buchkapitel).

Je nach Persönlichkeit, biografischer Prägung und Tagesform kann Angst sehr unterschiedlich empfunden und gezeigt werden. Manche Menschen reagieren mit Tränen, andere mit Wut, wieder andere mit völliger Starre. Ob und welcher Art Menschen Folgen ihrer Angst erleben, ist zum einen davon abhängig, wie gut sie ihre Angst regulieren können und zum anderen davon, wie groß das Ausmaß ihrer Angst ist.

Ein Hinweis: Emotionen sind wie bereits beschrieben ansteckend (▶ Kap. 2.1): Achten Sie daher bitte auch auf Ihre eigene Angst, denn Ihre innere Unruhe kann sich auf den Patienten und die Angehörigen übertragen – und umgekehrt.

Typische Ängste von Angehörigen

Es sind drei typische Angstkategorien bei Angehörigen zu unterscheiden:

1. *Konkrete Ängste – gut greifbar und meist gut lösbar*
   Das sind Ängste, bei denen es um etwas ganz Bestimmtes geht. Beispiel: »Was ist, wenn sie allein zuhause stürzt und niemand ist da, der hilft?« Solche Ängste können durch konkrete Maßnahmen wie einen Hausnotruf oder einen bei Nachbarn hinterlegten Schlüssel deutlich reduziert werden. Angst hat hier den Auftrag: Achtung, kümmere dich um Sicherheit. *Das* Angstgefühl hat also gewarnt und genau das ist dessen Sinn und Zweck. Angst alarmiert uns und wir reagieren auf diese Warnung. Sie erkennen konkrete Angst oft daran, dass Angehörige *ständig dieselbe Frage stellen*, z. B.: »Sind Sie wirklich sicher, dass sie allein bleiben kann? Wirklich sicher?«
2. *Diffuse Ängste – schwer greifbar, emotional belastend*
   Viele Angehörige haben kein klares Bild, wovor sie eigentlich Angst haben. Typische Sätze wären: »Ich mache bestimmt etwas falsch.«, »Ich werde dem allen nicht gerecht.«, »Ich bin nicht gut genug.« Diese Angst ist schwer zu beruhigen, weil man nicht weiß, *welche* Handlung sie lindern könnte. Sie nagt und zieht dem Betreffenden Energie. Diffuse Angst hören Sie oft zwischen den Zeilen – z. B. wenn Angehörige sehr hart mit sich selbst sind oder sich ständig entschuldigen.
3. *Verlustängste – besonders belastend*
   Die größte Angst vieler Angehöriger ist der Verlust eines geliebten Menschen – durch Tod, durch Krankheit oder durch die Veränderungen, die z. B. eine Demenz mit sich bringt. Verlustängste können so stark werden, dass sie das Leben »in der Zwischenzeit« kaum noch spürbar lassen.[2] Der Alltag wird eng, freudlos, voller Sorge und belastet oftmals auch zusätzlich den Patienten. Daher ist es auch in diesem Fall eine gute Idee, sich mit gezielten Strategien zu behelfen, um die Verlustangst nicht überhand nehmen zu lassen (für konkrete Strategien siehe »Umgang mit Verlustangst« in ▶ Kap. 10.3).Verlustangst zeigt sich z. B. so: »Ich kann nicht mal eine Stunde weggehen – genau dann passiert bestimmt etwas.«

---

2 Ein Hinweis: Problematisch wird Verlustangst dann, wenn die Angst, jemanden zu verlieren, dauerhaft präsent ist und zum Lebensmittelpunkt wird. Dann sollte derjenige sich professionelle Hilfe suchen – denn Menschen mit Verlustängsten belasten sich, den anderen und die Beziehung als solche und das wäre allzu schade! Angehörige müssen nicht mit ihrer starken Angst, einen geliebten Menschen zu verlieren, leben. Sie können lernen, mit ihren Ängsten umzugehen und diese zu verstehen – und letztendlich dafür sorgen, dass sie nicht mehr ihr Leben dominieren und beeinträchtigen.

Angehörige erleben im Speziellen

- Kontrollverlust über das eigene Leben (► Kap. 1.3)
- Angst um den Patienten
- Angst vor falschen Entscheidungen
- Angst vor Verlust, Tod oder dauerhaftem Leiden

Angst tarnt sich. Manchmal äußert sie sich nicht direkt als Angst, sondern als Ungeduld, Gereiztheit, übertriebene Kontrolle oder Rückzug. Wenn Sie das als Fachkraft erkennen, fällt der Umgang leichter.

Kurzes Beispiel aus der Praxis – typische Angst eines Angehörigen

Typisch ist die Angst des Angehörigen, dass dem Patienten genau dann etwas passieren könnte, wenn er nicht da ist: »Ich sitze beim Friseur – zum ersten Mal seit Wochen. Und ich denke die ganze Zeit: ›Genau *jetzt fällt er bestimmt hin. Genau jetzt braucht er mich. Genau jetzt passiert etwas, weil ich nicht da bin.*‹ oder ›Was, wenn er genau in dem Moment stirbt, indem ich mir eine Massage gönne?‹«. Diese Angst ist absolut nachvollziehbar. Niemand kann garantieren, dass in dieser Stunde wirklich nichts passiert. Aber sie darf nicht dazu führen, dass der Angehörige gar nicht mehr aus dem Haus geht oder sich völlig aufopfert.

Hier können Sie als Fachkraft Orientierung geben, z. B.:

- Hinweis auf Entlastungsangebote (sich Unterstützung organisieren und »vertreten« lassen),
- Verlässliche Absprachen,
- Zeigen, welche Sicherheit Sie anbieten können,
- Ermutigen, sich Unterstützung zu holen (Im Austausch mit Selbsthilfegruppen oder anderen Angehörigen wird ihm eine solche Entscheidung leichter fallen, als wenn er mit niemanden drüber redet und mit seinem Gewissen und Verantwortungsgefühl allein dasteht.).

Denn eines ist entscheidend: Auch Angehörige müssen lernen loszulassen – nicht alles ist kontrollierbar, auch wenn das Herz sich anders anfühlt (vgl. auch ► Kap. 10.3, Verlustangst).

3.1.2 Wie Angehörige mit ihren Ängsten umgehen können

Angst wird stärker, wenn man sie ignoriert oder sich mit ihr allein fühlt. Angehörige brauchen daher Wege, wie sie ihre Angst wahrnehmen, einordnen und handhabbar machen können. Es geht nicht darum, Angst »wegzureden«, sondern darum, ihr den Schrecken zu nehmen.

Im Folgenden finden Sie die wichtigsten Strategien – so, dass Sie als Fachkraft sie gut verstehen und im Alltag erklären können.

1. *Angst benennen – das nimmt Druck heraus*
   Was Sie als Fachkraft oft erleben: Manchmal »purzelt« ein Satz heraus – leise, im Nebensatz. Genau dort liegt die Angst. Ein offenes Ohr wirkt dann oft schon wie ein Ventil. Wer seine Angst ausspricht, nimmt ihnen einen großen Teil der Bedrohlichkeit und verschafft sich Erleichterung. Wenn ein Angehöriger sagt »Ich habe Angst, dass er die Therapie nicht schafft.« oder »Ich befürchte, dass sie innerlich aufgegeben hat.«, dann wird es für Sie greifbar und für den Angehörigen weniger bedrohlich. Denn »daraufhin wird er möglicherweise hilfreiche oder sogar wohltuende Antworten bekommen, ganz sicher aber ehrliche, bspw. ›wir haben keinerlei Anzeichen dafür, dass es sich verschlechtert‹ oder ›derjenige hat statistisch gesehen eine hohe Chance‹ oder aber ›in der Tat sieht es nicht gut aus‹ oder ›ja, derjenige will nicht mehr, doch warum darf er nicht auch entscheiden, aufzugeben?‹ Vielleicht will der Angehörige die Antworten nicht immer hören, doch sie bieten ihm eine Chance, dass Ängste nicht so diffus bleiben, sondern er sich ihnen und auch den ihm genannten Argumenten stellen kann.« (aus Werth, 2024, S. 93 f.)
2. *Gedanken sortieren – Angst entwirrt sich, wenn man sich mit ihr auseinandersetzt*
   Angst hat eine Warnfunktion. Deshalb hilft es, genauer hinzuschauen:
   - Was genau fürchte ich? Warum?
   - Haben andere auch Angst? Wie gehen die mit der Situation um?
   - Was müsste passieren, damit ich keine Angst mehr haben müsste? Kann ich dies (zumindest ansatzweise) herbeiführen?

   Das ist für Angehörige schwer allein zu leisten. Gespräche mit anderen – Freunden, Beratungsstellen, Fachkräften – geben Halt. Oft wird erst im Austausch klar, was eigentlich belastet. Unscharfe Angst wird für Angehörige klarer, wenn Sie als Fachkraft konkrete Fragen stellen, bspw. »Was genau bereitet Ihnen die größte Sorge?«
3. *Handlungsoptionen prüfen – Sicherheit entsteht durch Klarheit*
   Im Falle klar benennbarer Ängste helfen konkrete Maßnahmen. Wie im obigen Beispiel: Wenn die Angst lautet: »Er erreicht niemanden, falls er stürzt«, dann geben technische Hilfen oder feste Absprachen Sicherheit. Bei diffusen Ängsten sieht es anders aus. Da geht es um innere Entlastung (siehe Zitat):
   - Was wäre im schlimmsten Fall?
   - Was wäre realistisch?
   - Was ist überhaupt beeinflussbar?

   Manchmal merken Angehörige erst im Gespräch, dass ihre Angst nicht zur tatsächlichen Situation passt – oder dass sie mehr tun, als menschlich leistbar ist.

»Sind Ihre Ängste eher verschwommen, Sie fühlen sich aber nicht prinzipiell von Ihren Angstgefühlen überrollt, dann hilft es, sie alleine oder besser noch im Gespräch mit anderen möglichst zu konkretisieren. Wenn Sie Angst vor der Zukunft haben, fragen Sie sich, wovor Ihnen Angst und Bange ist, nehmen Sie Ihre Einfälle und Gefühle ernst und ›sortieren‹ Sie, was künftig konkret an Bedrohlichem geschehen kann. Wenn Sie Angst haben, etwas falsch zu machen, überlegen Sie, worin denn ein Fehler bestehen könnte und ob es möglich oder unmöglich ist, ihn zu verhindern.« (aus Baer & Frick-Baer, o.J., S. 23)

4. *Techniken zur Angstbewältigung – kleine Schritte, große Wirkung*
   Es gibt viele einfache Möglichkeiten, mit Angst besser umzugehen: Atemtechniken, Imaginationsübungen (bspw. einen sicheren Ort vorstellen), Selbstberuhigung (Hand auf Brustkorb, innerer beruhigender Satz), Humor, usw. Spezielle Strategien im Umgang mit Verlustangst finden sich in ▶ Kap. 10.3 und ▶ Kap. 10.5. Des Weiteren gilt:
   - Wer sich *tagsüber den Ängsten stellt*, bspw. dazu mit jemandem spricht, wird bessere Nächte haben als derjenige, der sie tagsüber »wegdrückt«, denn dann werden die Ängste ihn nachts aufsuchen, um überhaupt bemerkt zu werden.
   - Eine weitere wirksame Umgangsweise ist, sich eine Strategie oder *Vorgehensweise* zurechtzulegen und diese einzuüben (vgl. nachfolgende Infobox zu Harry Potter und den Dementoren). Übertragen heißt das: »Was gibt mir Kraft, wenn die Angst kommt?«, »Welches Bild oder welcher Satz hilft mir, standzuhalten?« Ein eingeübtes inneres Ritual ist im Ernstfall leichter abrufbar – ähnlich wie ein Muskel, der trainiert wurde.
   - *Struktur, Routine und kleine Anker nutzen*, denn diese geben Halt. Ein fester Tagesablauf, kleine Rituale oder gewohnte Abläufe (z.B. feste Anrufzeiten, dieselbe Pflegerin als Ansprechpartnerin, regelmäßige Pausen, kleine Abendrituale) vermitteln ein Gefühl von Kontrolle und Stabilität. Gerade in unsicheren Zeiten können solche »Anker im Alltag« beruhigend wirken und das Gefühl geben, nicht völlig ausgeliefert zu sein.
5. *Die Entscheidung: Sich der Angst stellen – statt ihr das Leben zu überlassen*
   Am Ende geht es darum, dass Angehörige aktiv entscheiden: »Ich mache mein Leben nicht komplett von dieser Angst abhängig.« Das bedeutet nicht, die Angst zu ignorieren. Es bedeutet, ihr den Raum zu geben, den sie braucht – aber nicht mehr. Wenn Angehörigen dazu der Mut fehlt, kann ein Hinweis auf weitere Unterstützung (Selbsthilfegruppen, Beratung, Gespräche) sinnvoll sein. Anregungen finden Sie in ▶ Kap. 5.2.

Tipp: »Vorgehensweise á la Harry Potter nutzen«

»Im Roman »Harry Potter« (Band 3)[3] wird auf ganz wunderbare Weise der Umgang mit Angst beschrieben. So gibt es dort die sogenannten »Dementoren«, das heißt Wesen, die Menschen jede Hoffnung und Lebenskraft rauben können. Um die dunklen Dementoren abzuwehren (also als Gegenzauber), ist der »Patronus-Zauber« anzuwenden. Mit diesem erschafft man sich ein magisches Tier (den Patronus) zu seinem Schutz. Er entsteht aus einem starken inneren Bild sowie einem positiven Gefühl. Bei Harry ist dieses Bild ein Hirsch, bei anderen Zauberern ist dies jeweils ein anderes Tier. Der einfachere Teil dieses Zaubers ist das Aufsagen des Spruchs »Expecto Patronum«, der sich übersetzen lässt mit:

3 Rowling, J. K. (1999). Der Gefangene von Askaban. Hamburg: Carlsen.

»Ich erwarte eine Schutz-Macht«. Der schwierigere Teil ist, sich dabei auf ein früheres Glücksgefühl zu konzentrieren und dieses in sich aufsteigen zu lassen. Je nachdem, wie gut einem dies gelingt, verliert sich die Macht des Dementors anteilig oder ganz. Dies zeigt sehr schön, dass Angst sehr viel damit zu tun hat, wie ohnmächtig ich mich fühle, wie sehr ich ihr etwas entgegenstellen kann und wie stark das alles in meiner eigenen Hand/Kraft liegt.« (aus Werth, 2024, S. 157 f)

In diesem Sinne kann man sich fragen: »Wie sähe mein Patronus aus? Mit welchem Gefühl käme er einher?« und dies einüben.

3.1.3 Tipps für Fachkräfte – Umgang mit ängstlichen Angehörigen

Was Sie keinesfalls tun sollten, wenn Sie bei Angehörigen Ängste bemerken: Diese herunterspielen (»Das wird schon wieder.«), abwimmeln (»Sie müssen sich keine Sorgen machen.«) oder sich unsichtbar machen (»Dazu sagen wir nichts.«).

Hilfreich ist es hingegen, wenn Sie …

- *Struktur und Verlässlichkeit bieten*
  Klare Abläufe, feste Ansprechpersonen, verabredete Zeiten – all das vermittelt Sicherheit. Sagen Sie z. B.: »Wir machen das jetzt so und so, und Sie können sich darauf verlassen.« Struktur gibt Halt, wenn das Innere schwankt.
- *Beteiligung ermöglichen*
  Binden Sie Angehörige ein, ohne sie zu überfordern. Fragen Sie »Möchten Sie etwas beitragen?« »Wäre es für Sie in Ordnung, mir beim Zurechtlegen der Kleidung zu helfen?« Dadurch erleben sie Selbstwirksamkeit und das mildert Angst und Ohnmacht.
- *Gefühle spiegeln*
  Benennen Sie, was Sie wahrnehmen. Sie könnten sagen »Ich sehe, wie groß Ihre Sorge ist.« Oder »Wenn ich Sie richtig verstehe, steckt hinter Ihrem Wunsch vor allem Ihre Sorge, dass …?«. Solche Spiegelungen wirken klärend und entlastend.
- *Normalisieren*
  Angst ist in Ausnahmesituationen normal. Sagen Sie bspw. »Diese Sorge teilen viele Angehörige – sie ist absolut nachvollziehbar.« Oder »Dies zu sehen, ist ungewohnt und beunruhigt daher zunächst, doch ich versichere Ihnen, ….« Das entstigmatisiert das Erleben.
- *Ressourcensprache nutzen*
  Statt nur auf Defizite zu schauen, lenken Sie den Blick auf Stärken und Möglichkeiten: »Es ist beeindruckend, wie aufmerksam Sie Ihren Vater beobachten.« Oder »Ihre Fragen zeigen, wie wichtig Ihnen die Situation ist.«
- *Transparenz schaffen*
  Information schafft Kontrolle. Erklären Sie ruhig, auch wenn nicht alles sicher

ist: »Der Verlauf ist im Moment schwer einzuschätzen, doch wir tun alles, um ...«

- *Selbstführung vorleben*
  Bleiben Sie ruhig, klar und empathisch. Denn Ihre Haltung überträgt sich. Wie Sie mit der Situation umgehen, beeinflusst auch das Erleben der Angehörigen.

Der Angehörige, der sagt »Hier kümmert sich ja keiner richtig!« meint oft: »Ich habe Angst, dass mein Vater nicht gut aufgehoben ist.« Fragen Sie sich in solchen Momenten: Was braucht dieser Angehörige eigentlich? Sicherheit? Information? Das Gefühl gesehen zu werden? Und geben Sie ihm das – freundlich, klar, auf Augenhöhe.

3.2 Hilflosigkeit – Wenn Angehörige nicht mehr weiterwissen

Kein Angehöriger wird sich in der Begleitung eines Patienten von Hilflosigkeitsgefühlen frei machen können. Hilflosigkeit ist eines der belastendsten Gefühle für Angehörige – denn sie stehen einem geliebten Menschen bei, der leidet, und können dennoch oft nichts tun, um das Leiden abzustellen. Was auch immer sie geben: Es fühlt sich zu wenig an.

Was ist Hilflosigkeit?
Hilflosigkeit ist das Erleben eines Kontrollverlustes bei gleichzeitiger Verantwortlichkeit. Man fühlt sich gefordert – und gleichzeitig machtlos.

Was wäre ein guter Umgang damit?
Die Antwort ist ebenso einfach wie naheliegend: Wer sich hilflos fühlt, sollte sich nach Hilfe umschauen. Das wichtigste Prinzip gegen Gefühle der Hilflosigkeit, der Überreizung und der Überforderung heißt Entlastungen jeder Art zu suchen: kurz-, mittel-, langfristige Hilfe und diese anzunehmen, aktiv Informationen zu sammeln oder auch Gelegenheiten zur Aussprache wahrzunehmen. Aber irgendwie hat's einen Haken, der Bedarf nach Hilfe ist so groß und doch suchen wir sie aus irgendwelchen Gründen nicht auf. Warum nur? Und wozu führt dies?

3.2.1 Psychologischer Hintergrund: Warum Angehörige in Hilflosigkeit feststecken

Es gibt drei typische psychologische Dynamiken, die Hilflosigkeit verschärfen.

- *Hilfe nicht suchen oder annehmen*
  »Viele Menschen trauen sich nicht, danach Ausschau zu halten, wie sie Hilfe bekommen könnten, und scheuen sich, Hilfe zu suchen. Wenn sie sich scheuen, zuzugestehen, dass sie auf Hilfe angewiesen sind, wenn sie keine Hilfe zulassen oder keine Hilfe suchen, dann besteht die Gefahr, dass diese Hilflosigkeit Überforderung produziert. Überforderung bedeutet, dass zu viele Forderungen an sie gestellt werden oder sie an sich selbst stellen.« (Baer & Frick-Baer, o.J., S. 49) Oftmals sind es innere Glaubenssätze, die uns blockieren, bspw. »Ach komm, das schaffst Du schon.« oder »Stell Dich nicht so an, da musst Du jetzt durch. Hat ja auch niemand gesagt, dass das einfach ist.« oder »Es ist, wie es ist – und nun: Augen zu und durch!« Für manche ist es auch mit Schamgefühlen verbunden, sich selbst und Dritten die Überforderung einzugestehen oder anderen die traurige Realität zu zeigen (vgl. ▶ Kap. 3.4 zu Scham). Doch wer keine Hilfe zulässt, bleibt in der Hilflosigkeit stecken – statt sie zu überwinden.
- *Hilflosigkeitsgefühl wird überdeckt*
  »Was wir Menschen uns alles einfallen lassen, um das Gefühl der Hilflosigkeit nicht zu spüren! Nicht zu spüren, dass wir gerade keine Kontrolle über eine Situation haben, nicht zu spüren, dass wir von einem anderen Menschen abhängig sind, nicht zu spüren, dass wir nicht weiterwissen, nicht zu spüren, dass wir uns verloren fühlen und etwas nicht verhindern können, dass wir scheitern.« (Baer & Frick-Baer, o.J., S. 47). Statt das Gefühl zuzulassen, wird es ersetzt durch Tatendrang (»Ich mach einfach noch mehr!«), Ärger und Aggression (»Wenn die Pfleger doch nur … ich mach denen mal Druck«) oder Rückzug und Resignation (»Es macht alles keinen Sinn.«). Doch: Wer das Gefühl verdrängt, bleibt darin gefangen.
- *Wir möchten, dass uns Hilflosigkeitsgefühle erspart bleiben*
  Viele Angehörige hoffen insgeheim: »Der Patient merkt, dass ich am Limit bin – und macht es mir leichter.« Doch diese Enttäuschung ist vorprogrammiert. Die Krankheit nimmt keine Rücksicht. Deshalb gilt es, Erwartungen an andere durch realistische Selbstfürsorge zu ersetzen.

3.2.2 Wie Angehörige mit ihrer Hilflosigkeit umgehen können

Die eigene Hilflosigkeit als normal anerkennen. Hilflosigkeit ist keine Schwäche, sondern eine natürliche Reaktion auf eine überwältigende Situation; Hilflosigkeitsgefühle gehören zur Patientenbegleitung dazu wie zum Fisch das Wasser. Sie zeigen, dass uns der andere nicht egal ist. Viele Angehörige fühlen sich hilflos, wenn sie spüren: »Ich kann das Leid nicht nehmen.« Allein diese Erkenntnis kann schon entlasten. Ein Beispiel: Eine Tochter sitzt am Bett ihres kranken Vaters und fühlt sich innerlich zerrissen, weil sie nicht weiß, wie sie helfen kann. Das Benennen dieser Hilflosigkeit – auch für sich selbst – ist der erste Schritt, mit ihr umzugehen.

Die Verantwortung neu justieren. Angehörige haben oft das Gefühl, sie müssten alles im Griff haben. Doch das ist weder realistisch noch hilfreich. Es ist wichtig, die eigenen Grenzen anzuerkennen: »Ich tue mein Bestes – und manches liegt nicht in meiner Hand.« Diese Haltung entlastet und hilft, eigene Ressourcen zu bewahren. Wer Verantwortung nicht mit Allmacht verwechselt, bleibt handlungsfähiger – auch emotional.

Hilflosigkeit benennen. Worte schaffen Ordnung. Ein Satz wie »Ich weiß gerade nicht weiter« kann erstaunlich entlastend sein – für einen selbst und für andere. Er schafft Raum für Mitgefühl und Austausch. Zum Beispiel im Gespräch mit Pflegekräften: »Ich bin gerade völlig überfordert – können Sie mir helfen, das einzuordnen?« Solche Ehrlichkeit öffnet Türen für echte Unterstützung.

Handlungsfähigkeit stückweise zurückgewinnen. Kleine Entscheidungen treffen. Einen To-do-Zettel schreiben. Einen Termin vereinbaren. Solche Schritte führen aus der Ohnmacht. Auch kleine Aufgaben wie einen Tee kochen, Kleidung herrichten oder einen Spaziergang organisieren, vermitteln ein Stück Struktur. Selbst einfache Routinen – z. B. »Ich komme jeden Morgen um neun« – können ein Anker sein.

Selbstführung üben. Innere Stabilität entsteht nicht durch Kontrolle, sondern durch Selbstverbindung. Sich selbst zu fragen: »Was brauche ich gerade? Wer tut mir gut? Welche 10 Minuten heute gehören nur mir?« Manchmal reicht es schon, sich bewusst Zeit für eine Tasse Kaffee zu nehmen – ohne schlechtes Gewissen. Selbstführung heißt auch, das eigene Nervensystem zu regulieren, um präsent bleiben zu können. Sich Pausen erlauben. Wer erschöpft ist, kann nicht helfen und sieht vermutlich auch den Wald vor lauter Bäumen nicht mehr. Wer auftankt, kann besser begleiten (► Kap. 6, Selbstfürsorge).

Akzeptanz als Kraft entdecken. Manche Dinge lassen sich nicht ändern. Das zu akzeptieren, kann paradoxerweise entlasten: »Ich akzeptiere, dass ich das nicht kontrollieren kann – aber ich kann liebevoll da sein.« Diese Haltung bringt Ruhe in Gedanken, die sich im Kreis drehen. Akzeptanz heißt nicht Aufgeben – sondern Annehmen, was jetzt ist.

Perspektive wechseln. Sich selbst fragen: Was würde ich einer Freundin in dieser Lage raten? Würde ich sie auch so streng beurteilen wie mich selbst? Oft ist der Blick auf andere milder – und dieser milde Blick tut auch uns selbst gut. Diese innere Haltung kann helfen, liebevoller mit sich selbst zu sprechen: »Ich mache es so gut, wie ich kann – das genügt.«

Sich gezielt Unterstützung holen. Beratungsstellen, Freunde, Selbsthilfegruppen, Fachkräfte – es ist ein Zeichen von Stärke, sich Hilfe zu holen – kurz-, mittel- und langfristig.

3.2.3 Tipps für Fachkräfte – Umgang mit hilflosen Angehörigen

Wenn Angehörige hilflos wirken oder überfordert reagieren, dann können Sie hilfreich wirken, indem Sie …

- *...das Erleben validieren.* Ein einfacher Satz wie »Es ist nachvollziehbar, dass Sie sich im Moment überfordert fühlen.« zeigt: Ihre Gefühle sind legitim. Das nimmt Schuld und Scham.
- *...Struktur geben.* Machen Sie Ihre Abläufe und Strukturen transparent (Wann passiert hier warum was genau durch wen?), dies gibt Orientierung und reduziert die gefühlte Unwissenheit.
- *...kleine Aufgaben (Mitbeteiligung) anbieten.* »Würden Sie mir helfen, die Decke zurechtzulegen?« oder »Könnten Sie bitte schauen, ob ...?« Solche Beteiligung reduziert das Gefühl der Ohnmacht und macht denjenigen zum Mitgestalter.
- *...aktiv auf Unterstützungsmöglichkeiten hinweisen:* Sozialdienste, Angehörigengruppen, Beratung. Nur den Flyer aushändigen, reicht meistens nicht. Bieten Sie daher bspw. an, den Kontakt herzustellen. Je verbindlicher Sie dies tun, desto höher ist die Wahrscheinlichkeit, dass Hilfe angenommen wird. Oder fordern Sie den Angehörigen auf, sich aus einer Broschüre drei konkrete Dinge herauszupicken und anzugehen – auch dies erhöht die Umsetzungswahrscheinlichkeit.
- *...moralische Appelle vermeiden.* Wer sich hilflos fühlt, braucht Halt – keine Mahnungen. »Sie müssen mal an sich denken!« klingt gut gemeint, wird aber schnell als Vorwurf empfunden. Besser: »Viele Angehörige berichten, dass sie oft vergessen, auf sich zu achten. Was wäre heute eine kleine Wohltat für Sie?«
- *...Ressourcen aktivieren.* Fragen Sie: »Gab es schon früher Situationen, in denen Sie sich ähnlich gefühlt haben? Was hat Ihnen damals geholfen?« Dies lenkt den Fokus auf eigene Erfolgserfahrungen, hilfreiche Eigenschaften, Ressourcen.
- *...Selbstwirksamkeit spiegeln.* »Allein, dass Sie jetzt hier sind und sich kümmern, zeigt, wie wichtig Ihnen Ihr Vater ist.« Solche Sätze stärken den Kontakt zu den eigenen Kräften.
- *...Beziehung anbieten.* Manche Angehörige trauen sich nicht auf Sie zuzugehen oder etwas zu erfragen. Sagen Sie aktiv: »Wenn Ihnen etwas auf der Seele liegt – ich bin da.«
- *...Grenzen achten.* Nicht alle Angehörigen wollen sofort unterstützt werden. Respektieren Sie das. Es reicht oft schon, da zu sein – präsent, freundlich, zugewandt.

3.3 Schuld –Wenn Angehörige sich (über-) verantwortlich fühlen

Schuldgefühle gehören zu den häufigsten emotionalen Belastungen von Angehörigen. Sie tauchen oft schon ganz am Anfang auf: Erhält ein Patient eine schwerwiegende Diagnose, reagieren viele Angehörige mit dem Gedanken, sie hätten Vorzeichen früher erkennen oder »irgendetwas verhindern« müssen. Manche glauben sogar, sie seien mitverantwortlich, weil sie Beschwerden im Alltag möglicherweise nicht ernst genug genommen haben.

Im weiteren Verlauf begleitet dieses Gefühl viele immer wieder: Schuld, weil man zu müde war. Zu ungeduldig. Zu knapp angebunden. Nicht so liebevoll, wie man gerne gewesen wäre. Und früher oder später taucht fast immer auch die Schuld auf, die entsteht, wenn Angehörige einmal etwas ausschließlich für sich tun und sich fragen, ob das »erlaubt« ist (▶ Kap. 6.2.1, Schuldgefühle im Zusammenhang mit Selbstfürsorge in der Pflege).

Dieses Schuldempfinden ist selten logisch, aber psychologisch hoch plausibel. Angehörige versuchen Kontrolle zurückzugewinnen – und Schuld vermittelt genau das: den Eindruck, man hätte Einfluss gehabt.

Im Pflegekontext entstehen Schuldgefühle oft ohne reale Schuld. *Typische Auslöser sind:*

- eigene Schuldgefühle
  - Nicht genug da gewesen zu sein
    (»Ich hätte öfter kommen sollen.«)
  - Etwas für sich selbst getan zu haben
    (»Ich war im Kino, während er im Krankenhaus lag.« »Ich war heute nicht da – und jetzt geht's ihm schlechter.«)
  - Überforderung oder Gereiztheit gezeigt zu haben
    (»Ich war gestern so genervt.«)
  - Vermeintlich zu wenig getan zu haben
    (»XY kommt jeden Tag – ich nur einmal pro Woche.« »Hätte ich früher was tun/merken sollen?« »Ich war nicht liebevoll genug.«)
- Schuldzuweisungen von außen
  - »XY sitzt JEDEN Tag am Bett!«
  - »Deine Schwester ruft wenigstens täglich an.«

Schuldgefühle sind eine toxische Last, die krank macht. Sie werden oft weggedrückt, stattdessen will man beweisen, dass man (jetzt) alles richtig macht und legt eine übertriebene Fürsorge, ständiges Kritisieren oder Klammern an den Tag. Entsprechend erleben Sie Angehörige immer mal wieder als überempfindlich, defensiv oder aggressiv.

3.3.1 Psychologischer Hintergrund: Was sind Schuldgefühle?

Schuld ist ein *moralisches Gefühl*, das entsteht, wenn wir den Eindruck haben, gegen unsere inneren Werte verstoßen zu haben. Oder wenn wir glauben, jemand anderem geschadet zu haben – sei es durch Tun oder Unterlassen. *Schuldgefühle haben somit eine soziale Funktion.* Sie regulieren das Miteinander. Sie helfen uns, eine Balance von Geben und Nehmen aufrechtzuerhalten (sog. Reziprozitätsnorm; Cialdini et al., 1992) und verhindern, dass wir andere verletzen (im Sinne von Gewissen und Moral).

In der Begleitung eines Patienten geraten diese inneren Maßstäbe jedoch oft aus dem Gleichgewicht. Dafür sind verschiedenste Aspekte verantwortlich:

Reziprozität ist nicht möglich. Das Gegenüber ist krank – es kann in den meisten Fällen »aktuell nichts (zurück)geben«, sodass das Pendel der Waage sehr einseitig in Richtung des Angehörigen schlägt. Der Angehörige *gibt ständig*, bekommt aber wenig zurück. Und so bricht die Reziprozitätsnorm – das Gleichgewicht von Geben und Nehmen – zusammen.

Hinzu kommt emotionale Ansteckung (► Kap. 2.1). Wenn der Patient selbst sagt »Ich bin dir eine Last.« »Was mutest du dir meinetwegen alles zu?« überträgt sich das Gefühl auf den Angehörigen, oft unbemerkt.

Eigene Maßstäbe sind unerreichbar. Viele Angehörige setzen sich selbst unter Druck: Ich muss stark sein. Immer geduldig. Immer da. Doch diese Maßstäbe sind unmenschlich. Und ihr Nichterreichen wird als persönliches Versagen empfunden. Ebenfalls hinzu kommen die eigenen Schuldgefühle des Angehörigen, denn er spürt vermutlich, dass es *nie genug* ist, was er investiert. Wieviel es auch immer sein mag, es bleibt ein Fass ohne Boden. Spätestens wenn er anfängt darüber nachzudenken, wo er weniger machen könnte, um sich zu erholen, wird sich vermutlich ein schlechtes Gewissen in ihm melden. Und sollte dann noch etwas passieren (der Patient stürzt in einem unachtsamen Moment, es fehlt ein Medikament, da es im Alltagsstress vergessen wurde zu besorgen, es geht die Lieblingsmarmelade des Patienten aus …), sind aufkeimende Schuldgefühle vorprogrammiert.

Alte Prägungen wirken nach. Man kann sich schuldig *fühlen*, ohne tatsächlich Schuld zu haben. Wer in seiner Biografie gelernt hat, »sich schuldig zu fühlen« (»Ich bin oft schuld, wenn etwas schiefgeht«) entwickelt schneller Schuldgefühle – auch dort, wo objektiv keine Verantwortung liegt. Für den, der dies bei sich bemerkt oder vermutet, wäre es hilfreich, sich mit professioneller Unterstützung daraus zu lösen – denn ein solches Verarbeitungsmuster geht nicht von alleine weg und wird nur unnötige Fallstricke bereiten; auch unabhängig von der Patientenbegleitung.

3.3.2 Wie Angehörige mit Schuldgefühlen umgehen können

Schuldgefühle ohne reale Schuld können krank machen. Sie lähmen, überfordern, isolieren – und sie lassen sich kaum durch Logik wegdiskutieren. Es macht folglich Sinn, sich um einen konstruktiven Umgang mit Schuldgefühlen zu bemühen (anstatt sie einfach nur hinzunehmen und auszuhalten). Dazu sind folgende Strategien hilfreich:

Die eigene Verantwortung eingrenzen. Zunächst einmal ist wichtig – auch wenn es sich für die Betreffenden anders anfühlt – festzustellen: Angehörige sind nicht dafür verantwortlich, dass der Patient (an welcher Erkrankung auch immer) erkrankt ist (siehe auch ► Kap. 6.2.1, schlechtes Gewissen). Sie sind auch nicht dafür verantwortlich, dass er möglicherweise zeitweilig leiden wird. Sie sind nur dafür verantwortlich, wie sie sich verhalten, wie würdig und mitfühlend sie ihn begleiten sowie wie gut sie in der Zeit mit sich selbst umgehen!

Anerkennen statt verdrängen. Im Rahmen der Patientenbegleitung werden sich Schuldgefühle nicht vermeiden lassen. Es ist menschlich, Fehler zu machen und es ist auch schlicht normal, dass Komplikationen eintreten können. Angehörige müssen sich und ihrem Begleitungsprozess dies zugestehen, es wie den Regen im Herbst annehmen – es gehört einfach dazu. Schuldgefühle dürfen auftauchen. Sie zeigen, dass man verantwortlich handeln möchte. Sie dürfen nur nicht zum inneren Richter werden.

Schuld als menschliche Reaktion verstehen. Schuld ist oft ein Zeichen dafür, dass uns etwas wichtig ist. Sie zeigt: Ich übernehme Verantwortung. Das kann auch dann gelten, wenn die Schuld nicht objektiv begründet ist.

Zwischen realer und irrationaler Schuld unterscheiden. Sich fragen: Habe ich tatsächlich etwas versäumt – oder rede ich mir etwas ein? Reale Schuld kann man anerkennen und um Verzeihung bitten. Irrationale Schuld braucht Entlastung und Mitgefühl. Nüchtern betrachtet ist ein Schuldgefühl dann angezeigt, wenn man den anderen verletzt hat – und auch dann darf man sich selbst verzeihen, dass einem dies passiert ist. Niemand handelt immer ideal. Schon gar nicht unter Dauerstress. Was zählt, ist der *Geist der Begleitung*, nicht die Perfektion.

Die Geschichte der Beziehung anschauen. Manche Schuldgefühle stammen nicht aus der aktuellen Situation, sondern aus langen Familiengeschichten. Unerfüllte Erwartungen, alte Kränkungen oder nie geklärte Vorwürfe – sie können sich im Pflegealltag wieder melden. Manchmal hilft es, diese Muster zu erkennen, statt ihnen blind zu folgen.

Sich die eigene Begrenztheit eingestehen. Niemand kann alles leisten. Schuld entsteht oft dort, wo der eigene Anspruch höher ist als die eigenen Möglichkeiten. Der Satz »Ich hätte mehr tun müssen« darf ersetzt werden durch: »Ich tue, was ich kann – und manches liegt nicht in meiner Hand.«

Den inneren Dialog verändern. Statt sich selbst innerlich anzuklagen, hilft es, eine wohlwollende Stimme zu entwickeln: »Ich mache es so gut, wie ich kann.« Oder: »Auch ich bin ein Mensch mit Grenzen.« Ein Tipp wäre, sich diesen Satz sichtbar aufzuschreiben – das wirkt.

Vergeben – sich selbst und anderen. Wer sich schuldig fühlt, braucht oft keine Strafe, sondern Versöhnung – mit sich selbst, mit der Situation, vielleicht auch mit einem Elternteil. Vergebung ist ein Prozess. Sie beginnt oft mit dem Satz: »Ich darf es leichter machen.«

Austausch mit anderen suchen. Denn Schuld lebt vom Schweigen. Ein offenes Gespräch mit einer vertrauten Person, einem Coach oder einem Seelsorger kann entlasten. Oft hilft schon ein Satz wie: »Ich fühle mich so schuldig – aber ich weiß gar nicht, warum.« Angehörigengruppen können hier auch helfen, denn in Gesprächen mit anderen Angehörigen wird oft klar: Diese Gefühle kennen viele. Die gemeinsame Erfahrung entlastet und entstigmatisiert.

Professionelle Unterstützung erwägen. Wenn Schuldgefühle chronisch werden, den Alltag belasten oder in Selbstabwertung münden, kann psychologische oder seelsorgerliche Begleitung helfen. Schuld will gehört, nicht unterdrückt werden.

3.3.3 Tipps für Fachkräfte – Umgang mit schuldgeplagten Angehörigen

Angehörige kommen oft nicht nur mit der Sorge um den Patienten, sondern mit einem unsichtbaren Rucksack voller Schuldgefühle. Sie haben Angst, etwas falsch zu machen. Wollen unbewusst beweisen, dass sie »alles richtig« tun. Das zeigt sich oft in:

- Überfürsorge (»Ich bleibe lieber die ganze Nacht«)
- Gereiztheit gegenüber Pflegepersonal (»Ich habe gesagt, das soll er nicht bekommen!«)
- Rückzug oder Überanpassung

Was können Sie konkret tun?

Schuldgefühle erkennen – auch wenn sie nicht ausgesprochen werden. Achten Sie auf Sätze wie: »Ich hätte mehr tun müssen.« oder »Wenn ich mich früher gekümmert hätte …« oder »Ich hätte es früher merken müssen«. Dahinter steckt oft der stille Versuch, Kontrolle über das Unkontrollierbare zu behalten.

Entlastend reagieren – ohne zu bagatellisieren. Sagen Sie nicht: »Das müssen Sie sich nicht vorwerfen.«, sondern:

- »Früher war früher – jetzt ist jetzt.«
- »Sie geben bereits so viel – mehr, als viele je könnten.«
- »Es ist menschlich, auch mal schwach zu sein.«
- »Ihr Vater ist stolz auf Sie – und würde nicht wollen, dass Sie daran zerbrechen.«
- »Schuldgefühle zeigen nicht, dass Sie versagt haben, sondern dass Sie mitfühlen.«
- »Das zeigt, wie wichtig Ihnen Ihr Vater ist.«
- »Diese Gedanken haben viele – sie sind Ausdruck Ihrer Verbundenheit.«

Den Unterschied zwischen Verantwortung und Allmacht aufzeigen. Helfen Sie den Angehörigen, zwischen echter Verantwortung und überhöhter Selbstzuschreibung zu unterscheiden: »Sie tun, was möglich ist – und manches liegt nicht in Ihrer Macht.« Spiegeln Sie Grenzen liebevoll: »Sie dürfen auch loslassen. Das ist kein Versagen.«

Perspektivenwechsel anregen. Fragen Sie: »Was würden Sie einer guten Freundin sagen, die so fühlt wie Sie?« Oft sind wir mit anderen mitfühlender als mit uns selbst.

Den inneren Kritiker benennen. »Haben Sie manchmal das Gefühl, mit sich sehr streng zu sein?« – Diese Frage öffnet oft den Blick für innere Antreiber. Dort beginnt die Veränderung.

Für Selbstmitgefühl werben. »Was würde Ihnen heute guttun?« Solche Fragen holen Angehörige aus dem Modus der Selbstanklage in die Selbstfürsorge.

Würdigen, was geleistet wird. »Sie begleiten Ihre Mutter sehr aufmerksam. Das verdient Anerkennung.« Solche Spiegelungen helfen, das verzerrte Selbstbild zu korrigieren.

Räume für Gespräche anbieten. Schuld braucht Sprache. Bieten Sie Angehörigen bewusst an, ihre Gedanken auszusprechen – ohne Urteil. Manchmal reicht ein Satz wie: »Wenn Sie möchten, erzählen Sie mir, was Sie gerade beschäftigt.«

Angehörige sind oft nicht nur für ihren geliebten Menschen verantwortlich – sondern (gefühlt) auch dafür, sich vor einer ganzen Welt zu rechtfertigen.

3.3.4 Sonderfall »Paraloyalität«

Paraloyalität beschreibt eine übersteigerte, oft unbewusste Loyalität gegenüber einer anderen Person, einem System oder einer familiären Bindung, die über das gesunde Maß hinausgeht (Boszormenyi-Nagy & Spark, 2001 u. a.).

Paraloyalität ist keine Marotte – sondern ein Ausdruck innerer Not und Loyalität. Warum »Para«? »Para« bedeutet hier »neben« oder »außerhalb«, also jenseits einer normalen, gesunden Loyalität. Es ist Loyalität auf Kosten der eigenen Autonomie, Gesundheit oder Bedürfnisse. Man fühlt sich verpflichtet, etwas für jemanden (z. B. Eltern, Geschwister, Ehepartner) zu tun oder zu tragen, auch wenn es eigentlich gar nicht die eigene Aufgabe ist.

Häufig geschieht das aus einem Loyalitätsgefühl, das schon in der Kindheit angelegt wurde: z. B. »Ich muss Mama glücklich machen«, »Ich darf Papa nicht enttäuschen«, »Ich halte immer zu meiner Familie, egal was ist.« »Ich muss es gut machen – sonst enttäusche ich …«, »Ich darf nicht aufhören – ich schulde ihm alles.« Beispiele sind:

- Ein erwachsener Sohn pflegt seine kranke Mutter aufopfernd, ohne Hilfe anzunehmen, weil er sich innerlich verpflichtet fühlt, »ihr etwas zurückzugeben«.
- Eine Tochter zieht nie weg aus ihrer Heimatstadt, weil sie denkt: »Sonst lasse ich meine Eltern im Stich.«
- Ehepartner übernehmen Verantwortung für die Gefühle oder Entscheidungen des anderen.

Und dies zeigt sich dann bspw. im Patientenalltag bei Angehörigen, die …

- übermäßig klammern und jede Entscheidung der Pflege infrage stellen, weil sie glauben, nur so ihre Liebe beweisen zu können.
- Sich aufopfern, ohne eigene Grenzen zu wahren (z. B. täglich 12 Stunden am Bett sitzen, nicht mehr essen/schlafen).
- massive Schuldgefühle entwickeln, sobald sie einmal nicht da sind.

Tipps für Ihren Umgang als Fachkraft mit paraloyalen Angehörigen

Paraloyale Angehörige kämpfen oft einen inneren Kampf: Sie fühlen sich an den erkrankten Menschen gebunden – durch alte Schuld, durch Versprechen, durch ungelöste emotionale Dynamiken. Dieser innere Druck kann die aktuelle Beziehung belasten und das Miteinander im Pflegekontext erschweren. Fachkräfte sind hier oft ungewollt Projektionsfläche für den entstandenen Druck. Geben Sie ihn nicht zurück, sondern entlasten Sie den Angehörigen:

Wertschätzung statt Gegendruck. Ein barscher Ton, eine überkritische Frage des Angehörigen ist nicht gegen Sie gerichtet, sondern eher eine Selbstanklage in Tarnung. Wenn Sie hier mit Gegendruck oder gar moralischem Druck reagieren, verstärkt dies das ohnehin moralische Problem. Wertschätzung hingegen entlastet.

Die Bindung würdigen. Sagen Sie Sätze wie: »Ich spüre, wie sehr Sie Ihrem Vater verbunden sind.« oder »Diese Fürsorge kommt sicher nicht von ungefähr.« Würdigung entlastet – und öffnet den Raum für Reflektion.

Den Loyalitätskonflikt benennen. Viele Angehörige handeln unter innerem Zwang. Sie dürfen das ansprechen – feinfühlig, aber klar: »Manchmal ist es schwer, alte Versprechen mit der heutigen Realität zu vereinbaren.« So entsteht Bewusstsein für unbewusste Muster.

Verantwortung neu sortieren. Helfen Sie, die Grenzen der eigenen Zuständigkeit zu erkennen: »Sie tragen viel – aber nicht alles liegt in Ihrer Verantwortung.« Diese Differenzierung kann wie ein innerer Befreiungsschlag wirken.

Selbstfürsorge entstigmatisieren. Paraloyale Menschen fühlen sich oft schuldig, wenn sie sich um sich selbst kümmern. Machen Sie deutlich: »Selbstfürsorge ist kein Verrat – sondern eine Voraussetzung dafür, dass Sie durchhalten.«

Helfen, Ambivalenz auszuhalten. Erlauben Sie Angehörigen, widersprüchliche Gefühle zu haben: Liebe und Wut, Schuld und Überforderung. Sagen Sie z. B.: »Es ist okay, wenn Sie müde sind – und trotzdem bleiben wollen.« Das nimmt Druck.

Spiegeln Sie Ressourcen. »Was Sie hier leisten, zeigt Ihre Stärke – aber auch Ihre Erschöpfung. Beides darf da sein.« Dies stärkt das Selbstbild.

Grenzen wahren. Lassen Sie sich nicht in die alten Familiendynamiken hineinziehen. Bleiben Sie empathisch – aber professionell. Wenn nötig, holen Sie sich Unterstützung ins Boot (z. B. den psychosozialen Dienst).

Entlastung aktiv vorschlagen. Bieten Sie konkrete Unterstützung an: »Wollen wir gemeinsam schauen, welche Dienstleister Ihnen Entlastung bringen könnten?« Machen Sie aus der Anklage eine Einladung zur Fürsorge.

Entlastung statt Appell senden. Keine Sätze wie: »Sie müssen aber auch mal …«, sondern eher: »Viele denken in Ihrer Situation, sie müssten noch mehr tun – dabei tun sie schon sehr viel.« Ein entlastender Satz kann Wunder wirken, bspw.:

- »Sie sind nicht verantwortlich dafür, dass Ihr Angehöriger erkrankt ist. Sie sind nur verantwortlich dafür, *wie* Sie begleiten – und das tun Sie sehr gut.«
- »Sie dürfen *Angehöriger* sein – nicht Ersatz-Vollzeitpflegekraft. Das ist schon mehr als genug.«
- »Viele spüren diesen inneren Druck, alles selbst tragen zu wollen – dabei darf man sich Unterstützung holen, gerade *weil* man es gut und richtig machen will.«

3.4 Scham – Wenn Angehörige sich oder den Patienten verstecken möchten

Schamgefühle sind häufige, aber versteckte Begleiter in der Angehörigenrolle. Es sind unterschiedliche Arten von Scham zu unterscheiden: Eine natürliche Scham im Sinne von »Intimität« (die eigene natürliche Schamgrenze betreffend) und eine Scham im Sinne von »Beschämung«, eine von außen ausgelöster Scham, wenn jemand einen bloßstellt. Angehörige kennen oftmals noch eine weitere Variante, nämlich die Mischung beider Arten im Sinne von »Fremdschämen«. Um die letzteren beiden soll es hier nun gehen. Ein Mit- und Fremdschämen ist umso stärker, je mehr jemand sich mit dem Geschehen identifiziert – und das ist bei Angehörigen oder nahestehenden Menschen natürlich mehr gegeben als bei Fremden (Lickel et al., 2005).

Was passiert, wenn ein Angehöriger Scham empfindet – Scham für die Diagnose des Betreffenden (»ist mir ja so peinlich, dass er dies hat«) oder für die Verhaltensweisen desjenigen (»wie unangenehm, dass er so aussieht, sich nun so verhält, dieser Verfall stattfindet ...«)?

Es ist nachvollziehbar, dass ein solches Schamgefühl auftreten kann, doch wer genannte Situationen um jeden Preis vermeiden will, sorgt damit für ein andauerndes, schwer lösbares Problem, denn a) ist es nicht grundsätzlich vermeidbar und b) hilft es ihm nicht weiter. Vielmehr nimmt ihm dies seine Souveränität im Umgang mit Außenstehenden, denn die spüren oder sehen ja die Scham. Darüber hinaus hindert es ihn daran, empathisch und liebevoll gegenüber dem Patienten zu agieren.

3.4.1 Psychologischer Hintergrund: Was sind Schamgefühle?

Scham ist eines der tiefsten, unangenehmsten Gefühle, die wir Menschen kennen. Schamgefühle haben wichtige soziale Funktionen: Sie dienen dazu, Zusammenhalt, Zugehörigkeit und Konformität von sozialen Gruppen zu bewahren. Sie zeigt uns an, mit welchen Menschen wir uns umgeben möchten, welcher Gruppe wir uns zugehörig fühlen möchten – und implizit auch, welche unausgesprochenen Regeln hier gelten, was man tun muss, wie man sich zu verhalten hat, um dazuzugehören. Scham weist uns auf einen Widerspruch bzw. auf Nicht-Passung hin. Scham mag um so stärker ausfallen, je wichtiger die Zugehörigkeit zu einer Gruppe/Gesellschaft für uns ist, je mehr Bedeutung die Meinung anderer für uns hat. Scham ist meist eine stille Qual. Statt sie offenzulegen, werden wir wütend, fordernd, überkritisch oder gehen in den Rückzug, sind unnahbar.

Typische Gründe für Scham bei Angehörigen

Für Angehörige in einer Krankheitssituation oder Krise kann Scham viele Gesichter haben:

- *Scham über den Makel, das Etikett/Stigma »krank«*
  Manche Angehörige schämen sich für die Patienten bzw. deren sichtbare Erkrankung oder das Bekanntwerden der Diagnose (»Lieber keinen Besuch empfangen, sonst sehen die denjenigen in seinem Zustand« oder »Ich gehe lieber nicht mit ihm spazieren, sonst bemerken andere den unkoordinierten, verwirrten Zustand des Patienten noch mehr« oder »Wie peinlich, eine psychiatrische Diagnose in unserer Familie! Das darf sich nicht rumsprechen.«). Entsprechend vermeiden sie dann intuitiv solche Situationen und Begegnungen.
- *Scham über die eigene Überforderung, über Entlastungswünsche*
  »Alle anderen schaffen das doch auch, warum bin ich so fertig?« »Ich sollte stark sein – und jetzt heule ich hier rum.«; »Ich wünsche mir manchmal, dass es endlich vorbei ist – was bin ich für ein schrecklicher Mensch?«; »Ich will einfach mal wieder mein Leben leben, und dafür schäme ich mich.«
- *Scham, weil man den Erwartungen nicht entspricht*
  z. B. der Familie, Geschwistern, der Kirche oder eigenen Moralvorstellungen: »Ich müsste doch mehr da sein.« »Andere würden vielleicht Tag und Nacht wachen.«
- *Scham über eigene Gefühle*
  Wut auf den Kranken. Erleichterung über ein baldiges Ende. Eifersucht auf andere Angehörige, die mehr Aufmerksamkeit bekommen.
- *Scham über ungelöste Konflikte*
  »Wir hatten so oft Streit – und jetzt liegt sie da. Ich fühle mich schlecht, weil ich nie alles geklärt habe.«

Infobox: Scham oder Schuld – was ist der Unterschied?

Scham bezieht sich auf das eigene Sein: »Ich bin falsch.«
Schuld bezieht sich auf das eigene Tun: »Ich habe etwas falsch gemacht.«

Scham lässt uns erröten, verstecken, verstummen.
Schuld lässt uns aktiv werden, etwas wiedergutmachen wollen.

Beides kann lähmen, aber auch zu Entwicklung führen, je nachdem, wie wir damit umgehen.

3.4.2 Wie Angehörige mit ihren Schamgefühlen umgehen können

Scham ist eines der stillsten, aber wirkmächtigsten Gefühle. Sie zeigt sich selten offen – oft versteckt sie sich hinter Rückzug, Reizbarkeit oder dem Versuch, alles richtig zu machen. Für Angehörige ist Scham besonders belastend, weil sie sich oft auf etwas richtet, das sie kaum beeinflussen können: das Verhalten, den Zustand oder das Erleben ihrer erkrankten Angehörigen.

Scham erkennen lernen. Viele Menschen bemerken gar nicht, dass sie sich schämen. Sie spüren nur Unbehagen, vermeiden bestimmte Situationen oder Gespräche. Ein erster Schritt ist daher, sich selbst ehrlich zu fragen: »Was vermeide ich – und warum?« Oder: »Was würde ich niemals jemandem erzählen?« Das hilft, das diffuse Gefühl zu benennen.

Die Logik der Scham verstehen. Scham entsteht, wenn wir glauben, nicht zu genügen – den Erwartungen anderer, gesellschaftlichen Normen oder unseren eigenen Ansprüchen. Angehörige fühlen sich z. B. beschämt, wenn der Vater im Pflegeheim plötzlich laut wird oder sich die Mutter nicht mehr zurechtfindet. Sie meinen dann oft: »Das wirft auch ein Licht auf mich.« Dabei ist diese Scham unberechtigt – und zugleich sehr menschlich.

Über Scham sprechen – oder schreiben. Was ausgesprochen wird, verliert an Macht. Ob im Gespräch mit Vertrauenspersonen, in einer Selbsthilfegruppe oder durch das Schreiben eines Tagebuchs: Wer Worte findet, gewinnt Distanz zur eigenen Scham. Ein Satz wie »Ich schäme mich dafür, wie hilflos ich manchmal bin« kann schmerzlich sein – aber auch heilsam.

Sich mit anderen vergleichen – und entlasten. Scham lebt von der Illusion, allein zu sein mit dem Gefühl. Der Austausch mit anderen Angehörigen kann entlasten: »Ach – das geht dir auch so?« Gemeinsame Menschlichkeit zu erleben ist ein wirksames Mittel gegen beschämende Isolation.

Selbstmitgefühl statt Selbstverurteilung üben. Statt sich innerlich klein zu machen (»Ich müsste stärker sein«), kann ein innerer Dialog helfen: »Ich erlebe gerade etwas sehr Schwieriges. Es ist okay, dass ich mich damit schwertue.« Solche Sätze verändern nicht die Situation, aber die Haltung zu sich selbst.

Den Blick auf das Wesentliche lenken. Scham lenkt den Fokus oft auf Äußerlichkeiten oder vermeintliches Versagen. Hilfreicher ist es, sich zu fragen: Was zählt gerade wirklich? Würde der erkrankte Mensch wollen, dass ich mich schäme – oder dass ich einfach da bin?

Grenzen erkennen und würdigen. Viele Angehörige schämen sich, wenn sie nicht alles leisten können. Doch niemand kann eine chronische Erkrankung allein bewältigen. Scham löst sich oft, wenn man anerkennt: »Ich tue, was ich kann – und das ist genug.«

Unterstützung suchen, wenn nötig professionell. Wenn Scham übermächtig wird oder sich mit Schuldgefühlen vermischt, kann ein Gespräch mit psychologischen oder seelsorgerischen Fachkräften sehr hilfreich sein. Niemand muss mit diesem Gefühl allein bleiben.

Wenn sich Scham speziell auf das Verhalten des Patienten richtet, kann das Angehörige stark belasten. Für viele ist es schwer auszuhalten, wenn eine vertraute Person plötzlich Dinge tut, sagt oder ausstrahlt, die früher völlig untypisch waren – etwa im Rahmen einer Demenz, neurologischen Erkrankung oder körperlichen Einschränkung. Folgende vier Tipps helfen damit umzugehen:

Innere Erlaubnis erteilen. Angehörige können leichter mit Scham umgehen, wenn sie sich innerlich erlauben, dass der Patient sich entsprechend seiner Erkrankung verhalten darf. Nicht, weil es »schön« ist – sondern weil es realistisch ist. Die früheren Maßstäbe passen nicht mehr. Der Patient ist für vieles, was peinlich wirkt, nicht verantwortlich.

Beobachterrolle einnehmen. Ein zweiter hilfreicher Ansatz ist, sich in peinlichen Momenten gedanklich in die Rolle eines Beobachters statt eines Betroffenen zu versetzen (Jiang et al., 2018). Damit gewinnt man innere Distanz zum Geschehen und es mindert das Bedürfnis, »im Erdboden zu versinken« (siehe Anleitung im Kasten).

Nachspüren – wenn die Scham erst später auftaucht. Nicht immer bemerken Angehörige ihre Beschämung in der Situation selbst. Häufig meldet sie sich erst im Nachklang – als vages, »komisches« Gefühl. Gerade dann lohnt es sich, genauer hinzuspüren: *Was hat diese Reaktion ausgelöst?* Vielleicht war jemand im Umfeld unterhaltsam, aber gleichzeitig herabsetzend – und der Angehörige möchte den Patienten davor schützen. Vielleicht fühlte sich der Angehörige bewertet, weil neugierige Blicke auf den Patienten oder auf ihn selbst gerichtet waren. Wichtig ist: Schamgefühle sind keine Schwäche. Sie zeigen an, dass jemand moralisch wach ist, sensibel, fürsorglich – und die Würde des Patienten schützen möchte. Das ist etwas Wertvolles, kein Makel.

Beschämung von außen nicht annehmen. Manchmal kommt die Scham nicht aus der Situation selbst, sondern durch verletzende Kommentare von Dritten. Sätze wie »Wie kann man jemanden in dem Zustand hierhin mitnehmen?« oder »Der hat ja richtig abgebaut!« treffen Angehörige oft mitten ins Herz. In solchen Momenten hilft ein psychologisches Prinzip: »Stopp – Annahme verweigert. Zurück an den Absender.« Damit ist gemeint: Die Bemerkung muss nicht als Wahrheit übernommen werden. Sie darf gedanklich abgegeben werden – dorthin, wo sie entstanden ist: beim unbedachten Gegenüber. Auch Grenzen zu setzen ist erlaubt, etwa durch ein ruhiges Statement: »Dieser Kommentar ist verletzend.« Das schützt die eigene Würde und die des Patienten. Wenn Angehörige erleben, dass bestimmte Personen immer wieder sie beschämend reagieren, kann es sogar wichtig sein, den Kontakt zu begrenzen oder sogar zu beenden. Stattdessen sollten sie sich Menschen zuwenden, die die Situation respektvoll mittragen.

Infobox: »mit Scham über das Patienten-Verhalten umgehen«

Wer von Scham erfüllt ist, kann meist nicht mehr klarsehen, was zu tun sein könnte (sondern will nur noch »weg« aus der Situation). Wem es jedoch gelingt, sich der Situation beschreibend (und weniger schämend) zu nähern, lässt sie sich eher in ihrer Gesamtheit erfassen und erkennen, woran es gerade mangelt bzw.

was vorliegt. Nehmen Sie im besagten Moment eine »Hubschrauberperspektive« ein – was sehen Sie? Wer ist beteiligt, wo stehen die Beteiligten, was tun sie, wie verhalten sie sich? Registrieren Sie dies wie eine Kamera, ganz sachlich und nüchtern.

Sollten Sie sodann bspw. bemerken, dass vielmehr Hilflosigkeit der Dritten vorliegt (sodass diese merkwürdig hinstarren, tuscheln u.ä.) als eine wirklich beschämende Situation, so könnten Sie auf nachstehende, konstruktive Weise die Situation verändern.

Vermittler und Wegbereiter sein

Nehmen wir bspw. an, dass einige Menschen unbeholfen und überfordert sind, wenn sie den Patienten agieren sehen (bspw., weil er verwirrt ist, sabbert oder entstellt aussieht) und daraufhin plump reagieren, gaffen oder ihn schweigend anstarren. Als Angehöriger könnte man daraufhin eine Brücke bauen zwischen den Beobachtenden und dem Patienten, bspw. so:

- Sie könnten dies zunächst *aufgreifen* (»Ja, ein ungewohnter Anblick, nicht wahr?«) und damit die Sprachlosigkeit aus der Situation nehmen und
- dann das zugleich *bestehende positive Gefühl* ansprechen (»doch es ist schön für sie/mich, Sie zu treffen« oder »doch es tut gut, das frühere Umfeld nicht zu verlieren«).

Schließlich könnten Sie dem anderen einen *geeigneten Umgang* mit dem Patienten aufzeigen, um so die Hilflosigkeit desjenigen zu mindern und ihm ein adäquates Verhalten gegenüber dem Patienten zu erleichtern (»Sie scheint zu schielen und sieht auf dem rechten Auge auch nichts mehr. Aber das linke funktioniert noch ganz prächtig, dahin kannst Du schauen.«).

Aus: Werth, 2024, S. 86f.

3.4.3 Tipps für Fachkräfte – Umgang mit beschämten Angehörigen

Scham ist ein leises Gefühl – aber es beeinflusst massiv das Verhalten. Angehörige, die sich schämen, wirken manchmal abweisend, überangepasst oder vermeiden den Kontakt. Fachkräfte spüren intuitiv, »dass da etwas ist«, können es aber nicht immer benennen. Es braucht Feingefühl – und manchmal auch den Mut, das Unsichtbare achtsam anzusprechen.

Körpersprache ernst nehmen. Achten Sie auf Anzeichen wie gesenkter Blick, zurückhaltende Körperhaltung oder auffällige Verlegenheit. Oft spricht der Körper, bevor es Worte gibt.

Verhalten nicht vorschnell bewerten. Abwehr oder Schweigen sind oft Schutzmechanismen. Fragen Sie sich: Was könnte hinter diesem Verhalten stehen? Scham ist häufig der stille Motor hinter Rückzug oder scheinbarer Kälte.

Schamgefühle entstigmatisieren. Viele Angehörige empfinden Scham für Dinge, über die nie gesprochen wurde. Sätze wie »Viele Angehörige erleben solche Momente – das ist sehr menschlich« helfen, das Gefühl zu normalisieren. Ebenso: »Manchmal ist es schwer, mit so etwas umzugehen – da darf man sich auch mal überfordert fühlen.« oder »Viele Angehörige berichten von ähnlichen Gedanken. Sie sind nicht allein.«

Ermutigung zur Offenheit geben. »Hier dürfen alle Gefühle Platz haben – auch solche, über die man sonst nicht gern spricht.« Solche Sätze laden ein, sich nicht verstellen zu müssen.

Diskretion und Schutz zusichern. Scham braucht Sicherheit. Betonen Sie, dass alles Gesagte vertraulich bleibt – das senkt die Schwelle zur Offenheit.

Angebote machen – nicht drängen. Spiegeln Sie einfühlsam: »Es scheint, als wäre Ihnen etwas unangenehm – möchten Sie erzählen, was Sie bewegt?« »Wenn Sie irgendwann darüber sprechen möchten – ich bin da.« Das zeigt Präsenz, ohne Druck aufzubauen. Denn Scham braucht Zeit und Raum.

Neue Normalität schaffen. Bieten Sie durch Ihre Haltung und Sprache eine Atmosphäre, in der nichts »peinlich« ist, sondern einfach »Teil des Krankheitsbildes«. Angehörige, die z. B. unter dem Verhalten eines verwirrten Patienten leiden, profitieren enorm von Aussagen wie: »Das ist in dieser Situation ganz typisch – viele erleben das.« oder »Sie machen das genau richtig – ruhig, klar, fürsorglich.« Oder »Für einen XX-Patienten ist er sehr gut darin, …« (so setzen Sie eine neue Benchmark und der Patient wird nicht innerhalb Gesunder, sondern innerhalb der Betroffenen verglichen). So helfen Sie, die Scham zu entdramatisieren und das Gefühl der Abweichung zu reduzieren.

Des Weiteren sind *Angehörigengruppen* zu empfehlen – so wie Patienten in Selbsthilfegruppen eine neue Normalität antreffen (alle haben dasselbe Problem und man ist hier »normal«), profitieren Angehörige von diesem Effekt in Angehörigengruppen.

Ressourcenorientierung statt moralischem Anspruch. Wer sich schämt, braucht nicht noch mehr Anforderungen, sondern Entlastung. Lenken Sie den Blick der Angehörigen darauf, was sie bereits tun – nicht darauf, was vermeintlich fehlt: »Dass Sie überhaupt hier sind, zeigt schon, wie wichtig Ihnen Ihr Angehöriger ist.« oder »Es gibt viele Wege, liebevoll da zu sein – und Ihrer ist einer davon.« So entsteht Stolz statt Scham – und Motivation statt Rückzug.

Perspektivwechsel anbieten. Wenn Angehörige sich für die Erkrankung oder das Verhalten des Patienten schämen, können Sie ihnen helfen, eine andere Perspektive einzunehmen: »Wissen Sie, viele Menschen schauen nicht komisch, weil sie verurteilen – sondern weil sie nicht wissen, wie sie reagieren sollen.« Oder »Ihr Angehöriger hat ein Recht darauf, gesehen zu werden – mit allem, was dazugehört.« Dies stärkt den Mut zur Sichtbarkeit und Selbstakzeptanz.

Schützende Sprache nutzen. Achten Sie auf eine Sprache, die nicht beschämt, sondern schützt:«Er braucht gerade Hilfe beim Essen« statt »Er kriegt nichts mehr alleine hin« oder »Sie sind heute ganz schön gefordert« statt »Sie wirken überfordert«. Sprache ist ein machtvolles Werkzeug. Verwenden Sie sie, um Würde zu stiften.

Angehörige befähigen. Ein breites Verhaltensrepertoire ist sozusagen ein guter Gegenspieler der Scham. Vermitteln Sie ein paar Handgriffe oder Tipps für den Umgang mit den beschämenden Situationen, bspw. »Was kann ich tun, wenn Dritte uns anstarren?«. Wer sich der Situation gewachsen fühlt, kann die Scham leichter überwinden.

3.5 Ärger, Wut, Zorn – Wenn Angehörige sich aufregen oder verletzt fühlen

Wut von Angehörigen ist ein Tabuthema. Wir sprechen lieber über Belastung, über Sorgen, über Hilflosigkeit. Aber Wut? Die gehört sich nicht. Schon gar nicht, wenn man doch »nur helfen will«. Doch die Wahrheit ist: Wut ist oft da. Leise, unterschwellig, manchmal auch laut. Und sie ist verständlich. Angehörige stehen unter immensem Druck. Sie fühlen sich verantwortlich. Sie sind müde. Ihre eigenen Bedürfnisse bleiben dauerhaft auf der Strecke. Und dann kommt dieser Moment – ein Vorwurf, ein stures Schweigen, ein aggressiver Ton – und plötzlich ist sie da: die Wut.

Sie fühlen sich *wütend*, weil ihnen das Schicksal, Versicherung oder Gesundheitssystem einen Strich durch die Rechnung machen. Sie *ärgern* sich, weil ihnen Fehler unterlaufen, sie etwas nicht optimaler hinbekommen. Sie sind *stinksauer*, weil andere die Situation unangemessen kommentieren oder die Geschwister sich nicht mit kümmern. Nicht selten richtet sich ihre Wut gegen den Patienten selbst. Gegen die Demenz, gegen das Unvermögen, gegen die ständige Wiederholung derselben Frage oder weil er möglicherweise nicht »mit ihnen am selben Strang zieht«, gegen das Gefühl, gefangen zu sein in einer Beziehung, die sich verändert hat – vielleicht sogar verloren ging.

3.5.1 Psychologischer Hintergrund: Wut und Aggression

Wut ist gesellschaftlich oft verpönt, besonders bei Angehörigen, die sich ja »beherrscht« und »verständnisvoll« zeigen sollen. Doch psychologisch betrachtet ist Wut ein sinnvoller, ja sogar notwendiger, Impuls: Sie zeigt, dass eine Grenze überschritten wurde oder etwas im Argen liegt. Sie will uns zur Veränderung bringen. Ärger setzt Energie frei. Wer diese Energie konstruktiv nutzen kann, ist handlungsfähig. Wer sie unterdrückt – oder unreflektiert auslebt – wird krank oder zerstört Beziehungen.

Die Idee, sich einfach »den Ärger von der Seele zu schreien« (Stichwort: Katharsis, etwa auf ein Kissen oder einen Boxsack einschlagen) funktioniert leider nicht (Denzler et al., 2009; Denzler & Förster, 2012). Wer einfach nur Dampf ablässt, indem er beispielsweise laut herumbrüllt oder etwas kaputtmacht, lenkt sich lediglich von der Wut ab – verschwunden ist sie dadurch nicht. Konstruktiv ist: Die Wut erkennen, benennen, verstehen – und dann in ein klärendes oder entlastendes Verhalten überführen. Es geht also darum, nicht im Ärgergefühl »stecken zu bleiben« (sich nur weiter aufzuregen), sondern darum, der Ursache auf den Grund gehen.

3.5.2 Wie Angehörige mit ihrer Wut und Aggression umgehen können

Ärger, Wut oder Zorn gehören zum menschlichen Gefühlsrepertoire. Niemand ist völlig frei davon. Dennoch empfinden viele es als unangenehm oder sogar »tabu«, offen darüber zu sprechen. Für Angehörige ist es besonders wichtig, diese Gefühle wahrzunehmen, ihre Auslöser zu verstehen und Wege zu finden, sie konstruktiv zu verarbeiten. Wer bemerkt, dass Wut stärker aufkommt als bei anderen oder die eigenen Reaktionen potenziell eskalieren könnten, sollte nicht zögern, sich professionelle Unterstützung zu holen.

Eine begleitende Fachkraft kann helfen, die Ursachen der Wut einzuordnen, den Ausdruck zu regulieren und sicherzustellen, dass die Aggression nicht das Miteinander mit dem Patienten oder anderen Angehörigen belastet. Das Ziel ist nicht, Ärger zu unterdrücken, sondern ihn zu erkennen, zu verstehen und achtsam damit umzugehen. So wird Wut zu einem Signal, das Orientierung geben kann, statt Schaden anzurichten. Nachstehende vier Tipps sind bedeutsam:

Sich Wut erlauben! Sie ist kein Zeichen von Schwäche oder schlechtem Charakter. Sie ist ein Signal.

Die Wut hinterfragen. Worüber bin ich eigentlich genau wütend? Was bräuchte ich stattdessen? Wo ist meine Grenze – und wie kann ich sie schützen, ohne andere zu verletzen?

Wut-Gefühle (mit-)teilen. Ob im Gespräch mit anderen Angehörigen, in einer Selbsthilfegruppe oder bei professioneller Begleitung – Wut will gesehen werden.

Vorsicht bei Eskalation. Wenn Wut überwältigt, jemand aggressiv oder verletzend wird, sollte er sich Unterstützung holen; nicht aus Schwäche, sondern aus Stärke.

3.5.3 Tipps für Fachkräfte – Umgang mit Wut und Aggression bei Angehörigen

Wut ist ein lautes Gefühl – und eines, das im Gesundheitswesen häufig irritiert. Angehörige, die laut werden, kritisieren oder aggressiv auftreten, gelten schnell als »schwierig«. Doch Wut ist meist ein Ausdruck von Ohnmacht, Sorge oder tiefer Enttäuschung. Wer die Wut versteht, kann wirksam deeskalieren und sogar Beziehung ermöglichen. Wie sollten Sie mit diesen Fällen umgehen?

Wut als Signal ernst nehmen. Hinter Wut steckt fast immer ein unerfülltes Bedürfnis: nach Sicherheit, Kontrolle, Verständnis oder Einfluss. Fragen Sie sich: »Was will diese Wut eigentlich zeigen?«

Persönliche Angriffe nicht persönlich nehmen. Wenn Angehörige sagen: »Hier kümmert sich ja keiner!« – geht es selten wirklich um Sie. Oft stecken dahinter Ohnmacht und Hilflosigkeit: »Ich habe Angst, dass mein Vater nicht gut aufgehoben ist.« Bleiben Sie ruhig und sortieren Sie innerlich um.

Den Druck herausnehmen. Signalisieren Sie Verständnis für starke Gefühle: »Es ist okay, dass Sie wütend sind. Das zeigt nur, wie viel Ihnen an der Situation liegt.« oder »Ich merke, wie nahe Ihnen dies geht und das zeigt mir, wie groß Ihre Sorge ist.« Allein dieser Satz kann Anspannung lösen.

Raum geben – ohne Eskalation. Manchmal hilft es, bewusst ein paar Sekunden zu warten, zu atmen, nicht sofort zu reagieren. Wut braucht manchmal ein Gegenüber, das nicht zurückschießt, sondern aushält (im Fachjargon: »Den Raum hält«).

Bedürfnisse hinterfragen. Fragen Sie nach dem Bedürfnis hinter der Wut: »Was macht Ihnen am meisten zu schaffen?« oder »Was müsste passieren, damit Sie sich sicherer fühlen?« Das bringt die Person zurück in einen handlungsfähigen Zustand.

Klarheit in der Kommunikation bewahren. Klare, ruhige Sprache hilft mehr als Erklärungen in Endlosschleife. Vermeiden Sie Rechtfertigungen. Bleiben Sie bei den Fakten und bieten Sie Gesprächsbereitschaft an. Klären Sie mögliche Missverständnisse aktiv: »Was genau hat Sie geärgert? Vielleicht kann ich es dann besser nachvollziehen.«

Unterstützung anbieten – nicht als Strafe. »Wäre es Ihr Wunsch, dass ich jemanden vom Team dazu hole, um das gemeinsam zu besprechen?« Das zeigt: Wir nehmen Sie ernst, ohne zurückzuweichen. Oder auch Gesprächsangebote schaffen, wenn die Emotionen abgeklungen sind: »Wollen wir nochmal in Ruhe darüber sprechen?«

Die eigene innere Haltung pflegen. Wut macht etwas mit uns, unsere eigene ebenso wie die Wut des Angehörigen, denn Gefühle sind wie gesagt »ansteckend«. Achten Sie daher auf Ihre Grenzen, regulieren Sie sich selbst, holen Sie sich Rückhalt im Team. Wer sich selbst gut führt, kann auch in stürmischen Situationen klar bleiben.

3.6 Trauer – Wenn Angehörige loslassen müssen

Welcher Angehörige kennt es nicht, dass ihn ein Gefühl von Traurigkeit erfasst, begleitet oder manchmal auch überwältigt und einnimmt. Und das ist so nachvollziehbar wie normal. Denn etwas zu verlieren, das einem wichtig war – sei es Freiheit, gemeinsame Rituale, das frühere »Wir« oder der geliebte Mensch selbst – ist traurig. Besonders schwierig ist der Prozess, wenn der geliebte Mensch nicht nur körperlich, sondern auch psychisch oder persönlichkeitsmäßig »verschwindet«, wie bspw. bei Demenz oder Depression.

3.6.1 Psychologischer Hintergrund: Trauer

Trauer ist eine Reaktion auf Verlust. Sie hilft uns, schrittweise loszulassen und das Neue zu akzeptieren. Wir trauern nicht nur um den Verlust des Lebens einer geliebten Person, wir trauern auch um vieles andere: Um das, was nicht mehr sein wird. Das Leben, das nicht mehr passieren wird, wie wir es uns vorgestellt hatten. Um den Verlust der bisherigen Lebenspläne oder Selbstbilder, den Verlust von Sicherheit, Leichtigkeit, Kontrollgefühl, den Verlust des vertrauten Miteinanders mit dem Patienten. Trauer tritt nicht erst im Nachhinein auf, sondern oftmals viel früher, wenn man den (drohenden) Verlust realisiert. Dann spricht man von sog. *antizipatorischer Trauer.*

Manchmal erfolgen Verluste und Abschiede plötzlich, manchmal kommen sie langsam und schleichend daher. Ein Verlust erfordert nicht nur zu trauern, sondern auch loszulassen. *Loszulassen* ist für die meisten Menschen sehr schwierig, man kann es sich nicht verordnen oder von jetzt auf gleich beschließen, sondern es ist ein Prozess – noch dazu einer, der weh tut. Dementsprechend wehren wir uns häufig dagegen, verschließen die Augen vor der Notwendigkeit und fokussieren uns stattdessen auf das vermeintliche Aufrechterhalten der bisherigen Situation. Doch wer den Prozess von Trauern und Loslassen nicht zulässt, bleibt im inneren Widerstand gefangen. Nur durch ihn wird echter Abschied möglich. Und erst dann entsteht Raum für neue Wege.

Trauer braucht Zeit. Sie folgt keinem klaren Plan, ist nicht linear. Sie kommt in Wellen. Manchmal als Weinen, manchmal als Rückzug, manchmal als tiefe Müdigkeit. Trauer kann das gesamte Leben umkrempeln, im Innen und im Außen. Das macht sie so schwer und so schmerzhaft. Weil sie immer ungewollt ist. Und sie berührt viele verschiedene Bereiche, bspw. Angst, Wut, Verzweiflung, Geborgenheit, Geliebt-sein, lieben können, Vertrauen – was sie für uns so groß und schwer greifbar macht.

> »Trauer ist ein ‚Ablösungsschmerz’, ein ›Verlassenwerden-Schmerz‹, ein Schmerz, der aus dem sich-Wehren gegen das neu aufgezwungene Leben resultiert.« (aus https://leid-und-freud.de/warum-schmerzt-trauer-so-sehr/, online abgerufen am 7.12.2023)

3.6.2 Wie Angehörige mit ihrer Trauer umgehen können

Viele Angehörige erleben sie als stille Begleiterin, die sich nicht immer klar benennen lässt. Sie spüren, dass etwas unwiederbringlich verloren geht. Die folgenden Impulse helfen, dieser Trauer einen Platz zu geben und Wege zu finden, mit ihr zu leben. Denn Trauer braucht Raum – auch mitten im Leben.

Trauer ist nicht gleich Traurigkeit. Trauer zeigt sich nicht immer als Weinen oder Rückzug. Sie kann auch als Reizbarkeit, Erschöpfung oder Gefühllosigkeit auftreten. Alles davon ist normal. Es gibt kein »richtiges« Trauern.

Die eigene Form der Trauer anerkennen. Es gibt keine Norm für Trauer. Wie wir trauern oder Trauer bewältigen ist individuell – jeder trauert anders, auch unterschiedlich lang. Manche Menschen brauchen Rückzug, andere den Austausch. Manche schweigen, andere erzählen viel. Jeder muss seine eigene Ausdrucksform finden – ohne sich mit anderen zu vergleichen.

Sich Raum für Gefühle nehmen. Es ist wichtig, sich Momente zu erlauben, in denen man fühlen darf, was da ist: Traurigkeit, Wut, Erleichterung, Schuld, Leere. Es ist hilfreich, diese aufzuschreiben, mal darüber zu sprechen, mal bewusst zu schweigen. Alles darf sein, nichts muss. Meist gehört Weinen zum Trauern dazu – was kein Zeichen von Schwäche ist, sondern davon, dass man gerade etwas loslassen muss, das einem sehr wichtig war bzw. ist.

Abschied aktiv gestalten. Auch wenn ein Mensch noch lebt, kann die Trauer um den Verlust von Fähigkeiten oder Persönlichkeit beginnen. Besonders hilfreich ist es, sich kleine Momente der Erinnerung zu erlauben: Rituale durchleben, Fotos anschauen, Briefe lesen, Lieblingsgerichte kochen, gemeinsame Erinnerungen hochkommen lassen. Nicht, um festzuhalten, sondern um würdevoll loszulassen.

Zwischen Vorwegnahme und Gegenwart unterscheiden. Das ist wichtig, denn viele Angehörige trauern schon lange vor dem Tod um das, was verloren geht. Dabei könnten sie zugleich auch achten auf das, was jetzt noch da ist: ein Blick, ein Ton, eine Geste. Diese Augenblickszauber und magischen Momente wahrzunehmen, ist eine Kostbarkeit. Und trägt durch diese schwere Zeit.

Trauer nicht allein tragen. Für viele ist es hilfreich, mit anderen zu trauern, d. h. Trauer und Traurigkeit (mit-)zuteilen oder auch einfach mal angelehnt an einer Schulter weinen zu dürfen. Auf diese Weise kann Trauer Menschen verbinden und den Trauernden Gegengewicht, Halt und Balance geben, wenn sie etwas (Ge-) Wichtiges loslassen müssen. Sei es in Selbsthilfegruppen, bei Freunden oder in der Familie. Denn Trauer braucht Resonanz.

Körperliche Selbstfürsorge stärken. Schlafen, essen, atmen – klingen banal, sind aber entscheidend. Und werden genau in diesen Zeiten gern vernachlässigt. Doch der Körper trägt uns durch den Sturm. Es gilt, ihn auch jetzt bewusst zu pflegen und zu nähren. Darüber hinaus ist Selbstfürsorge wichtig: Rituale, kleine Gewohnheiten, Spaziergänge, Musik – was einen trägt, sollte man tun.

Hilfe annehmen. Trauer ist kein Zeichen von Schwäche, sondern von Bindung. Wenn der Schmerz zu groß wird, ist Hilfe in Anspruch nehmen angesagt. Gespräche mit Fachpersonen können Halt geben, besonders in solch schweren Phasen.

3.6.3 Tipps für Fachkräfte – Umgang mit trauernden Angehörigen

Die folgenden Impulse unterstützen im professionellen Umgang mit trauernden Angehörigen.

Trauer hat viele Gesichter. Trauer ist nicht immer laut. Oft zeigt sie sich leise, versteckt hinter scheinbarer Stärke, organisatorischem Aktionismus oder Rückzug. Erkennen Sie, dass Trauer sich unterschiedlich zeigt: still, laut, wütend, kontrollierend oder scheinbar gefasst. Sehen Sie hinter das Verhalten. Fachkräfte können viel bewirken, wenn sie sensibel bleiben für das, was zwischen den Zeilen schmerzt – und mit Feingefühl Präsenz zeigen.

Keine vorschnellen Beruhigungen. Vermeiden Sie Vertröstungen oder vorschnelle Optimierung wie »Seien Sie froh, dass …«, »Das wird schon wieder« oder Ratschläge wie »Sie müssen stark sein.« Sie nehmen Trauer dann nicht ernst. Besser ist es zu sagen: »Was Sie empfinden, ist ein ganz natürlicher Teil des Prozesses.« oder »Das, was Sie gerade fühlen, ist verständlich.«

Zuhören, nicht trösten. Oft braucht es kein Beruhigen, keine Lösung, sondern einfach nur den gemeinsamen Raum (siehe voriger und nächster Punkt).

Raum für Emotionen lassen. Halten Sie Gefühle aus, ohne sie wegmachen zu wollen. Ein mitfühlendes »Das ist schwer« kann mehr helfen als jede Erklärung.

Kleine Anker in der Beziehung setzen. Ein fester Blickkontakt, eine ruhige Stimme, ein klares »Ich bin da« können in der Wucht der Gefühle Halt geben. Beziehung trägt zur Heilung bei.

Orientierung geben. Trauer ist oft chaotisch. Helfen Sie mit, Struktur (ohne Druck) zu finden. Z. B.: »Wir gehen Schritt für Schritt vor. Ich begleite Sie dabei.« Oder ermutigen Sie dazu, Ausdruck für die Trauer zu finden: eine Kerze, einen Raum der Stille, das Angebot eines Erinnerungsbuchs.

Angehörige in ihrer Rolle stärken. Erinnern Sie: »Sie kennen Ihren Vater am besten – Sie dürfen entscheiden, was jetzt passt.« Das vermittelt Würde und Handlungsspielraum.

Auf Selbstfürsorge hinweisen – behutsam. Fragen Sie: »Was gibt Ihnen gerade Kraft?« statt »Sie müssen mal was für sich tun.« Das öffnet Gesprächsräume statt Schuldgefühle.

Verweisen Sie auf Gruppen oder Unterstützungsangebote. Trauer braucht Gemeinschaft (Trauerbegleitung, -café oder Hospizdienste).

3.7 Liebe – Wenn Angehörige lieben und darunter leiden

In Pflegesituationen tritt Liebe oft in widersprüchlicher Form auf: als Fürsorge und Erschöpfung, als Nähe und Enge, als Treue und Verzweiflung. Wer liebt, bleibt und gibt – manchmal über die eigenen Grenzen hinaus. Gerade deshalb ist es so wichtig, liebevolle Beziehungen auch im Ausnahmezustand zu schützen.

3.7.1 Psychologischer Hintergrund: Was hinter der Liebe sichtbar wird

Liebe ist kein immerwährender Gleichklang. Im Pflegealltag wird sie auf eine harte Probe gestellt. Gerade dort, wo sich Menschen über Jahre emotional verbunden haben, entsteht eine besondere Form der Fürsorge: eine, die nicht nur mit Pflicht zu tun hat, sondern mit dem tiefen Wunsch, dem anderen gerecht zu werden. In dieser Spannung – zwischen dem Wunsch zu helfen und der Realität des eigenen Überfordertseins – zeigen sich die Tiefe der Beziehung, aber auch ihre Bruchkanten.

Aus Liebe zu handeln ist eine der tiefsten und kraftvollsten Motivationen, die wir Menschen kennen. Liebe ist eine Kraft, sie lässt uns über uns hinauswachsen. Wer liebt, hält aus, bleibt dran, verzeiht, kämpft. Aber: Sie ist auch eine Zumutung. Sie verbindet, verpflichtet, verwundet. Die Liebe zu einem anderen Menschen ist nur dann »gesund« (d. h. balanciert), wenn wir uns selbst lieben, schätzen und ehren, wie den Anderen. Problematisch wird es, wenn wir dies in unserer Kindheit nicht erfahren haben oder wenn alte Muster aus der Kindheit mitschwingen – z. B. die Erfahrung, sich Liebe erst verdienen zu müssen oder nur dann gesehen zu werden, wenn man stark und aufopfernd ist oder wir nicht in Beziehungen vertrauen können. Solche unbewussten Prägungen können Angehörige in belastenden Situationen besonders stark aktivieren. Dysfunktionale Beziehungsmuster zeigen in Belastungssituationen ihre Schwachstellen, so auch in der Begleitung von Patienten. Und es lohnt sich immens, dies bei Bedarf zum Anlass für eine therapeutische/psychologische Begleitung zu nehmen.

3.7.2 Wie Angehörige mit der Zumutung der Liebe umgehen können

Viele Angehörige fragen sich: Wie kann ich in der Liebe bleiben, ohne mich zu verlieren? Wie viel Nähe ist noch gesund – für mich und für die Beziehung? Diese Fragen verdienen ehrliche Antworten. Die folgenden Impulse helfen, liebevolle Fürsorge zu gestalten, ohne auszubrennen.

Veränderungen gehören dazu. Im Laufe der Patientenbegleitung kann sich auch das Gefühl von Liebe verändern, etwa weil sich Erschöpfung, Aggression oder auch Widerstände hineinmischen. Dann ist es hilfreich, die Aufmerksamkeit gezielt auf liebevolle Details zu richten: Welche liebevolle Geste, welchen Blick, welche Handlung gibt es, an dem/der man gegenseitig Zuneigung wahrnehmen kann?

Ambivalenz anerkennen. Sich innere Ambivalenzen erlauben und nicht darauf warten, dass es keine gibt oder eine Stimme unterdrücken. »Ich liebe meinen Vater – und ich bin erschöpft.« oder »Ich möchte für ihn da sein – und ich halte es kaum aus.« Beides darf nebeneinander bestehen.

Die eigenen Bedürfnisse und Wünsche mit einbringen. Die Liebe zu einem anderen sollte immer auch verbunden sein mit der Liebe zu sich selbst, erst in der Kombination von beidem wird ein gesundes Maß liegen können. Dummerweise fühlt man es zunächst meist anders: Wer liebt, möchte dem anderen meist alle Wünsche erfüllen – ja, was gibt es Schöneres als den geliebten Menschen glücklich zu sehen! Sicher wünscht sich der Patient nichts sehnlicher als Gesundheit und genauso sehnlich würde der Angehörige ihm diese sicher geben, wenn er es denn könnte. Doch Liebe darf nicht bedeuten, sich selbst zu vergessen. Ein Angehöriger sollte sich selbst fragen: Was brauche ich – als Mensch, nicht nur als Angehöriger? Denn nur wer sich selbst nicht verliert, kann dauerhaft geben. Und nur wer sich selbst wertschätzt, kann gesund lieben. Ein Angehöriger muss darauf achten, sich selbst Wünsche zuzugestehen (»Ich möchte gern hin und wieder eine Auszeit nehmen«) und diese zu formulieren (wie bspw. »Ich würde gern am Samstag mit Freunden einen Ausflug machen«).

Liebevoll Grenzen setzen lernen. »Ich kann nicht mehr« ist kein Mangel, sondern ein Akt von Selbstfürsorge. Auch in einer Liebesbeziehung darf es ein »Nein« geben – zum Schutz der Verbindung. Liebevolle Kommunikation auf Augenhöhe wird hier wichtig: Auch die eigenen Wünsche des Angehörigen (nicht nur die des Patienten) dürfen geäußert werden (z. B. »Ich wünsche mir einen Nachmittag für mich, damit ich wieder mit Kraft da sein kann«).

Nähe gestalten, nicht erzwingen. Liebevolle Präsenz zeigt sich oft in kleinen Gesten: im Dasein, Zuhören, Mitgehen. Sie braucht keine Dauerverfügbarkeit, sondern echte Zuwendung im eigenen Maß.

Das eigene Bild von Liebe hinterfragen. Habe ich gelernt, dass Liebe bedeutet, sich selbst aufzugeben oder zu leisten, bis nichts mehr geht? Manchmal hilft es, mit sich selbst ins Gespräch zu gehen: Was wäre eine gesunde, tragende Form von Liebe – heute?

Selbstmitgefühl kultivieren. Es geht nicht nur darum zu fragen: Was braucht der andere? Sondern auch: Was brauche ich und was mein Herz, um weich zu bleiben? Was nährt mich?

Schuld und Treue entwirren. Nicht jede Handlung aus Schuld ist Ausdruck von Liebe. Es ist wichtig, sich die ggf. schmerzhafte Frage zu stellen: Bleibe ich aus Liebe oder weil ich nicht anders darf oder kann? (vgl. auch ▶ Kap. 3.3.4, Paraloyalität) Klare Antworten bringen Entlastung.

Hilfe in Anspruch nehmen. Auch die stärkste Liebe braucht Verbündete. Ein jeder Angehöriger braucht Rückhalt, bspw. in Form von Gesprächen, Begleitung, Pausen. Liebe darf verteilt werden auf mehrere Menschen.

Liebe heißt nicht, sich selbst zu vergessen – sondern gemeinsam verbunden zu bleiben.

3.7.3 Tipps für Fachkräfte – wenn Angehörige aus Liebe an ihre Grenzen kommen

Angehörige, die aus Liebe handeln, neigen häufig dazu, über ihre Kräfte hinauszugehen – oft still, mit großem Pflichtgefühl und innerer Zerrissenheit. Fachkräfte können hier entlastend wirken, indem sie nicht nur funktionale Unterstützung bieten, sondern auch die emotionale Ebene würdigen. Die folgenden Impulse helfen dabei:

Liebe ernst nehmen, ohne zu idealisieren. Sagen Sie z. B.: »Ich spüre, wie sehr Sie Ihren Mann lieben – und wie schwer diese Situation für Sie ist.« oder »Es ist berührend zu sehen, wie sehr Sie für Ihren Vater/Partner da sind.« Das würdigt, ohne zu romantisieren.

Ambivalenz normalisieren. Viele Angehörige fühlen sich schuldig, weil sie ambivalent empfinden. Entlasten Sie sie: »Viele Menschen erleben diese Mischung aus Nähe, Überforderung und Sorge. Das ist verständlich.« oder »Es ist in Ordnung, gleichzeitig liebevoll und erschöpft zu sein.«

Den Einsatz würdigen. »Was Sie leisten, ist bemerkenswert. Und es ist verständlich, wenn das an die Substanz geht.« oder »Liebevolle Begleitung kann auch müde machen.« Solche Sätze stärken das Selbstbild und schaffen Entlastung (für die emotionale Erschöpfung).

Kontrollverzicht behutsam begleiten. Angehörige wollen oft alles im Griff behalten – aus Liebe. Helfen Sie, Vertrauen zu entwickeln: »Sie dürfen sich auf uns verlassen. Sie müssen nicht alles allein tragen.«

Grenzen als Form von Liebe benennen. »Manchmal ist ein klares Nein das Beste, was wir einem geliebten Menschen geben können – damit die Beziehung nicht zerbricht.« Und manchmal darf Liebe auch loslassen heißen.

Den Blick auf wechselseitige Verbundenheit lenken. »Was würde sich Ihr Angehöriger für Sie wünschen?«

Überidentifikation verhindern. Fragen Sie: »Was bleibt von Ihnen selbst – außerhalb dieser Rolle?« Das kann Angehörige daran erinnern, dass sie mehr sind, als Helfende.

Für Pausen werben – nicht predigen. Nicht: »Sie müssen mal loslassen.« Sondern: »Was würde Ihnen heute guttun – für Ihr Herz/als Seelenbalsam?« Das öffnet Zugänge.

Beziehung erhalten helfen – durch kleine, verbindende Gesten. Liebe lebt von Resonanz, und gerade in Ausnahmesituationen kann es Angehörigen schwerfallen, diese Resonanz zu spüren und ihnen fehlen die Ideen für Umsetzungen. Fachkräfte können hier kleine, aber bedeutsame Momente der Verbindung ermöglichen, die Nähe ohne Druck herstellen (Beispiele siehe Kasten)

Exemplarische Tipps für Angehörige: »Beziehung erhalten helfen – durch kleine, verbindende Gesten«

- *Biografische Erinnerungen aktivieren*
  Erinnerungen an gemeinsame Erlebnisse oder wichtige Momente können eine Brücke zur Verbindung schlagen. Zum Beispiel könnte ein Angehöriger gemeinsam mit dem Patienten ein altes Fotoalbum anschauen, über Reisen oder Familienfeste sprechen oder Lieblingslieder anhören. Solche Rückblicke wecken positive Emotionen, erzeugen Nähe und geben beiden Beteiligten ein Gefühl von Kontinuität und Identität.
- *Stille Nähe zulassen*
  Nicht immer sind Worte nötig. Ein stilles Zusammensein, Händchenhalten, eine sanfte Berührung der Schulter oder einfach nebeneinander zu sitzen, kann sehr tröstlich sein. Es zeigt: »Ich bin da – ohne dass ich alles tun oder erklären muss.« Fachkräfte können Angehörige ermutigen, solche stillen Momente bewusst zuzulassen, da sie emotionale Entlastung bringen und die Bindung stärken.

Fallbeispiel

Eine Tochter sitzt mit ihrem an Demenz erkrankten Vater im Zimmer. Statt aktiv Aufgaben zu übernehmen, schlägt die Fachkraft vor: »Vielleicht möchten Sie einfach ein paar Minuten gemeinsam das Fotoalbum ansehen? Sie müssen nichts erklären, nur zusammen schauen.« Die Tochter blättert die alten Fotos auf, erinnert sich gemeinsam mit dem Vater an den Urlaub am Meer. Stille Momente des Lächelns und leichten Lachens entstehen, ohne dass Worte viel erklären müssen. So wird Verbindung spürbar und das Gefühl von Nähe gestärkt.

3.8 Gefühllosigkeit – Wenn Angehörige nichts mehr spüren

Möglicherweise haben Sie die vorigen Abschnitte gelesen und waren eher erstaunt über so viele Gefühle und über deren Intensität. Vermutlich wirken nicht alle Angehörigen auf Sie traurig, überfordert oder engagiert. Manche erscheinen kühl, distanziert oder emotional »abgeschaltet«. Für Außenstehende – auch für Fachkräfte – kann das irritierend oder gar herzlos wirken. In der Tat gibt es den Fall, dass Menschen auf eine Krise wie »taub« reagieren, einfach nichts fühlen und wie erstarrt sind (▶ Kap. 1.5). Auch das wäre ebenfalls eine ganz natürliche Reaktion eines Angehörigen. Jeder hat sein Muster, seine Reaktion auf Stress und seinen Umgang mit Belastung. Oftmals steckt hinter dieser vermeintlichen Gefühllosigkeit ein psychischer Schutzmechanismus: die emotionale Distanzierung aus Not vor der überwältigenden Belastung der Situation.

3.8.1 Psychologischer Hintergrund: Die schützende Starre

In extremen Belastungen greifen Menschen auf ihre inneren Notfallstrategien zurück. Eine davon ist eine Art innerlicher Erstarrung, bei der die Gefühlswelt abgeschaltet wird, um das seelische Überleben zu sichern. Diese Form der *emotionalen Dissoziation* ist keineswegs krankhaft, sondern in vielen Fällen eine gesunde Überlebensstrategie. Wer nichts fühlt, muss nichts aushalten. Doch auf Dauer hat diese Strategie einen Preis: Wer sich zu lange von seinen Gefühlen abkoppelt, verliert irgendwann auch den Zugang zu Freude, Lebendigkeit und die Verbindung zu anderen.

»Es gibt verschiedenste Faktoren, die mit beeinflussen, wie stark die Gefühllosigkeit wird. Es kann ein Hinweis auf bzw. Bestandteil einer depressiven Verstimmung oder einer Depression sein, doch können ebenso auch die zuvor angesprochenen Schamgefühle, Ängste oder Resignation dazu führen, dass Angehörige »emotional wie betäubt« sind und ihre Gefühle weniger intensiv spüren. Das Credo ist bei diesem Nicht-Gefühl ist dasselbe, wie bei allen anderen Gefühlen: wahrnehmen, anschauen und (gerne mit professioneller Unterstützung) adäquat darauf reagieren, bspw. es konkretisieren, Ursachen erkennen, sich entlasten, unterstützen lassen usw.« (aus Werth, 2024, S. 105 f).

3.8.2 Wie Angehörige mit innerem Rückzug umgehen können

Nicht zu fühlen bedeutet nicht, nichts zu empfinden. Viele Angehörige erleben innere Taubheit als Schutz – und zugleich als Last. Sie spüren, dass sie sich entfernt haben, manchmal auch, dass sie nicht mehr wissen, wie sie wieder in Kontakt mit sich selbst kommen sollen. Die folgenden Impulse helfen, diesen inneren Rückzug besser zu verstehen – und erste Brücken zurück zu sich selbst zu bauen.

Distanz als Schutz anerkennen. Sich zurückzuziehen bedeutet nicht automatisch Gleichgültigkeit. Es kann ein Versuch sein, sich vor überwältigenden Gefühlen zu schützen. Der Angehörig sollte sich erlauben, diesen Abstand als momentane Selbstfürsorge zu verstehen, nicht als persönliches Versagen.

Ehrlich mit sich selbst sein. Der Angehörige sollte für sich überprüfen: »Fühle ich wirklich nichts – oder fühle ich zu viel?« Oft überdeckt die vermeintliche Gefühllosigkeit eine Mischung aus Angst, Hilflosigkeit oder Überforderung. Bspw. könnte er sich fragen (möglicherweise mit professioneller Unterstützung): »Was schützt mich gerade davor, etwas zu fühlen? Wovor würde ich Angst haben, wenn ich fühlen würde? Was brauche ich, um wieder Zugang zu meinem Inneren zu finden?«

Scham und Schuld benennen. Viele Angehörige empfinden Schuld, weil sie nicht so »fühlen wie erwartet«. Das auszusprechen – etwa im Gespräch mit einer Vertrauensperson – kann entlasten: »Ich merke, dass ich kaum etwas fühle. Und das irritiert mich.«

Kleine emotionale Zugänge schaffen. Manchmal helfen kleine Gesten mehr als große Gefühle: ein Blick, eine Berührung, eine Geste der Aufmerksamkeit. Es übt, kleine Alltagsfreuden (ein gutes Essen, ein warmes Bad, eine Tasse Tee) sowie den Körper bewusst wahrzunehmen (z. B. durch bewusstes Atmen, Spüren von Berührung, Bewegung). Gefühle brauchen oft Sicherheit und Zeit, um sich zu zeigen.

Bewegung statt Erstarrung suchen. Ein Spaziergang, ein Ortswechsel oder körperliche Aktivität können helfen, sich wieder mit sich selbst zu verbinden. Auch das Schreiben (sog. Journaling) – z. B. eines Briefes an den Patienten oder aber als Tagebuch – kann ein erster Zugang sein. Vielleicht hilft es auch, sich zu erinnern an Momente, in denen man stark gefühlt hat: Was war da anders?

Sich das eigene Tempo zugestehen. Es gibt kein »richtiges« Fühlen. Jeder Mensch reagiert anders – und jede Beziehung hat ihre eigene Geschichte. Jeder Mensch darf seine eigene Form von Nähe finden.

Unterstützung suchen, wenn nötig. Gefühle, die keinen Raum finden, belasten oft länger als solche, die erlaubt sind. Wenn die emotionale Distanzierung anhält oder man sich innerlich leer und abgeschnitten fühlt, kann daher eine professionelle Begleitung sinnvoll sein.

3.8.3 Tipps für Fachkräfte – Umgang mit emotional distanzierten Angehörigen

Wenn Angehörige kühl oder scheinbar teilnahmslos wirken, ist das für Fachkräfte oft irritierend. Doch gerade in dieser scheinbaren Leere liegt häufig eine große seelische Not verborgen. Statt vorschnell zu deuten, lohnt sich ein genauer Blick: Was schützt sich hier – und wie können Sie als Fachkraft behutsam Brücken bauen? Die folgenden Impulse helfen, Distanz als Schutzform zu verstehen – und Zugang zu ermöglichen.

Nicht vorschnell urteilen. Emotionaler Rückzug wirkt oft kalt – ist aber häufig ein Zeichen innerer Überforderung. Statt zu werten (»Die kümmert sich ja gar nicht«), fragen Sie lieber: »Wie geht es Ihnen mit all dem?« Achten Sie auf nonverbale Signale: Auch vermeintlich »abgeschaltete« Menschen senden Signale aus.

Offenheit für verschiedene Reaktionsformen zeigen. Machen Sie deutlich: Es gibt viele Arten, mit Krisen umzugehen. »Jede Reaktion ist erlaubt – manche Menschen ziehen sich eher zurück, um nicht unterzugehen.« Respektieren Sie die Gefühllosigkeit als Schutz und geben allenfalls vorsichtig Impulse, z. B. »Viele erleben in solchen Situationen eine Art innere Starre – das ist nicht ungewöhnlich.«

Präsenz statt Drängen anbieten. Distanziert wirkende Angehörige brauchen vor allem eins: Raum. Sagen Sie bspw.: »Ich bin da, wenn Sie etwas fragen oder sagen möchten – ganz in Ihrem Tempo.«

Beziehung behutsam anbieten. Ein freundlicher Blick, ein ruhiger Tonfall, ein kurzes Gespräch über Alltägliches können helfen, die Tür zu öffnen. Nähe entsteht oft durch kleine, stille Gesten.

Ressourcenorientiert bleiben. Heben Sie kleine Zeichen von Fürsorge hervor: »Dass Sie heute da sind, sagt viel über Ihre Verbundenheit.« Das stärkt die Selbstwahrnehmung als zugewandte Person – auch wenn keine großen Emotionen gezeigt werden. Vielleicht können Sie auch fragen: »Was hat Ihnen früher in schwierigen Zeiten geholfen?«

Aushalten, was (noch) nicht sichtbar ist. Nicht jede Gefühlsäußerung muss sofort sichtbar werden. Vertrauen Sie darauf, dass manches im Inneren bereits in Bewegung ist.

Unterstützung niedrigschwellig anbieten. Statt: »Wollen Sie mal zur Beratung?«, besser: »Manche Angehörige sprechen mit jemandem, wenn alles zu viel wird. Möchten Sie einen Kontakt?« So bleibt Ihre Hilfe eine Einladung und wird nicht zur Anforderung.

Raum schaffen für kleine Momente von Lebendigkeit – z. B. über Musik, Humor, ein schönes Bild.

Eigene Projektionen prüfen. Fragen Sie sich selbst: Triggert mich diese Distanziertheit? Erwarte ich etwas, das ich selbst für wichtig halte oder das für mich ein Wert ist (bspw. Herzlichkeit dem Patienten gegenüber)? Innere Klarheit hilft, empathisch und professionell zu bleiben.

Gefühllosigkeit ist kein Mangel – sondern ein leiser Versuch, zu überleben.

3.9 Zusammenfassung

Angehörige durchleben im Kontext von Krankheit und Pflege ein Wechselbad der Gefühle. Diese Emotionen sind nicht »Störungen«, sondern wertvolle Signale, die anzeigen, was gebraucht wird – sei es Entlastung, Ausdruck, Schutz oder Verbindung. Das Ziel ist nicht, unangenehme Gefühle zu vermeiden, sondern sie besser zu verstehen und konstruktiv mit ihnen umzugehen.

Die wichtigsten Erkenntnisse:

- Gefühle sind keine Schwäche, sondern Wegweiser.
- Viele Gefühle treten gleichzeitig oder nacheinander auf – und dürfen das auch.
- Angehörige brauchen Schutzräume, Resonanz, professionelle Begleitung – und manchmal einfach nur die »Erlaubnis«, zu fühlen.
- Fachkräfte können Gefühle verstehen, begleiten und würdigen sowie durch ihre Haltung, Worte und Angebote den Umgang mit Emotionen erleichtern.

Infobox: Typische Gefühlsreaktionen von Angehörigen in Krisensituationen

Angehörige erleben eine medizinische Krise oft nicht »vernünftig«, sondern emotional. Dabei zeigen sich bestimmte Reaktionsmuster besonders häufig. Diese Reaktionen sind meist Ausdruck eines emotionalen Ausnahmezustands – nicht eines persönlichen Angriffs. Wer das erkennt, kann professioneller und zugleich menschlicher reagieren.

Gefühl	Typische Reaktion	Möglicher Hintergrund	Was Angehörige brauchen	Was Fachkräfte tun können
Angst	viele Nachfragen, Kontrolle, Nervosität	Kontrollverlust, Sorge um geliebten Menschen, Unsicherheit	Sicherheit, Orientierung, klare Informationen	Struktur geben, zuhören, Transparenz, Validierung
Hilflosigkeit	Rückzug, Ratlosigkeit, Erschöpfung	Ohnmacht, Überforderung, Kontrollverlust	Halt, konkrete Unterstützung, Gefühl »nicht allein zu sein«	Hilfe anbieten, stärken, entlasten, Schuld entkoppeln
Schuld	Selbstabwertung, Überanpassung, Overengagement	Gefühl, nicht genug zu tun oder versagt zu haben	Entlastung, neue Perspektiven	Schuld enttabuisieren, Entlastung anbieten
Scham	Rechtfertigungen, Selbstanklage	Angst vor Entwertung, Bloßstellung, soziale	Würde, Handlungsfähigkeit, Diskretion	Würde wahren, entlastende Kommuni-

Gefühl	**Typische Reaktion**	**Möglicher Hintergrund**	**Was Angehörige brauchen**	**Was Fachkräfte tun können**
		Normverletzung		kation, neue Perspektiven öffnen
Wut	Vorwürfe, Aggression, Ungeduld	Hilflosigkeit, Wunsch nach Einfluss, Bedürfnis nach Veränderung, Gerechtigkeit, Schmerz	Resonanz, Möglichkeit zum Ausdruck, Grenzen wahren	Ernst nehmen, Ausdruck ermöglichen, nicht moralisieren
Trauer	Rückzug, Tränen, Erstarrung	Verlust auf vielen Ebenen (Person, Beziehung, Rolle)	Raum für Abschied, Anerkennung des Verlusts	Emotionen zulassen, Präsenz zeigen
Liebe	Selbstaufopferung, Overengagement, emotionale Aufopferung	Bindung, Fürsorge, Pflichtgefühl	Selbstfürsorge, Erlaubnis zur Grenze	Ambivalenz anerkennen, zur Selbstfürsorge einladen, Beziehung würdigen
Gefühllosigkeit	Gleichgültigkeit, mechanisches Funktionieren	Innerer Rückzug als Schutz vor Überforderung	Zeit, Akzeptanz, kleine Impulse	Raum geben, nicht bewerten, vorsichtig ins Gespräch kommen

II Die Bewältigung unterstützen

Das Grundverständnis, das Sie im vorangegangenen Teil des Buchs für die Situation der Angehörigen gewonnen haben, ist der erste Schritt. Im Folgenden geht es nun um Strategien, die Angehörige im Alltag benötigen, um die Patientenbegleitung durchzuhalten, Entscheidungen zu treffen und sich selbst nicht zu verlieren.

► *Kap. 4* zeigt auf, was alles dazu gehört, um eine fundierte Pflegeentscheidung zu treffen – Angehörige bewegen sich hierbei zwischen Wollen, Sollen und Müssen, im Spannungsfeld von Beziehung, ihrer eigenen Lebensrealität und den Bedürfnissen des Patienten.

► *Kap. 5* skizziert, wie Angehörige gestärkt werden können, damit sie nicht ausbrennen – durch klare Planung, ein stabiles Entlastungsnetz und kluge Copingstrategien.

► *Kap. 6* thematisiert die Herausforderung Selbstfürsorge – warum sie so schwerfällt und wie Angehörige sie dennoch etablieren können.

► *Kap. 7* erklärt Prinzipien wirksamer Regeneration – von Pausen über Bewegung bis zu akuten Notfallmaßnahmen.

Dieser Teil ist ein Werkzeugkasten, damit Sie mit Stabilität und einem klaren Kopf agieren können, auch im Ausnahmezustand.

Vermutlich entdecken Sie hier auch einiges Lehrreiches über Ihren eigenen Umgang (bspw. bzgl. Selbstfürsorge und Regeneration) mit sich in Ihrem Beruf- und Privatleben – das wäre eine durchaus gewollte Nebenwirkung.

4 Wenn Angehörige eine Pflegeentscheidung treffen müssen

Wird ein Angehöriger mit einer beginnenden Pflegesituation eines nahestehenden Menschen konfrontiert, beginnt ein inneres Ringen. Die erste – und vielleicht schwierigste – Frage lautet: In welcher Form, in welchem Umfang und an welchem Ort (bei ihm, bei sich zuhause ...) möchte oder kann ich denjenigen begleiten oder sogar pflegen?[4] Bin ich bereit, selbst zu pflegen, oder bleibe ich in einer rein begleitenden Rolle?

Pflege ist niemals selbstverständlich. Zu pflegen ist eine Entscheidung, die selten eindeutig, fast immer schwer und emotional aufgeladen ist. Denn wie Sie in Teil I gesehen haben ist der Angehörige kein neutraler Entscheider, sondern emotional involviert, moralisch verpflichtet, persönlich betroffen und hat zugleich sein eigenes Leben, eigene Belastungen, eigene Grenzen. Wer pflegt, stellt nicht nur ein Bett ans Fenster. Wer pflegt, verändert sein gesamtes Leben. Die Entscheidung, einen Angehörigen zu pflegen – oder es nicht zu tun – ist kein rein organisatorischer Vorgang. Sie berührt Identität, Beziehung, Biografie und ist oft auch eine stille Hoffnung auf Aussöhnung, Dankbarkeit oder Kontrolle. Und sie kostet Kraft. Gerade weil Pflege so viel Nähe braucht, kann sie Beziehungen retten – oder ruinieren. Sie kann Sinn stiften – oder zu einem schleichenden Selbstverlust führen. Und sie verlangt immer eines: Ehrlichkeit gegenüber sich selbst.

In diesem Kapitel erfahren Sie, wie Sie Angehörige in dieser Entscheidungsfindung klug und psychologisch sensibel begleiten können:

- ohne Druck,
- ohne vorschnelle Ratschläge,
- mit ehrlicher Aufmerksamkeit für die Ambivalenzen, Ängste und Wünsche, die mit der Entscheidung verbunden sind.

Denn eine Pflegeentscheidung ist kein simples »Pflegen oder Abschieben?«. Es gibt mehr Möglichkeiten – und viele gute Gründe, sich für oder gegen Pflege zu entscheiden. Beides kann ein Akt der Liebe sein.

---

4 Auf die Vor- und Nachteile der Varianten »bei sich zuhause pflegen, stationär pflegen oder auch anteilig jemanden in seinem eigenen Zuhause begleiten« wird hier nicht eingegangen, dies finden Sie in der entsprechenden Pflegeratgeber-Literatur. Nachstehend geht es um die psychologischen Aspekte, die zu einer fundierten inneren Entscheidung beitragen.

Lernziele

Nach der Lektüre dieses Kapitels können Sie:

- verstehen, welche psychologischen und sozialen Faktoren Angehörige in ihrer Pflegeentscheidung beeinflussen – bewusst wie unbewusst,
- typische Entscheidungsmuster und emotionale Dilemmata erkennen,
- Angehörige ermutigen, ihre Beweggründe, Motive und Grenzen ehrlich zu reflektieren.

4.1 Soll ich, will ich oder lieber nicht?

Aus psychologischer Sicht ist das Entscheidungsdilemma geprägt von widersprüchlichen inneren Stimmen: »Ich muss doch helfen!«, »Ich will, dass es ihr gut geht.« oder »Aber ich kann das doch gar nicht – und will es vielleicht auch nicht.«.

Dieses Ringen betrifft nicht nur praktische Fragen – es ist eine Identitätsfrage:

- Wer will ich in dieser Situation sein?
- Was bin ich bereit zu geben?
- Und was bleibt dann noch für mich?

Fallbeispiel: »Zwischen Tochter und Pflegerin«

»Ich fühl' mich, als müsste ich mich entscheiden, ob ich Tochter oder Pflegerin sein soll.«

Frau T., 49 Jahre, erfolgreiche berufstätige Mutter, soll nach dem Sturz ihrer eigenen Mutter »nur übergangsweise« helfen. Die Mutter erwartet rundum Unterstützung – Frau T. merkt aber schon am ersten Wochenende, dass ihr Inneres rebelliert: »Ich kann sie doch nicht so lassen … aber ich will auch nicht die Hauptverantwortliche werden.«

Dieses Gefühl, zwischen Identitäten zu hängen, ist typisch: Angehörige spüren Liebe, Pflicht und Überforderung gleichzeitig. Dieser Identitätskonflikt gehört zu den häufigsten Beginn-Situationen in der Angehörigenpflege.

Pflege zu übernehmen ist mehr als eine Entscheidung – es ist ein Commitment, ein innerer Vertrag mit sich selbst und dem zu Pflegenden. Und dieser Vertrag muss tragfähig sein. In aller Regel ist die Pflegeentscheidung (wie auch immer sie ausfällt) ein biografischer Wendepunkt, bei dem Angehörige sich oft selbst neu definieren.

Als Fachkraft sind Sie häufig die erste Instanz, bei der Angehörige Orientierung suchen. Vielleicht fragen sie nach einer Prognose: »Was kommt da auf mich zu?« oder sogar: »Würden Sie das an meiner Stelle machen?« Bedenken Sie: Angehörige befinden sich in einem inneren Gewissens- und Identitätskonflikt. Und was sie jetzt brauchen, ist nicht Ihr Urteil – sondern Ihr Zuhören, Ihre Unterstützung bei der Klärung, Ihr Raumgeben für den schwierigen Entscheidungsweg.

Ihr Beitrag als Fachkraft

- *Bieten Sie Struktur:* Gliedern Sie das diffuse Gefühl von Überforderung in konkrete Entscheidungsfelder, bspw. in medizinische Versorgung, Alltagsorganisation und emotionale Begleitung. Wenn Sie gemeinsam die Themenfelder sortieren, entsteht Übersicht: Was ist sofort zu klären, was kann warten, was lässt sich abgeben? So wird aus einem unüberschaubaren Berg ein Stapel handhabbarer Päckchen.
- *Normalisieren Sie Ambivalenz:* Bestätigen Sie, dass Zweifel, Zögern und ein »Ich weiß es einfach nicht« legitim sind.
- *Ermutigen Sie zur Selbstklärung:* Leiten Sie Angehörige an, sich ehrlich zu fragen, was sie leisten wollen und können.
- *Zeigen Sie professionelle Angebote auf:* Weisen Sie frühzeitig auf Entlastungsstrukturen hin (Pflegedienste, Pflegeberatung, Kurzzeitpflege, Tagespflege etc.).
- *Vermeiden Sie moralischen Druck:* Nehmen sie keine Bewertungen »zwischen den Zeilen« vor.

Pflege beginnt nicht mit einer Entscheidung – sondern mit der Erlaubnis, ehrlich zu sich selbst zu sein.

Beachten Sie dabei: Die Entscheidung, wie ein Angehöriger seine Pflegerolle und das -ausmaß übernehmen will, ist von niemandem zu bewerten, es ist die urpersönliche Entscheidung eines Angehörigen, bei der es kein moralisches Urteil eines Dritten geben kann und darf. Ausschließlich für den Angehörigen und den betreffenden Patienten muss ein stimmiges Gefüge gefunden werden. Niemandem ist gedient, wenn Angehörige etwas zusagen, das ihnen nicht liegt oder sie nicht leisten können. Gleichsam ist dies keine Frage, die im wöchentlichen Turnus umentschieden werden kann. Deswegen ist es sehr bedeutsam, dass Angehörige sich mit der Frage »soll ich pflegen und wenn ja, auf welche Weise und wieviel« ehrlich und konkret auseinandersetzen und zu einer Entscheidung kommen, die sie gut tragen können (siehe auch die Fragen im Kasten am Ende von ▶ Kap. 4.1). Und vermutlich werden Sie als Fachkraft in eben diese innere Diskussion miteinbezogen und sollten daher die bedenkenswerten Aspekte hierzu kennen und den Angehörigen als hilfreiche Fragestellungen ans Herz legen. Erfahren Sie nachstehend, was Angehörige für sich klären sollten – und wie Sie diese Klärung als Fachkraft unterstützen können.

4.1.1 Wieviel Pflege ist nötig?

Zunächst einmal sind die objektiven Gegebenheiten ausschlaggebend:

Welche Pflegesituation liegt vor?

Für Angehörige ist eine Beratung sehr hilfreich, um zu erfahren, welche Aufgaben konkret auf sie zukommen – und was davon delegierbar wäre. Denn nur so können sie eine fundierte Entscheidung über die Unterbringung des Patienten sowie ihre eigene aktive Pflegebeteiligung treffen.

Entscheidend sind Art und Umfang: Benötigt derjenige Unterstützung im Haushalt, Hilfestellung bei An-/Ausziehen und Hygiene oder aber eine Rund-um-die-Uhr-Betreuung? Gibt die Diagnose Aussicht auf einen Prozess mit zunehmend mehr Pflege? Oder könnte sich der Bedarf verringern? Der Verlauf ist selten exakt vorhersehbar. Sicher ist nur: Pflegebedarf verändert sich – manchmal schleichend, manchmal plötzlich. Damit ist die Entscheidung immer ein Einlassen auf das Ungewisse.

Angehörige sollten daher berücksichtigen:

- Pflege ist kein statisches Konstrukt.
- Prognosen sind hilfreich, aber nie sicher.
- Was heute geht, kann morgen zu viel sein (für den Patienten wie für den pflegenden Angehörigen).

Fallbeispiel: »Ich dachte, es bleibt bei ein paar Stunden«

Frau K., 58 Jahre, half erst gelegentlich beim Einkaufen und beim Aufräumen für ihre schwer kranke Schwester. Als die Schwester aus der Klinik entlassen wurde, nahm Frau K. an, es bliebe bei ein paar Stunden Unterstützung pro Woche. Schnell zeigte sich: In Wahrheit benötigte die Schwester Hilfe beim An- und Auskleiden, täglich bei der Medikamentengabe und nachts wegen Unsicherheit beim Aufstehen. Was anfangs überschaubar erschien, wuchs zur Dauerschleife – mit Schlafmangel, Terminstress und dem Gefühl, ständig »on call« zu sein. Frau K. fühlte sich überrollt, weil niemand ihr zu Beginn klar gemacht hatte, wie umfangreich die Aufgaben werden können.

Wird der Angehörige mit der häuslichen Pflege zurechtkommen?

Des Weiteren sollten Angehörige ein paar grundlegende Dinge rund um die Pflege für sich klären und prüfen, ob sie zu denen bereit und fähig wären:

- Was wird im besten Falle, was im schlechtesten Falle auf sie zukommen?
- Wie sind sie »gestrickt«? Was können sie körperlich und seelisch gut leisten, was nicht?

Potenzielle Fragen, die Sie als Fachkraft den Angehörigen stellen könnten, sind:

- Wie stehen Sie zu hygienischen Handhabungen? Könnten Sie Windeln wechseln, Wunden versorgen, jemanden füttern, jemanden aus dem Bett auf den Toilettenstuhl transferieren? Trauen Sie sich ein paar medizinische Handgriffe und das Wenden und Lagern zu (natürlich nach Anleitung bzw. Anlern-Phasen)? (Nach dem Motto »ich lass mich hier anlernen und schulen und dann kann es losgehen.«)
- Oder liegt Ihnen eher die Organisation: Kochen, Fahrten übernehmen, Arzttermine begleiten?
- Jeder Mensch ist hier anders. Es gibt kein Richtig oder Falsch – nur persönliche Grenzen und Hemmschwellen. Wenn Sie wissen, wo bzw. was Ihre Grenzen sind, lassen sich Aufgaben klar verteilen.

Bedenken Sie: Der Patient hat nichts davon, wenn Angehörige ihre eigenen Grenzen überschreiten. Ablehnende Gefühle (wie Widerwillen, Abscheu oder Ekel) zerstören Fürsorge.

Fallbeispiel: Wenn einzelne Pflegeverrichtungen sich summieren

Herr B., 62 Jahre, möchte seine Mutter zu Hause unterstützen. Er geht davon aus, dass es vor allem um »ein bisschen Hilfe im Alltag« geht. Erst im Gespräch mit dem Pflegedienst wird ihm bewusst, was genau hinter den einzelnen Pflegeverrichtungen steckt:

- Körperpflege: Duschen oder Teilwaschung, Haare waschen, Hautpflege, Mundhygiene — jeweils mit Vorbereitung, Durchführung und Nachbereitung.
- Mobilität: Vom Bett in den Sessel transferieren, beim Aufstehen sichern, Gang zur Toilette, Sturzprophylaxe.
- Ausscheidung: Unterstützung beim Toilettengang, ggf. Inkontinenzversorgung mehrfach täglich.
- Nahrungsaufnahme: Essen anreichen, Getränke reichen, auf Schluckbeschwerden achten.
- Medikamente: Richten, verabreichen, dokumentieren.

Als Herr B. all diese Tätigkeiten gedanklich einmal durchgeht, merkt er: Jede dieser Verrichtungen ist für sich machbar – aber zusammen füllen sie plötzlich den halben Tag. Ihm wird klar, dass die Pflege realistisch geplant werden muss, weil die Summe der einzelnen Schritte schnell unterschätzt wird.

Fallbeispiel: Wenn Angehörige an körperliche Grenzen stoßen

Frau M., 55 Jahre, möchte ihren Vater gern zu Hause begleiten. Sie geht davon aus, dass sie »das schon irgendwie schafft«. Erst in der Praxis zeigt sich jedoch ein Punkt, den viele unterschätzen: bestimmte Pflegeverrichtungen können starke

Hemmungen oder sogar Ekel auslösen, auch wenn die Beziehung liebevoll ist. Beim ersten Versuch einer Intimpflege gerät Frau M. ins Stocken. Der Geruch, die Nähe zur Ausscheidung, die Nacktheit ihres Vaters – all das fühlt sich für sie plötzlich überwältigend an. Ihr Körper reagiert automatisch: leichter Würgereiz, Hitzegefühl, innere Anspannung. Sie schämt sich dafür, weil sie ihren Vater nicht verletzen will. Gleichzeitig spürt sie: *Ich kann das nicht regelmäßig leisten.* Ein ähnliches Dilemma entsteht beim Heben und Umlagern. Obwohl sie sich müht, fehlt schlicht die körperliche Kraft, um ihn sicher zu bewegen.

Diese Erfahrung erschüttert sie – nicht, weil sie ihren Vater weniger liebt, sondern weil ihr Körper und ihre Grenzen deutliche Signale setzen. Sie merkt: Pflegefähigkeit ist nicht nur eine Frage des Wollens, sondern auch des Könnens.

Ihr Beitrag als Fachkraft:

- Skizzieren Sie mögliche Verlaufsbilder (Best-/Worst-Case).
- Regen Sie zur Rücksprache mit Hausarzt, Pflegestützpunkt, KDA etc. an.
- Verdeutlichen Sie: »Sie entscheiden nicht für alle Zeiten – sondern für jetzt.«

4.1.2 Vom Wollen, Sollen, Müssen – Die Psychologie des Commitments

Eine zentrale Frage lautet:

Warum will der Angehörige den Patienten zuhause pflegen?

Aus Liebe und Verbundenheit? Weil er sich schuldig fühlt und auf diese Weise ein Stückchen Schuld abtragen will? Weil es »sich so gehört«? Weil es keine Alternative gibt (bspw. nirgendwo eine Unterbringung möglich zu sein scheint)? Oder aber, so verrückt es klingt, weil er es gar nicht will, aber er oder der Ehepartner es zugesagt hat und er nun im Wort steht?

Die drei typischen Antreiber, eine Pflege zu übernehmen sind (vgl. Palesch, 2019, Werth, 2024):

- *Wollen* – persönliches Commitment: Liebe, Verbundenheit, der Wunsch zu helfen,
- *Sollen* – moralisches Commitment: Pflichtgefühl (aufgrund meiner Werte), Erwartungsdruck von außen,
- *Müssen* – strukturelles Commitment: keine Alternative (weil niemand sonst da ist), Abhängigkeit (z. B. materiell, sozial).

Pflegesituationen scheitern seltener an fehlender Liebe, sondern oft an fehlender Passung zwischen Wollen, Können und Müssen. Nur wenn das Wollen tragfähig ist, hält das Arrangement auf Dauer.

Fallbeispiel: »Ich liebe meinen Mann – aber ich will nicht seine Pflegerin sein.«

Frau S., Mitte 60, ist seit 40 Jahren verheiratet. Ihr Mann hat Parkinson im mittleren Stadium. Die Diagnose ist ein Schock – aber sie will »ihn nicht im Stich lassen«. Gleichzeitig spürt sie deutlich: Sie will nicht »zur Krankenschwester in der Ehe« werden. Der Gedanke, ihn zu waschen, ihm Essen anzureichen oder ihn nachts umzubetten, stößt bei ihr auf innere Ablehnung.

Was geht hier im Angehörigen vor?

Diese Situation (siehe Fallbeispiel) beschreibt einen *Rollenkonflikt:* Die langjährige Partnerrolle wird mit einer Pflegerolle überlagert, für die es keine emotionale Passung gibt. Frau S. liebt ihren Mann – aber in einer gleichberechtigten, partnerschaftlichen Beziehung. Die Vorstellung, intime Pflegetätigkeiten zu übernehmen, ist für sie eine Grenzverletzung der gewachsenen Nähe.

Was können Sie als Fachkraft tun?

- Validieren Sie ihr inneres NEIN: »Es ist in Ordnung, die Pflege nicht zu übernehmen – das schmälert nicht Ihre Liebe.«
- Helfen Sie, die Rollen bewusst zu trennen: »Sie dürfen Partnerin bleiben. Das ist oft der wertvollere Beitrag.«
- Bieten Sie Alternativen an: ambulante Pflege, Haushaltshilfe, Pflegeberatung.
- Leiten Sie ggf. ein Entlastungsgespräch mit dem Ehemann ein, in dem Sie die Rollenverteilung neu verhandeln.

Ihr Beitrag als Fachkraft:

- Angehörige bei der Klärung ihrer Motive unterstützen.
- Konkret fragen: »Was bewegt Sie, die Pflege übernehmen zu wollen?«
- Mut-machen, auch das Nicht-Wollen auszusprechen – ohne Scham und Schuldgefühle.

4.1.3 Die Beziehung zum Pflegebedürftigen – (Vor-) Geschichte zählt

Pflege passiert nicht im luftleeren Raum, sie ist Beziehungsarbeit. Jede Beziehung hat eine Vorgeschichte – und die zwischen familiär verbundenen Menschen (bspw. Eltern – Kinder oder Ehepartner) ganz besonders. Warum ist es entscheidend, hier genauer hinzusehen? Weil die Beteiligten genau das mit einbringen, denn sie treten nicht ohne diese Vorerfahrungen in die Pflegesituation ein. Krisensituationen (dazu zählt eine solche Patientenbegleitung) spülen bestehende Konflikte hoch und verschärfen sie, so unterschwellig sie bislang auch gewesen sein mögen. Und dies umso mehr, je mehr Zeit man miteinander verbringt.

Wie sieht die bisherige Beziehung des Angehörigen mit dem Patienten aus?

Wie sind die Beteiligten bisher im Miteinander mit Konflikten umgegangen? Hatten sie welche, haben sie sie vermieden, ignoriert, unter den Tisch gekehrt oder konstruktiv gelöst? War die Beziehung in der Vergangenheit so, dass sie sich nun eine Pflege miteinander gut vorstellen können? Oder aber liegt bspw. ein schwieriges Mutter-Tochter-Verhältnis vor und gleichzeitig soll nun die Mutter gepflegt werden? Oder besteht eine eher zerrüttete Ehe, die ohne jede Liebe ist und nun soll der Ehepartner gepflegt werden? All dies wären denkbar schlechte Voraussetzungen, um sich auf eine engere Pflegesituation einzulassen und näher aneinander zu rücken, geschweige denn, aufeinander angewiesen zu sein.

Angehörige sollten daher betrachten:

- War das bisherige Miteinander liebevoll oder konflikthaft?
- Gibt es ungelöste Verletzungen/Themen?
- Ist Nähe für beide zumutbar – oder belastend?

Ihr Beitrag als Fachkraft:

- Sanft nach der bisherigen Beziehung fragen: »Wie war es bisher zwischen Ihnen?«
- Validieren Sie, wenn Angehörige innere Widerstände spüren. Oft schämen sie sich, wenn sie zum Beispiel sagen: »Seine Windeln wechseln – das könnte ich nicht.« oder: »Ich habe Angst, meine Mutter so nah an mich heranzulassen.« Diese Sätze klingen wie Schwäche, sind aber Ausdruck gesunder Grenzen. Ihre Aufgabe ist, solche Gefühle nicht kleinzureden, sondern ernst zu nehmen: »Es ist völlig nachvollziehbar, dass Sie hier eine Grenze spüren. Viele Menschen erleben das so.« Erst wenn Angehörige erleben, dass auch ihre Hemmungen legitim sind, können sie gute Entscheidungen treffen.
- Machen Sie deutlich: Pflege braucht Beziehung, aber Nähe lässt sich nicht erzwingen. Angehörige stehen manchmal vor der Vorstellung, durch die Pflege wieder ›zusammenzurücken‹. Doch eine Tochter, die seit Jahren mit ihrer Mutter zerstritten ist, kann nicht durch tägliches Körperwaschen plötzlich alte Wunden heilen. In solchen Fällen ist es wichtig zu sagen: »Pflege bedeutet Zuwendung, aber sie gelingt nur in dem Maß an Nähe, das beide aushalten können.« Manchmal ist es die bessere Lösung, körpernahe Aufgaben an Profis abzugeben und die Beziehung im emotionalen Bereich zu stärken – etwa durch Besuche, Gespräche oder gemeinsame Mahlzeiten.

Fallbeispiel: »Mein Vater will keine Hilfe – und schon gar nicht von mir.«

Herr M., 45 Jahre, ist einziger Sohn eines verwitweten Vaters, 80 Jahre, pflegebedürftig nach einem Schlaganfall. Der Vater lehnt Hilfe ab, reagiert abwertend auf Besuchsdienste und lässt niemanden an sich heran – auch nicht seinen Sohn.

Was geht hier im Angehörigen vor?

Herr M. fühlt sich zerrissen (siehe Fallsbeispiel): Verantwortungsgefühl und Ohnmacht prallen aufeinander. Er will helfen, aber darf nicht. Der Vater blockiert jede Annäherung. Dies kann viele Ursachen haben: Angst vor Kontrollverlust, Scham, Stolz oder ein gestörtes Vater-Sohn-Verhältnis aus früheren Jahren.

Was können Sie als Fachkraft tun?

- Machen Sie deutlich: Hilfe ablehnen ist ein Selbstbestimmungsrecht des Patienten – aber kein Grund für Schuldgefühle bei dem Angehörigem.
- Sprechen Sie mit dem Patienten über seine Vorstellungen – und seine Ängste.
- Vermitteln Sie (dem Patienten wie dem Angehörigen), dass »Hilfe« nicht gleich Entmündigung bedeutet.
- Ziehen Sie ggf. neutrale Dritte hinzu: Sozialdienst, Hausarzt, Seelsorge.
- Ermutigen Sie Herrn M., bei seinem Vater emotional präsent zu bleiben – auch ohne Pflegehandlungen.

4.1.4 Die eigene Lebensrealität – Familie, Beruf, Ressourcen

Kennen Sie den Spruch »um ein Kind großzuziehen, braucht es ein ganzes Dorf«? Gleiches gilt für eine Pflegesituation. Wer einen Angehörigen pflegt, braucht dazu ebenfalls ein ganzes Dorf (und nicht nur sich selbst)!

Wie sieht es bzgl. der eigenen Familien-/Lebenssituation des Angehörigen aus?

Pflege verändert das ganze Leben – nicht nur ein paar Tagesstunden. Es verändert die Tagesstruktur, die eigene Verfassung, die Prioritäten sowie die freien Kapazitäten.

- *Trägt die Kernfamilie des Angehörigen den Pflegeprozess mit?* Oder ist sie dagegen? Würde die Pflegebelastung die eigene Ehe des Angehörigen gefährden oder würde sie dies gut überstehen können? Oder hat der betreffende Angehörige gar keine Familie und steht ganz alleine vor der Aufgabe?
- *Gibt es Geschwister* (des Patienten oder des Angehörigen), die hier ebenfalls mit anpacken werden? Oder aber liegt die gesamte Last bei einem einzelnen Angehörigen (bspw. weil er am nächsten wohnt oder man ihm dies am ehesten zutraut oder aber sonst niemand sich bereit erklärt)?
- *Ist der betreffende Angehörige stabil,* gesund und belastbar in seiner aktuellen Situation, um diese zusätzlichen Kapazitäten aufzubringen? Wen oder was braucht er, um die Pflege leisten zu können?

Hat der Angehörige genügend Unterstützung?

Pflege ist unfassbar anstrengend und ohne ein Netzwerk an Unterstützern wird ein pflegender Angehöriger nicht weit kommen bzw. mit einem solchen wird seine Situation deutlich leichter (vgl. ► Kap. 5.1.3, ► Kap. 5.1.4). Fragen Sie ihn daher, *ob er genügend Menschen* im Umfeld hat, die all dies mittragen; Menschen, die ihm bisherige Aufgaben abnehmen und damit Zeit für die Pflege ermöglichen können; Menschen, die aktiv helfen und ihn unterstützen (Verwandte, Freunde, Profis wie Pflegedienste oder Palliativnetz).

- *Wie sieht sein aktueller Lebensrahmen aus?* Ist alles bis zum Rand gefüllt, hat er zeitintensive Verpflichtungen, wie bspw. ein Pferd, das jeden Tag vier Stunden versorgt werden muss, sodass er täglich zeitlich sehr limitiert sind? Oder aber hat er freie Kapazitäten bzw. könnte sich diese ohne massive Lebenszäsur nehmen? Was sind Fixpunkte seines aktuellen Lebens, die für ihn bedeutsam sind (bspw. das Pferd, der Chorabend oder auch ein Konzertabo) – diese sollte er unbedingt so weit möglich beibehalten, denn diese zu opfern würde ihm unnötigerweise zusätzliche Kraftquellen abschalten, ihn schnell leersaugen und unzufrieden machen (vgl. ► Kap. 6, Selbstfürsorge, Werth, 2024, S. 280 f.).
- *In welcher Lebensphase trifft ihn die Pflege?* Auch der Zeitpunkt selbst spielt eine Rolle. Vielleicht steckt er gerade mitten in einer beruflichen Weichenstellung – und ausgerechnet jetzt entsteht die Pflegesituation. Vielleicht kriselt die Partnerschaft und alle Energien werden ohnehin schon gebraucht. In solchen Momenten wirkt Pflege wie ein zusätzlicher Stein auf einem ohnehin wackligen Turm
- *Oder das Gegenteil:* Beruf und Privatleben laufen stabil, Pläne sind vorhanden, aber verschiebbar. Dann lässt sich die neue Verantwortung eher integrieren.

Ihr Beitrag als Fachkraft:

- Ermutigen Sie zur Bestandsaufnahme der eigenen Ressourcen (persönlich und im Netzwerk).
- Verdeutlichen Sie: Selbstfürsorge ist eine Notwendigkeit, kein Egoismus.
- Raten Sie dazu, Kraftquellen (bspw. die bisherigen Hobbies) bewusst zu schützen.

Fallbeispiel: »Ich tue alles – und meine Geschwister machen gar nichts.«

Frau B., 52 Jahre, pflegt ihre demente Mutter seit zwei Jahren im eigenen Haushalt. Ihre beiden Geschwister wohnen weiter weg, sind beruflich stark eingespannt und halten sich komplett aus der Pflege heraus. Frau B. fühlt sich überlastet, wütend und im Stich gelassen.

Was geht hier im Angehörigen vor?

Hier (siehe Fallbeispiel) liegt ein klassisches Beispiel für Rollenzuschreibung und Beziehungsungleichgewicht vor. Oft übernehmen die »verlässlichen« Angehörigen automatisch die Verantwortung – weil sie »funktionieren«. Doch innerlich kann dies zu einem massiven Gefühl von Ungerechtigkeit und Einsamkeit führen.

Was können Sie als Fachkraft tun?

- Validieren Sie den Frust: »Sie tragen gerade sehr viel – und es ist verständlich, dass Sie das nicht allein schaffen wollen.«
- Ermutigen Sie zu einem klaren Familiengespräch über Aufgabenteilung (ggf. bieten Sie an, das Gespräch moderierend zu begleiten.).
- Weisen Sie auf Möglichkeiten zur externen Entlastung hin (Tagespflege, Verhinderungspflege, Haushaltshilfe).
- Erinnern Sie Frau B., dass sie nicht alles alleine leisten muss – und dass Überforderung auszuhalten kein Beweis für Stärke ist.

4.1.5 Wille und Sicht des Patienten

Soweit zu den Gedanken, die sich ein Angehöriger über sich und seine Situation machen sollte, wenn er eine Pflegeentscheidung treffen möchte. Doch es gibt noch jemandem in diesem Zusammenhang, den man anhören sollte: Den Patienten selbst!

Wie und wo sieht sich der Pflegebedürftige in der Pflegesituation?

Häufig passiert es, dass der Betroffene nicht gefragt oder gehört, sondern vor die entschiedene Situation gestellt wird »morgen ziehst du zu uns (oder in ein Heim) um«. So freudestrahlend und wohlwollend Angehörige demjenigen dies vielleicht auch mitteilen, so hatte derjenige dennoch weder Zeit, sich innerlich darauf vorzubereiten, noch wurde er einbezogen. Auf Augenhöhe heißt, denjenigen miteinzubinden, ihm dies möglicherweise zwar vorzuschlagen, aber dann mitgestalten zu lassen.

Was Angehörige tun sollten:

- Den Patienten fragen, wie er sich seine Situation vorstellt oder wünscht.
- Ihm gegenüber die eigenen Grenzen und Möglichkeiten transparent machen.

Und je mehr beide übereinstimmen, desto entlastender ist es auch für beide Seiten.

Wenn der Patient nicht von Angehörigen gepflegt werden möchte

»Er will nicht, dass ich ihn pflege!« Möglicherweise wendet sich ein Angehöriger mit diesem Satz an Sie und ist gänzlich verwundert oder sogar verletzt durch die Aussage des Patienten – er wäre bereit, den Patienten zu pflegen, doch dieser will es nicht. Dass ein Patient diesen Wunsch hat, ist gar nicht so selten und durchaus auch nachvollziehbar, denn eine solche Rollenverschiebung (vom Partner auf Augenhöhe zum unselbstständigen und abhängigen Patienten) kann entwürdigend erlebt werden.

Häufig steckt nicht Ablehnung der Person dahinter, sondern der Wunsch, die Beziehung in ihrer bisherigen Form zu schützen. Der Patient möchte vielleicht nicht, dass der Partner ihn in einer so verletzlichen, intimen und potenziell entwürdigenden Lage erlebt. Für manche ist es leichter, von einer professionellen, neutralen Pflegekraft Hilfe anzunehmen – ohne die Scham, dass ein geliebter Mensch sie nackt, hilflos oder abhängig sieht (»meine Ehefrau ist nicht meine Krankenschwester«; »Bis zu meinem Unfall waren wir ein Liebespaar, hatten feurigen Sex und nun sitz ich im Rollstuhl und lasse mir von dir den Popo abwischen? Undenkbar!«). Die innere Logik ist: »Wir waren ein Liebespaar, jetzt möchte ich diese Würde wahren«.

Als Angehöriger kann dieses Nein verletzend wirken – als ob Fürsorge zurückgewiesen wird. Es hilft, dies nicht persönlich zu nehmen, sondern als Ausdruck eines Selbstschutzes oder eines Schutzes der Partnerschaft zu sehen. Die Aufgabe besteht dann darin, gemeinsam nach Wegen zu suchen, wie Nähe und Unterstützung trotzdem gelebt werden können: z. B. indem der Angehörige sich auf Begleitung, emotionale Stütze, Organisation und »schöne Momente« konzentriert, während Profis die körpernahe Pflege übernehmen.

Ihr Beitrag als Fachkraft:

- Den Dialog auf Augenhöhe fördern (ggf. das Gespräch moderieren, sodass beide Seiten ihre Bedürfnisse aussprechen können).
- Klarstellen, dass Pflege nicht automatisch von Angehörigen übernommen werden muss.
- Rollen neu definieren: Partner, Tochter oder Sohn bleiben – statt Pfleger zu werden – kann eine sehr wertvolle Entscheidung sein.

Fallbeispiel: »Ich will nicht, dass mein Sohn mich so sieht«

Herr B., 78 Jahre, war sein Leben lang der starke, unabhängige Familienmensch. Nach einem Schlaganfall ist er auf Unterstützung angewiesen. Als sein Sohn ihm beim Waschen helfen will, reagiert Herr B. abweisend und ungewohnt schroff: »Lass das! Ich komm klar.« Tatsächlich kommt er nicht klar – er schämt sich nur zutiefst. Ein Rollenwechsel, der sich für ihn wie ein Verlust seiner Würde anfühlt, führt dazu, dass er Hilfe vermeidet – nicht, weil er sie nicht braucht, sondern weil er sich dem eigenen Sohn so nicht zeigen kann.

Bedeutsame Aspekte rund um die Entscheidung zur Pflege-Übernahme

1. Wie viel Pflege ist nötig und wie entwickelt sich diese?
2. Vom wollen, sollen, müssen – Psychologie des Commitments
3. Die Beziehung zum Pflegebedürftigen
4. Die eigene Lebensrealität
   - Was sagt die Familie des Angehörigen dazu?
   - Wie wird der Angehörige mit der Pflege zurechtkommen?
   - Hat der Angehörige genügend Unterstützung?
   - Was ist dem Angehörigen wichtig im Leben, was kann und möchte er nicht aufgeben?
5. Wille und Sicht des Patienten
   → Nicht gegen die eigene Überzeugung handeln
   → Eigene Möglichkeiten und Grenzen benennen

Als *Angehöriger:* Überlegen, ob man dies packen wird oder aber was vorab zu bereinigen oder zu klären wäre und dies angehen.
Als *Patient:* Benennen, was man sich diesbezüglich vorstellen kann oder auch nicht und keinesfalls bloß stillschweigend hinnehmen, was geschieht.

Checkliste für den Angehörigen
Reflektionsfragen zur eigenen Pflegeentscheidung (für den Angehörigen)

Bitten Sie den Angehörigen, seine Antworten zu notieren – nicht für andere, sondern für sich selbst.

- *Motivation* – Warum würde ich die Pflege übernehmen wollen?
  (Liebe, Pflichtgefühl, fehlende Alternativen, Wunsch nach Nähe, Schuldgefühle …?)
- *Fähigkeiten & Grenzen* – Was kann und will ich gut leisten?
  (Körpernahe Pflege, Organisation, emotionale Begleitung, Haushaltsaufgaben …?)
- *Ressourcen* – Welche Unterstützung habe ich?
  (Familie, Freunde, Pflegedienste, finanzielle Mittel …?)
- *Lebensrealität* – Was darf auf keinen Fall wegfallen, weil es mir Kraft gibt?
  (z. B. Hobbys, Ruhezeiten, wichtige soziale Kontakte)
- *Beziehung* – Wie war und ist die Beziehung zum Pflegebedürftigen?
  (Liebevoll, konfliktbelastet, distanziert …? Was bedeutet das für den Alltag in einer Pflegesituation?)
- *Sicht des Pflegebedürftigen* – Weiß ich, was der Betroffene sich wünscht?
  (Habe ich seine Vorstellungen gehört, verstanden und mit meinen abgeglichen?)

Es gibt keine »richtigen« oder »falschen« Antworten. Entscheidend ist, die eigenen Antworten zu kennen – und danach zu handeln.

4.2 Schwierige Situationen rund um die Pflegeentscheidung

Die Frage, ob man selbst pflegt oder die Versorgung in professionelle Hände legt, gehört zu den emotional anspruchsvollsten Momenten in der Angehörigenpflege. Wie Sie gesehen haben, verlangt sie eine ehrliche Selbstprüfung: Was ist möglich? Was übersteigt die eigenen Kräfte? Und wie steht es um die Beziehung zur pflegebedürftigen Person?

Lassen Sie uns nun noch einen gezielten Blick auf typische schwierige Situationen rund um die Pflegeentscheidung werfen. So können Sie den Angehörigen in seinem Dilemma noch besser verstehen und erkennen, wie Sie ihn unterstützen können.

Fallbeispiel: »Ich muss morgen entscheiden – aber ich bin noch nicht so weit«

Herr R., 62 Jahre, erfährt am Montag, dass seine Mutter am Dienstag aus dem Krankenhaus entlassen wird. Die Ärzte empfehlen häusliche Unterstützung, seine Geschwister erwarten, dass er »erstmal alles regelt«. Er fühlt sich überrollt: »Wie soll ich innerhalb von 24 Stunden entscheiden, ob ich das schaffen kann?« Diese Art akut entstandener Druck ist typisch und führt oft dazu, dass Angehörige Entscheidungen treffen, die nicht zu ihren Möglichkeiten passen.

Dürfen Angehörige Nein-Sagen zur Übernahme einer Pflegesituation?

»Ich liebe ihn – aber ich kann ihn nicht pflegen« Ja, das geht. Und es ist legitim. Zuneigung verpflichtet nicht automatisch zu häuslicher Pflege. Darf bspw. eine Ehefrau die Entscheidung treffen, ihren Mann – obwohl sie ihn liebt und in einer guten Beziehung mit ihm bislang lebte – nicht zuhause pflegen zu können und zu wollen? Aber sicher! Ein »Nein« kann aus Bauchgefühl, innerer Grenze oder Schutz der eigenen Lebensbalance entstehen – und ist genauso gültig wie ein rational begründetes Argument.

Fallbeispiel: »Ich kann das nicht – und fühle mich trotzdem schuldig.« oder »Ich liebe ihn – aber ich schaffe das nicht«

Frau J., 57 Jahre, steht vor der Frage, ob sie ihren erkrankten Mann zuhause pflegen kann. Ihr Herz sagt »ja«, ihr Körper sagt »nein«. Sie spürt ein klares inneres Stoppsignal – und gleichzeitig große Scham, dieses Nein auszusprechen. Sie fürchtet, als »lieblos« dazustehen, obwohl sie ihren Mann sehr liebt. Dieses Spannungsfeld zwischen Liebe und realer Belastbarkeit ist einer der stärksten inneren Konflikte in der Angehörigenpflege.

Ihr Beitrag als Fachkraft:

- Erlauben Sie ein »Nein«, ohne Schuldgefühle zu erzeugen.
- Validieren Sie die Grenzen des Angehörigen und betonen Sie, dass Liebe nicht an Pflegeleistungen gebunden ist.

Abschieben – ins Heim? Stationäre Unterbringung ist keine Kapitulation!

Nicht alle Entscheidungen zur Pflege werden aus Überzeugung getroffen. Manche entstehen aus akutem Handlungsdruck – etwa weil plötzlich eine Entlassung aus dem Krankenhaus ansteht. Andere kippen mit der Zeit, wenn Belastung, Erschöpfung oder Konflikte zunehmen. Wieder andere geraten in eine Schieflage, weil Erwartungen und Realität auseinanderdriften.

Spätestens wenn private Pflegeverhältnisse an ihre physischen oder psychischen Grenzen stoßen, kann eine stationäre Unterbringung nicht nur eine Entlastung, sondern eine Rettung sein – für beide Seiten. Dort sind technische und medizinische Voraussetzungen in der Regel besser, Personal arbeitet in Schichten und nicht unter Dauerbelastung, es gibt Abwechslung durch Mitbewohner, organisierte Aktivitäten und keine alten Rollenmuster, die den Alltag belasten. Für viele Angehörige bedeutet das: Sie können wieder in ihrer ursprünglichen Beziehung zum Pflegebedürftigen sein – Partner, Sohn, Tochter oder Freund – statt rund um die Uhr in der Pflegerolle zu stecken.

Zu pflegen ist kein Liebesbeweis – und das Heim kein Abschieben. Der Mensch bleibt auch im Heim geliebt, umsorgt und begleitet – vielleicht sogar besser, als wenn Angehörige an ihren Grenzen zerschellen. Die Frage ist doch vielmehr, wohin die Reise geht: was für ein Ort ist es, wo der Patient gepflegt werden soll (im Heim, Hospiz, Klinik), wie gut er dort versorgt ist und wie er durch den Angehörigen dort begleitet wird.

Fallbeispiel: »Ich gebe sie doch nicht ab – ich rette uns beide«

Herr L., 70 Jahre, pflegt seine Frau seit drei Jahren. Anfangs war er überzeugt, alles selbst schaffen zu wollen. Doch ihre Erkrankung schreitet voran, und er kommt körperlich wie seelisch an seine Grenzen. Als er die Entscheidung trifft, seine Frau in ein Pflegeheim zu geben, plagen ihn Schuldgefühle: »Es fühlt sich an, als würde ich sie aufgeben.« Er schämt sich, obwohl es die einzige realistische Lösung ist. Erst als er sie im Heim besucht, entspannt, gepflegt und gut betreut, merkt er: Es war keine Abgabe, sondern eine Entlastung – und eine Rückkehr zur eigentlichen Beziehung.

Ihr Beitrag als Fachkraft:

- Enttabuisieren Sie die Entscheidung für ein Heim als mögliche, manchmal beste Lösung.
- Betonen Sie, dass »Heim« nicht das Ende von Fürsorge bedeutet, sondern eine Veränderung der Form.
- Unterstützen Sie Angehörige, ihre Rolle neu zu definieren – etwa als regelmäßige Besucher, emotionale Stütze oder Bindeglied zur Außenwelt.

Wenn sich die Entscheidung im Nachhinein falsch anfühlt – Anpassungen sind erlaubt!

Manchmal wirkt eine Entscheidung zu Beginn richtig und entpuppt sich später als zu belastend oder schlicht nicht passend. Das ist kein Versagen, sondern Ausdruck der Dynamik von Pflegeverläufen. Belastungen steigen, Ressourcen sinken, äußere Umstände verändern sich. Was heute machbar ist, kann in sechs Monaten zu viel sein. Wichtig ist, dies frühzeitig wahrzunehmen und nicht in der Hoffnung »es wird schon wieder« zu verharren, während die Erschöpfung wächst. Eine Anpassung – ob durch zusätzliche Hilfen, neue Aufgabenverteilung oder sogar einen Wechsel des Pflegeortes – kann Beziehungen retten und die Lebensqualität aller Beteiligten sichern.

Ihr Beitrag als Fachkraft:

- Signalisieren Sie, dass Anpassungen erlaubt und notwendig sein können.
- Helfen Sie, Überforderung klar zu benennen, ohne Schuldgefühle zu erzeugen.
- Vermitteln Sie Unterstützungsangebote und Alternativen, bevor die Situation eskaliert.

> Pflegeentscheidungen dürfen angepasst werden. Was heute passt, kann morgen zu viel sein.

Fallbeispiel: »Ich habe zugesagt – aber merke, dass ich es nicht schaffe.«

Herr K., 59 Jahre, hat sich entschlossen, seine Frau nach einem schweren Herzinfarkt zuhause zu pflegen. Anfangs lief es gut – aber mit zunehmender Schwäche der Frau, häufigem nächtlichen Aufstehen, Isolation und Daueranspannung merkt er: Es geht über seine Kräfte. Doch er schämt sich, es zuzugeben – schließlich hat er es »versprochen«.

Was geht hier im Angehörigen vor?

Ein klassischer Fall von Überforderungsangst und Loyalitätsfalle. Viele Angehörige empfinden Rücktritt als Versagen – obwohl es psychologisch gesehen oft ein Akt von Verantwortung ist. Herr K. kämpft gegen sein eigenes »Ich muss das schaffen« – obwohl sein Körper und Geist längst Alarm schlagen.

Was können Sie als Fachkraft tun?

- Sprechen Sie Überforderung offen an: »Woran merken Sie, dass es zu viel wird?«
- Machen Sie klar: Pflegeversprechen sind keine lebenslangen Verträge.
- Ermutigen Sie zur nachträglichen Anpassung der Vereinbarung – ohne Schuld.
- Unterstützen Sie bei der Neuorganisation der Pflege.
- Vermitteln Sie: »Der Mensch, den Sie pflegen, braucht Sie nicht als Helden, der sich opfert, sondern als Mensch.«

4.3 Einladung zur Reflektion

Wie Sie gesehen haben, ist Pflege zu übernehmen eine Entscheidung mit Tragweite. Begleiten Sie Angehörige daher dabei durch kluge Fragen, in denen sie sich und ihre Situation erkennen. Nachstehend finden Sie einige Fragen zur Reflektion Ihres Vorgehens im Angehörigengespräch sowie einige Hilfen zur Gesprächsführung.

Wahrnehmung und Einordnung

- Wie wirkt der Angehörige auf mich im Gespräch? Überfordert? Klar? Emotional? Abwesend? Funktionierend? Hat er sich mit der Entscheidung schon innerlich beschäftigt – oder steht er ganz am Anfang?
- Was scheint diesen Angehörigen innerlich zu bewegen? Schuldgefühle? Pflichtbewusstsein? Liebe? Angst? Was wird zwischen den Zeilen gesagt – und was nicht?

Ressourcen und Grenzen

- Habe ich erfasst, welche Lebenssituation dieser Angehörige gerade bewältigen muss? Beruf, Familie, eigene Erkrankung, finanzielle Lage, Wohnsituation? Gibt es Hinweise auf Belastungsgrenzen oder fehlende Unterstützung?
- Habe ich dem Angehörigen Raum gegeben, über seine eigenen Grenzen zu sprechen – oder nur über die des Patienten? Habe ich bspw. gefragt: »Was brauchen Sie selbst, um gut durch diese Situation zu kommen?«

Beziehung und Motivation

- Habe ich nach der bisherigen Beziehung zum Patienten gefragt oder nur nach der organisatorischen Machbarkeit? War die Beziehung getragen von Nähe, Konflikten oder Distanz? Könnte hier emotionale Altlast mitschwingen?
- Habe ich erkundet, was den Angehörigen antreibt, pflegen zu wollen (oder zu glauben, es zu müssen)? Aus Liebe? Pflicht? Schuld? Alternativlosigkeit?

Entscheidungskompetenz stärken

- Habe ich klar kommuniziert, dass jede Entscheidung – auch die gegen Pflegeübernahme – legitim ist? Habe ich Wertschätzung für die innere Auseinandersetzung signalisiert? Habe ich deutlich gemacht, dass emotionale Begleitung ebenso viel wert ist wie körperliche Pflege?
- Habe ich Hilfen und Alternativen konkret benannt oder nur allgemein auf »Pflegedienste« verwiesen? Weiß der Angehörige, wie er Entlastung beantragen oder organisieren kann?

Gesprächsführung

- Habe ich Raum für Emotionen gelassen oder bin ich zu schnell in die Sachklärung gegangen? Habe ich aktiv zugehört, statt zu erklären?
- Habe ich den Angehörigen als Mensch gesehen oder als Teil der »Versorgungsstruktur« für den Patienten? Fühlt er sich als Ansprechpartner auf Augenhöhe?

Tipps für Gesprächseinstiege

- »Wie erleben Sie diese Situation emotional – nicht nur organisatorisch?«
- »Was wäre für Sie ein guter Weg, Ihrem Patienten nah zu sein – ohne sich selbst dabei zu verlieren?«
- »Was sagt Ihr Bauchgefühl (nicht nur Ihr Kopf/Pflichtgefühl) zu dieser Entscheidung?«

4.4 Zusammenfassung

Pflegeentscheidungen sind richtungsweisend für das Leben aller Beteiligten. Sie beeinflussen nicht nur den Alltag, sondern auch die emotionale und körperliche Gesundheit von Angehörigen und Pflegebedürftigen. Es gibt nicht den einen richtigen Grund zu pflegen – sondern viele gute Gründe dafür und dagegen. Fachkräfte können daher bei dieser Entscheidungsfindung eine Schlüsselrolle spielen, indem sie

- auch den Angehörigen als Klienten wahrnehmen, nicht nur den Pflegebedürftigen,
- Raum geben, nicht drängen,
- Ängste, Ambivalenz, Unsicherheit und Überforderung ansprechen,
- zu ehrlichen Entscheidungen ermutigen – und deren Neubewertung begleiten,
- Orientierung bieten und eine tragfähige, selbstfürsorgliche Lösung unterstützen.

Die Pflege zu Hause bietet Nähe, Selbstbestimmung und Kontinuität für die pflegebedürftige Person. Sie ist aber auch physisch, psychisch und organisatorisch belastend. Eine klare Rollenaufteilung, externe Unterstützung und feste Erholungszeiten sind daher unverzichtbar. Die Entscheidung für eine stationäre Einrichtung wiederum wird oft von Schuldgefühlen begleitet – zu Unrecht. Für viele Pflegebedürftige kann ein Heim mehr Sicherheit, medizinische Versorgung und soziale Kontakte bedeuten. Entscheidend ist, den Schritt als verantwortungsvolle Wahl zu sehen, nicht als »Abschieben«. Denn: Der wichtigste Dienst, den ein Angehöriger leisten kann, ist die emotionale Begleitung. Die körperliche Pflege kann, darf und sollte auf mehrere Schultern verteilt werden.

5 Alltag im Ausnahmezustand – Wie Sie pflegende Angehörige im Alltag stärken

Pflegebedürftigkeit bedeutet immer auch Ausnahmezustand. Ganz gleich, ob Angehörige den Patienten zu Hause betreuen, ihn regelmäßig in einer Einrichtung besuchen oder ihn bei Klinikaufenthalten begleiten – es kostet Kraft, Organisation und ein Maß an Präsenz, das weit über das normale Alltagsgeschehen hinausgeht. Damit sich die in ► Kap. 1.4 beschriebene Überlastungsspirale nicht oder zumindest möglichst spät in Gang setzt, ist es entscheidend, dass Angehörige sich gut aufstellen. Und es ist ebenso entscheidend, dass Fachkräfte verstehen, was Angehörige in dieser Phase brauchen, um ihren Alltag tragfähig zu gestalten.

Anmerkung: Wie gehabt liegt auch hier der Schwerpunkt darauf, was Sie Ihrerseits beitragen können und nicht darauf, wie Angehörige konkret ihren Alltag organisieren oder Pflege gestalten.

Lernziele

Nach der Lektüre dieses Kapitels werden Sie:

- verstehen, welche Strukturen, Informationen und Impulse Angehörige benötigen.
- wissen, wie Sie als Fachkraft alltagspraktische Stärkung ermöglichen können.

5.1 Der Überforderung entgegenwirken

Pflege verändert Routinen, Rollen und Beziehungen. Sie holt das Unplanbare in den Alltag. Ob ein Pflegegrad beantragt wird, eine Krebserkrankung im Endstadium begleitet wird oder die Folgen eines Schlaganfalls zu bewältigen sind – jede Situation ist anders. Doch eines ist allen gemeinsam: Angehörige werden gefordert, weit über das hinaus, was man im Vorfeld ahnen kann.

Was Angehörige nun erwartet, ist nicht nur die Versorgung eines Patienten, sondern ein radikaler Umbau ihres Lebensalltags. Termine, Medikamente, Telefonate, Anträge, Arztgespräche – dazu die ständige Erreichbarkeit. Psychologisch bedeutet das: eine dauerhafte »Hintergrundbelastung«, die oft unterschätzt wird.

Angehörige brauchen daher jetzt:

- *Planungskompetenz*, um das Machbare im Blick zu behalten,
- *Unterstützung*, die sie davor schützt, im Gefühl der Alleinverantwortung zu versinken
- und einen realistischen *Umgang mit ihren eigenen zurückgestellten Bedürfnissen* (► Kap. 1.4.1).

Niemand schafft das allein. Angehörige sollten sich Hilfe holen – nicht irgendwann, sondern sofort. Nachstehend werden Ihnen wichtige Stellgrößen aufgezeigt, die der Angehörigen-Überforderung entgegenwirken können. Die jeweiligen Unterkapitel greifen bewusst ineinander. Sie beleuchten unterschiedliche Stellschrauben ein und derselben Aufgabe: pflegende Angehörige im Ausnahmezustand handlungsfähig, tragfähig und entlastet zu halten. Systemklärung (► Kap. 5.1.1), Vereinbarkeit (► Kap. 5.1.2), Planung (► Kap. 5.1.3) und Netzwerke (► Kap. 5.1.4) sind dabei keine Einzelmaßnahmen, sondern Teile eines zusammenhängenden Stabilisierungskonzepts. Haben Sie diese bei der Arbeit mit den Angehörigen im Blick und bringen Sie gerne auch die hier genannten Tipps zur Sprache.

5.1.1 Wer redet mit, wer trägt mit?

Wenn Sie mit einem Patienten zu tun haben, werden Sie vermutlich am liebsten nur *einen* Angehörigen als Ansprechpartner haben wollen und nicht gleich mehrere, die hier mitreden. Stimmt's? Das ist sehr verständlich und auch am praktikabelsten. Nehmen wir allerdings hier einmal die Perspektive ein, wie sich dies für den Patienten bzw. den/die Angehörigen selbst darstellt, so erkennen wir: Patientenbegleitung/Pflege betrifft nie nur eine Person, sondern stets ganze *Familiensysteme.* Aus Sicht des Patienten reden viele mit bzw. sind meist mehrere Personen in seine Pflegesituation involviert. Sobald ein Angehöriger eine Pflege übernimmt (bspw. der Ehepartner pflegt die Partnerin), wird er nach und nach merken, dass plötzlich auch andere, seien es die erwachsenen Kinder, die Geschwister des zu Pflegenden, mitreden wollen – oder auch einbezogen werden müssen. Angehörige sind sozusagen »Systemmanager« – ob sie wollen oder nicht. Der erste Schritt zur Entlastung besteht daher nicht in mehr Organisation, sondern in Klarheit darüber, wer überhaupt Teil des Systems ist und Verantwortung mitträgt.

Zur Entlastung können Sie als Fachkraft beitragen, indem Sie nachstehende Aspekte berücksichtigen:

- Es hilft (sowohl der Fachkraft als auch dem Angehörigen) frühzeitig zu *klären, wer eigentlich Teil des Systems ist:*
  - Wer gehört zum Kreis der Mittragenden (Kinder, Partner, Freunde)? Wer ist beteiligt, wenn auch wider Willen?
  - Wer ist räumlich nah, wer emotional?

- Wer hat Kapazitäten – und wer bringt vor allem Bedürfnisse ein?
- Nicht immer *decken sich die Ansprüche* der Angehörigen *mit den Wünschen* des Patienten. Es sind daher regelmäßige Gesprächstermine, klare Absprachen und eine offene Kommunikation über (Belastungs-)Grenzen anzuraten, denn sie wirken hier entlastend und beugen Konflikten vor.
- Beachten Sie, dass in Krisenzeiten wie einer Pflegesituation, die *Fragilität des Familiensystems* besonders zum Tragen kommt: Spannungen, alte Konflikte, unklare Rollenverteilungen treten dann deutlicher hervor als in unbeschwerten Zeiten. Diese Dynamiken sind oft entscheidend für Entlastung oder Überlastung – sowohl des Patienten als auch der Angehörigen. Sollten Sie solch alte Themen bemerken, raten Sie am besten zu einer professionellen Begleitung der Angehörigen, um hier Druck rauszunehmen.
- Angehörige haben nicht nur beteiligte Familienmitglieder oder Freunde zu koordinieren, sie koordinieren darüber hinaus auch *professionelle Akteure* wie Ärzte, Therapeuten, Pflegekräfte, Sozialdienste, Ämter. Eine Last, die zermürbend sein kann. Fachkräfte helfen, wenn sie diese Koordinationsrolle nicht noch vergrößern, sondern zügig Transparenz und Klarheit schaffen: Wer macht was, wann, mit wem? (siehe auch ► Kap. 5.1.3)

Ist diese Systemlandschaft erst einmal sichtbar, stellt sich für Angehörige unmittelbar die nächste entscheidende Frage: Wie lässt sich all das mit dem eigenen Leben überhaupt vereinbaren?

5.1.2 Vereinbarkeit ist kein Luxus

Pflege braucht Zeit – viel Zeit. Und diese Zeit muss irgendwoher genommen werden. Sie fällt nicht vom Himmel, sondern wird in der Regel von anderen Lebensbereichen abgezogen: Beruf, Ehe, Freundschaften, Freizeit. Wer das nicht rechtzeitig bedenkt, riskiert, dass am Ende alles zusammenbricht: der Job, die Partnerschaft, die eigene Gesundheit.

»Vereinbarkeit«[5] ist deshalb kein Luxus, sondern eine Notwendigkeit für den Angehörigen. Arbeitgebergespräche über Pflegezeitmodelle, Pflegeguides in Unternehmen oder Beratungsangebote der Krankenkassen sind wertvolle Ressourcen. Auch innerhalb der Familie sollten Aufgaben offen verteilt und Zeitfenster klar definiert werden. Wer diese Themen nicht rechtzeitig angeht, zahlt später den Preis – in Erschöpfung, Jobverlust oder zerbrechenden Beziehungen. Vereinbarkeit sichern heißt, Verantwortung realistisch zu verteilen.

Vereinbarkeit bleibt jedoch ein abstrakter Begriff, solange sie nicht in konkrete, tragfähige Planungen übersetzt wird. Genau hier setzt der nächste Schritt an.

5 »Vereinbarkeit Pflege« bezieht sich darauf, wie Menschen den eigenen Beruf und die Pflege eines ihnen nahestehenden Menschen miteinander vereinbaren können. Umfassende Broschüren und Beratungen sind im Netz zu finden.

Wer Vereinbarkeit nicht rechtzeitig thematisiert, zahlt später den Preis: Erschöpfung, Jobverlust, zerbrechende Beziehungen.

5.1.3 Planung: flexibel und tragfähig

Erstens kommt es anders, zweitens als man denkt – so banal dieser Spruch klingt, er trifft auch im Kontext einer Patientenbegleitung zu. Pflegealltag bedeutet ständige Unvorhersehbarkeit. Doch heißt das, als Angehöriger kann man gar nichts planen, da jede Planung ohnehin über den Haufen geworfen wird? Nein, denn mit Planung meinen wir hier keine in Stein gemeißelten Ablaufpläne, sondern ein Konstrukt, das handlungsfähig macht. Das System, das sich ein Angehöriger nun erschafft, sollte zwei Kriterien erfüllen:

1. Es sollte ihn auf Unvorhergesehenes *kurzfristig flexibel reagieren* lassen.
2. Es sollte ihn *langfristig tragen*, um ihn durchhalten zu lassen.

Beides wird nun dargestellt.

Planung macht Angehörige handlungsfähig, auch in Krisen.

Ad 1. Kurzfristige Handlungsfähigkeit sichern

Handlungsfähig sind Angehörige dann, wenn sie auch kurzfristig schnell und adäquat reagieren können. Was ist dafür vonnöten? Ein Großteil der Überbelastung ist auf unzureichende Kenntnis von Ansprechpartnern, Informationen und Unterstützungsoptionen zurückzuführen – denn in aller Regel ereilt den Angehörigen die Pflegesituation zum ersten Mal, man ist darauf weder vorbereitet noch dafür ausgebildet. Daher gilt es nun, genau hier anzusetzen und Kenntnisse zu vermitteln bzw. zur Verfügung zu stellen:

Klare Ansprechpartner. »Angehörige benötigen einen listenartigen Überblick zu Handlungsfeldern, Ansprechpartnern und Kontaktmöglichkeiten, damit sie im Bedarfs- oder Notfall schnell reagieren können (Hausarzt, Pflege, Sanitätshaus, Krankenkasse, …). Klären Sie zu Beginn und auch im weiteren Verlauf der Behandlung des Patienten mit den Angehörigen, wann welche Person oder Organisation wie informiert oder einbezogen werden sollte bzw. muss: Was ist das Handlungsspektrum des Hausarztes, was übernimmt der Palliativmediziner, wann ruft man die Wundversorgung, was klärt man direkt mit dem Sanitätshaus, wo will die Krankenkasse vorab einbezogen sein? Dieses Netzwerk können die Angehörigen dann auch gezielt zur Informationsbeschaffung nutzen: Wer hat welche Erfahrungen/Ideen zu Möglichkeiten der finanziellen oder immateriellen Unterstützung? Die Antworten sehen natürlich von Fall zu Fall, von Diagnose zu Diagnose und noch dazu von Randbedingung zu Randbedingung unterschiedlich aus und sind damit stets individuell zu erläutern.« (Werth, 2024, S. 287). Und gerade deshalb brauchen Angehörige eine Liste für sich und ihr Szenario, um kurze

Wege zu haben, um schnell handeln zu können und um sich sicher und gut aufgestellt zu fühlen.

Verlässliche Informationsquellen. Die wenigsten Angehörigen verfügen über ausreichende Informationen: weder über das Krankheitsbild und den -verlauf noch über die Finanzierungsquellen der Pflegesituation und der Orte, wo man Unterstützung, Beratung und Hilfe herbekommt. Woran können Angehörige sich orientieren und Entscheidungen treffen, wenn ihnen verlässliche Informationen als Fundament fehlen (uninformiert vor lauter Stress)? Diese können Sie als Fachkraft bieten bzw. vermitteln.

Selbsthilfegruppen und andere Netzwerke. Zum einen benötigen Angehörige verlässliche Informationsquellen (Ratgeber, Verbände, Pflegeberatung), zum anderen Insiderwissen und Hilfe zur Selbsthilfe. Dies erhalten sie am besten im Austausch mit Selbsthilfegruppen und anderen Netzwerken. Die meisten pflegenden Angehörigen sind isoliert und genau das wird ihnen zum Nachteil, da sie keine psychologische Entlastung, keinen Trost und keine wertvollen (Insider-)Tipps und Tricks von gleichermaßen Betroffenen erfahren. Häufig sieht man selbst den Wald vor lauter Bäumen nicht mehr, da tut ein Austausch nicht nur gut, sondern beschert ihnen auch pragmatische bzw. kreative Lösungen für ihre Fragestellungen.

Kenntnis und Verfügbarkeit von Unterstützungsangeboten. Ein weiteres Dilemma ist, dass Angehörige oftmals schlecht informiert sind, über Unterstützungsoptionen für sie bzw. ihren Patienten (Wer macht was, wenn …? Personell, finanziell, zeitlich). Wer diese nicht kennt, wird sie auch nicht nutzen können. Daher: Informieren Sie hierzu gerne. Was von alldem ist im Umfeld verfügbar? Wo ist etwas belegt, wo frei bzw. wie erfährt man das? Lassen Sie Angehörige ggf. auf Wartelisten setzen, sprechen Sie mit den zuständigen Personen oder stellen den Kontakt her, ermuntern Sie die Angehörigen, am Ball zu bleiben. Und zeigen Sie ihnen auf, wie bedeutsam die Chance ist, sich hier gut aufzustellen und somit ein stabiles Pflegesystem für ihre Situation zu etablieren.

Angehörige brauchen

- klare Ansprechpartner
  → Medizinisches, Betreuung, Versicherung/Finanzierung, seelischer Beistand …
- wichtige, verlässliche Informationsquellen
  → Ratgeber, Beratungen, Selbsthilfegruppen, Verbände
- Kenntnis von Unterstützungsoptionen
  → Arzt, Sanitätshaus, Wundmanagement, Pflege, Hospiz, Palliativ, Physio, Betreuungsangebote, Haushaltshilfen, Essen auf Rädern, Hausnotrufsysteme, ehrenamtliche Hilfen, Coaching, Therapie …
- verfügbare Unterstützungsangebote
  → personell, finanziell, zeitlich
- eigene innere Bereitschaft, diese auch in Anspruch zu nehmen
  → höchste Barriere!

Ad 2. Langfristige Tragfähigkeit sichern

Neben dem kurzfristigen handlungsfähig sein, geht es darum, die Pflegesituation langfristig anzudenken und zu planen, um die Kräfte so zu dosieren und die Planungen so gut aufzustellen, dass das Ganze dauerhaft durchhaltbar ist. Angehörige neigen hier eher dazu, von der Hand in den Mund zu leben, d. h. einfach »alles zu geben« und nicht zu schauen, wie sie dies auszehren wird. Daher leiten Sie sie an, einen Blickwinkel einzunehmen, der finanziell, kräftemäßig, personell, organisatorisch bedenkt:

- Welcher Einsatz ist auf Dauer für mich leistbar (personell, finanziell, zeitlich)?
- Welche Aufgaben lassen sich delegieren?
- Was genau wird sich in meinem Leben/Alltag durch die Patientenbegleitung verändern und wie werde ich damit umgehen? (Beispiel siehe nachstehenden Kasten)
- Wie sieht mein Entlastungsnetzwerk aus (▶ Kap. 5.1.4)?

Illustration zu »belastenden Veränderungen«

Wer zu Hause pflegt, wird sein Zuhause als Ort der Ruhe, des Rückzugs verlieren. Die Tür öffnet sich für Pflegepersonal, Therapeuten, Freunde, Versorgungspartner. Das eigene Leben schrumpft. Deshalb heißt es für Angehörige, gut für sich zu sorgen. Rückzugsorte zu finden, Rituale zum Abstandgewinnen zu etablieren (▶ Kap. 7.4.1, Kraftquellen).

Wer sich gut aufstellt, hat nicht weniger zu tun, aber weniger Stress.

Selbst die beste Planung stößt jedoch an Grenzen, wenn sie allein getragen wird – langfristige Stabilität entsteht erst dort, wo Angehörige nicht unersetzlich sein müssen.

5.1.4 Entlastungsnetzwerk aufbauen – jetzt, nicht später!

Niemand kann Pflege auf Dauer allein tragen, vor allem nicht ohne Folgen. Ein tragfähiges System bedeutet: Angehörige müssen entbehrlich sein dürfen. Nur so bleibt die Versorgung auch in Krankheitsphasen, bei eigener Erschöpfung oder in Urlaubszeiten stabil.

Ein Entlastungsnetzwerk umfasst:

- *Netzwerke*
  Gerade die bewusste Einbindung Dritter (Hospizteam, Ehrenamt, Freunde, Palliativversorgung …) entlastet psychisch enorm. Angehörige, die das Gefühl haben, alles hängt nur an ihnen, geraten in eine ungesunde Abhängigkeit – für

beide Seiten. Die größte Hürde ist meist weniger Unwissen (► Kap. 5.1.3) als vielmehr die *innere Barriere*, Unterstützungsoptionen tatsächlich in Anspruch zu nehmen (► Kap. 1.4, Überlastungsspirale). Auch wenn man gewohnt ist, ohne Hilfe auszukommen, als pflegender Angehöriger ist es nicht nur legitim, sondern notwendig, Hilfe anzunehmen. Doch Angehörige fühlen sich oftmals schuldig, wenn sie Aufgaben abgeben. Hier können Fachkräfte entlasten, indem sie spiegeln: »Entlastung ist kein Zeichen von Schwäche, sondern die einzige Chance, langfristig durchzuhalten.«

Fallbeispiel

Eine Tochter lehnt den Vorschlag ab, einen ambulanten Dienst einzubinden: »Das schaffe ich schon.« Hier hilft es, den Spiegel vorzuhalten: »Gerade weil Sie es schaffen wollen, ist Unterstützung wichtig. Sonst droht die Kraft nicht zu reichen.«

- *Selbstmanagement*
  Für Angehörige wird das eigene Selbstmanagement zur Schlüsselfrage: Kann der Angehörige Prioritäten setzen – und zwar nicht nur für den Pflegealltag, sondern auch für sich selbst? Fachkräfte können anleiten, indem sie danach fragen, wie Regeneration und Selbstfürsorge sichergestellt sind (► Kap. 7 und ► Kap. 6). Rituale, Ruheinseln oder kleine Auszeiten wirken hier stabilisierend. Häufig sind Schuldgefühle ein Hindernis – viele Angehörige glauben, sie dürften sich selbst nichts gönnen (► Kap. 3.3, Schuldgefühle). Professionelle Unterstützung bedeutet, diese Schuldgefühle ernst zu nehmen und Wege aufzuzeigen, mit ihnen umzugehen. Selbstmanagement heißt: nicht perfekt funktionieren, sondern realistisch mit den eigenen Ressourcen umgehen.

Fallbeispiel

Ein Sohn sagt: »Wenn ich ins Kino gehe, habe ich sofort ein schlechtes Gewissen.« Als Fachkraft können Sie hier entlastend benennen: »Ihre Mutter ist gut versorgt. Sie tun ihr keinen Gefallen, wenn Sie auf Dauer ausbrennen.«

- *Copingstrategien*
  Angehörige brauchen Strategien, um mit Belastung umzugehen – sei es durch Akzeptanz, Abgrenzung, Priorisierung oder auch Humor. Fachkräfte können helfen, hilfreiche Strategien zu stärken und unproduktive zu erkennen (z. B. Verdrängung oder Überaktivität). Manchmal ist auch psychologische Unterstützung sinnvoll – Beratungsstellen, Selbsthilfegruppen oder therapeutische Angebote können stabilisieren.

Fallbeispiel

Ein Ehemann reagiert auf die Erkrankung seiner Frau mit rastloser Aktivität und perfektionistischen Ansprüchen. Hier können Sie als Fachkraft einordnen: »Sie leisten enorm viel. Aber Sie müssen nicht jede Stunde ausfüllen. Manchmal ist weniger mehr – für Sie und für Ihre Frau.«

All diese Aspekte machen deutlich: Die Entlastung pflegender Angehöriger ist kein Zufallsprodukt, sondern das Ergebnis bewusster professioneller Haltung.

5.1.5 Reflektionsimpulse für Fachkräfte

Pflegealltag bedeutet für Angehörige vor allem Kontrollverlust. Ihre eigentliche Angst ist oft weniger die Pflege selbst, sondern die Unberechenbarkeit und das Gefühl der Alleinverantwortung. Genau hier können Fachkräfte nicht nur Wissensvermittler, sondern »Stabilisatoren« werden.

Um Ihr eigenes Handeln für sich zu reflektieren, bieten sich nachstehende Themen und Fragen an:

- *Systemblick entwickeln:*
  Sehe ich den Angehörigen als Einzelkämpfer – oder helfe ich ihm, das System aus Familie, Freunden und professionellen Helfern zu erkennen und zu etablieren?
- *Ressourcen sichtbar machen:*
  Unterstütze ich den Angehörigen darin, die stillen Mittragenden im Umfeld zu erkennen und einzubinden?
- *Vereinbarkeit thematisieren:*
  Spreche ich berufliche Belastungen, familiäre Verpflichtungen und mögliche Bruchstellen offen an – bevor sie eskalieren?
- *Planung fördern:*
  Helfe ich, Strukturen und Netzwerke aufzubauen, statt starre Pläne zu diktieren?
- *Hilfe legitimieren:*
  Spiegele ich, dass Hilfe annehmen Stärke und Verantwortung ist – nicht Schwäche?

Angehörige brauchen weniger Ratschläge als vielmehr Begleiter, die Ordnung ins Chaos bringen, Erlaubnis zum Loslassen geben und Strukturen sichtbar machen.

Zusammenfassend lässt sich festhalten: Überforderung entsteht dort, wo Angehörige Verantwortung allein tragen, Orientierung fehlt und Hilfe nicht legitim erscheint. Entlastung hingegen entsteht durch Klarheit, geteilte Verantwortung und das bewusste Ermöglichen von Unterstützung.

5.2 Mut machen

Als Fachkraft werden Sie oft in die Rolle geraten, Angehörige zu ermutigen. Denn die Begleitung eines Patienten kann viele Situationen mit sich bringen, die beim Angehörigen Angst, Unsicherheit oder Abwehr hervorrufen. Ohne Unterstützung fühlen sich Angehörige schnell überfordert. Ihre Aufgabe wird daher immer wieder sein, Mut zu machen, Orientierung zu geben und kleine Schritte zu erleichtern, bspw. in diesen Bereichen:

Vorbereitung auf Ungewissheit. Angehörige wissen nie genau, welche Situation sie im Patientenzimmer erwartet (bspw. in welcher Verfassung sie den Patienten antreffen, was dies ihnen abverlangen, welche Haltung und Reaktion ihrerseits von Nöten sein wird). Hier können Sie als Fachkraft Sicherheit vermitteln: indem Sie erklären, was möglich ist, und ermutigen, sich Schritt für Schritt auf Neues einzulassen.

Gefühle anerkennen. Angst, Zweifel oder sogar Ekel sind normal (▶ Kap. 3). Helfen Sie Angehörigen, diese Gefühle zu benennen und einzuordnen. Wer weiß, was in ihm vorgeht, kann besser handeln. Mut entsteht, wenn man eigene Emotionen erkennt und trotzdem aktiv wird.

Unangenehmes ansprechen. Themen wie Aufgabenverteilung, Entscheidungen zur Pflege, finanzielle Fragen oder Konflikte innerhalb der Familie können blockieren. Ermutigen Sie Angehörige, diese Punkte nicht aufzuschieben, und zeigen Sie Wege auf, sie konstruktiv anzugehen. Auch emotionale Angelegenheiten, die lange unbearbeitet blieben, brauchen Mut: Liebeserklärungen, Zweifel oder ungelöste Konflikte anzusprechen, kann verletzlich machen, ist aber oft heilsam.

Grenzen setzen. Angehörige müssen lernen, Grenzen klar zu formulieren – sei es dem Patienten (»Bitte geh' nicht so mit mir um«), Dritten (»Misch dich hier bitte nicht ein« oder »Zieh dich hier nicht raus«) oder auch sich selbst gegenüber (»Ich tue heute etwas für mich«). Machen Sie deutlich, dass Grenzen weder falsch noch unfreundlich sind, sondern Orientierung geben und Sicherheit schaffen.

Beharrlichkeit bei Institutionen. Versicherungen, Pflegeheime oder Behandler können einschüchternd wirken. Angehörige brauchen Mut, um nachzufragen oder Hilfe einzufordern. Ihre Rolle ist es, sie zu bestärken, dranzubleiben, auch wenn es unbequem erscheint.

5.2.1 Wie Sie Angehörigen Mut vermitteln

Mut bedeutet nicht, keine Angst zu spüren. Mut entsteht, wenn die Entscheidung für eine Handlung wichtiger ist als die Angst davor (frei nach Osho). Psychologisch macht das einen entscheidenden Unterschied: Wer auf das Ziel fokussiert ist, statt auf das Risiko, kann mutig handeln. Wer sich hingegen auf die Angst konzentriert, blockiert sich meist selbst. Helfen Sie daher den Angehörigen, den Fokus auf das zu richten, was sie erreichen möchten, statt auf das, was ihnen Angst macht.

Praktische Tipps

- *Zielbild vermitteln.*
  Malen Sie ein klares Bild davon, was der Angehörige erreichen kann – z. B. Sicherheit für den Patienten, Entlastung im Alltag, gemeinsame wertvolle Momente. »(…) das geht leichter, wenn man sich intensiv auf die Situation vorbereitet, sie lebhaft vor Augen hat (Hänssle, 2017; Keller, 2016; Kendall, 2006). Wer schon die gelungene Situation vor Augen hat, der wird sie auch eher erreichen können als derjenige, der sich bereits innerlich scheitern fühlt oder sieht. Wir dürfen also nicht darauf warten, dass die Angst vergeht, um dann mutig sein zu können, sondern müssen uns trotz unserer Angst entscheiden, mutig zu sein.« (aus Werth, 2024, S. 308 f).
- *Schrittweise Vorgehensweise.*
  Kleine, überschaubare Schritte erleichtern den Umgang mit unangenehmen Aufgaben, wie Körperpflege oder schwierige Gespräche.
- *Auf positive Aspekte lenken.*
  Helfen Sie, die Aufmerksamkeit auf die Wirkung des eigenen Handelns zu richten – das Gefühl, etwas Gutes zu tun, oder Erleichterung beim Patienten.
- *Erfolge sichtbar machen.*
  Anerkennung und Bestärkung fördern Vertrauen in die eigenen Fähigkeiten und steigern das Durchhaltevermögen.

Um Ihnen zwei Beispiele zu geben:

Fallbeispiel

Ein Angehöriger spricht die Angst eines Sterbenden vor dem Tod an – Mut bedeutet, sich trotz eigener Unsicherheit auf dieses Gespräch einzulassen, weil es dem Patienten Sicherheit gibt. Dann hilft es ihm vermutlich, sich sein Ziel vor Augen zu halten: dem Patienten die Angst davor zu nehmen, ihm ein stückweit Sicherheit zu vermitteln.

Fallbeispiel

Die meisten Laien benötigen auch zur körperlichen Pflege Mut – sei es, sich zu überwinden, ihre eigene Intimitätsschwelle zu überschreiten oder die Angst, etwas falsch zu machen oder aber mit dem eigenen Widerwillen/Ekel umzugehen. Die Grenzen des eigenen Komfortbereichs zu spüren ist Teil der Erfahrungen, die das mutig sein mit sich bringt. Ein Tipp für den Angehörigen ist es dann, dies Schritt für Schritt für sich weiter auszudehnen. Beispielsweise kann er Unterschiedliches ausprobieren – Handschuhe, eine Nasenklemme, ein Mantra im Sinn, Musik auf den Ohren. Fragen Sie ihn, was es ihm leichter machen könnte, was ihm helfen könnte. Lenken Sie bewusst seine Aufmerksamkeit – hin oder weg, je nachdem, was es ist: bspw. hin zu der ihm so vertrauten und geliebten Haut des anderen. Lenken Sie seine Aufmerksamkeit ggf. auch weg und hin zu den gemeinsamen Erlebnissen, die er und der Patient miteinander teilen oder hin zu der Erleichterung, die er dem Patienten möglicherweise mit seinen Handreichungen gerade verschafft (in Anlehnung an Werth, 2024, S. 309).

Wenn Angehörige mutig handeln, fühlen sie sich gestärkt und sicherer. Mut schafft Klarheit, Handlungsspielraum und emotionale Entlastung – für sie selbst und für den Patienten. Ihre Aufgabe als Fachkraft: Angehörige begleiten, bestärken, Unsicherheit sichtbar machen und ihnen zeigen: Sie können mehr, als sie denken.

Mut ist ein leiser, alltäglicher Begleiter in der Pflege. Mut bedeutet, trotz Angst oder Unsicherheit zu handeln.

- Mut, Ungewisses auszuhalten.
- Mut, Gefühlen zu begegnen.
- Mut, Unangenehmes anzusprechen und Verletzlichkeit zu zeigen.
- Mut, Grenzen zu setzen.
- Mut, Hilfe einzufordern.

5.2.2 Reflektionsimpulse für Fachkräfte

Ihren Blick schärfen sowie Ihre Impulse für die Unterstützung mutigen Verhaltens können Sie bspw. in diesen Bereichen und mittels nachstehender Fragen:

- *Mut wahrnehmen:*
  Woran erkenne ich, dass ein Angehöriger gerade mutig handelt – auch wenn es auf den ersten Blick unscheinbar wirkt? (Bspw. daran, dass er ein ehrliches Eingeständnis macht, eine Grenze setzt, eine unbequeme Frage stellt usw.).
- *Mut anregen:*
  Welche kleinen Schritte könnte ich dem Angehörigen vorschlagen, damit er sich einer schwierigen Situation stellen kann, ohne ihn zu überfordern?
- *Mut würdigen:*
  Wie kann ich sichtbar machen, dass ich den Mut des Angehörigen erkannt habe – durch Anerkennung, ein bestätigendes Wort, ein respektvolles Nicken?
- *Mut balancieren:*
  Wo erlebe ich Angehörige vielleicht als »über-mutig«, sodass sie ihre eigenen Kräfte überschreiten – und wie könnte ich hier entlastend eingreifen?
- *Mut vorleben:*
  Welche Haltung, welches Verhalten von mir als Fachkraft, kann dem Angehörigen Mut signalisieren (z. B. Ruhe, Klarheit, das offene Ansprechen von Tabuthemen)?

5.3 Den Aufmerksamkeitsfokus konstruktiv lenken

Worauf richtet sich die gesamte Aufmerksamkeit eines pflegenden Angehörigen? Zumeist auf das Zentrum des Geschehens: den Patienten. Seine Krankheit bestimmt den Tagesrhythmus, seine Befindlichkeiten setzen die Maßstäbe, seine Aufs und Abs ziehen unweigerlich den Blick auf sich.

Doch unsere Wahrnehmung folgt einer psychologischen Schieflage: Wir reagieren sensibler auf Gefahren- und Alarmsignale als auf das Positive. Negatives sticht heraus, beansprucht unsere Energie, dominiert die Gedanken. Dadurch geraten die kleinen Lichtblicke, die ebenso vorhanden sind, leicht aus dem Blickfeld. Und genau hier liegt eine Chance: Wer lernt, die Aufmerksamkeit bewusst auch auf Positives zu richten, kann das eigene Erleben, das Miteinander und die innere Stabilität nachhaltig verändern.

Im Folgenden finden Sie einige konkrete Wege, wie Angehörige ihren Aufmerksamkeitsfokus konstruktiv lenken und so gestärkt werden können.

Kleine Oasen der Freude bereiten. Freude ist ein Gegengewicht zum Erschöpfen. Und sie muss nicht groß sein: Ein Apfelkuchen mit Sahne, der Erinnerungen an frühere Familienfeste weckt. Ein Konzert, das Angehöriger und Patient gemeinsam als TV-Übertragung genießen. Oder das kleine Herz im Kartoffelbrei, das beim Servieren ein Lächeln hervorruft. Diese kleinen Gesten sind keine Nebensächlichkeiten – sie sind Kraftquellen, für beide Seiten. Jedes Mal, wenn Herz und Mundwinkel sich heben, wird das Schwere für einen Moment leichter.

Die Magie des Augenblicks auskosten. Angehörige schwingen oft zwischen »Gestern« und »Morgen«: Sie klammern sich an das Früher und fürchten zugleich das, was noch kommen mag. Doch damit verpassen sie damit das Wesentlichste: das Heute. Doch nur der Moment ist greifbar. Wer ihn bewusst auskostet, gewinnt eine Ressource, die nicht vergeht.

Sie helfen Angehörigen daher sehr, wenn Sie sie dazu auffordern, die Gegenwart in aller Intensität auszukosten. So könnten Sie bspw. sagen: »Den Augenblick, den haben Sie in der Hand. Wie das Morgen sein wird, wissen Sie nicht. Also nutzen Sie den Augenblick, wenn er gut ist, voll aus.« Mit allen Sinnen wahrnehmen, dankbar innehalten, den Moment abspeichern: So entstehen innere Schätze. Wer solche Augenblicke als Kostbarkeit empfinden kann, wird sich reich fühlen. Und das setzt der Erschöpfung, dem Abschiedsschmerz, der Angst und all dem, was in dieser Art da ist, etwas Wundervolles entgegen.

Neugierig sein auf den anderen. Krankheit bedeutet Veränderung – für beide Seiten. »Eine Erkrankung wirbelt privat wie beruflich einiges durcheinander, sie mischt sich ein, ungefragt und den alle Bereiche. (...) Schritt für Schritt, mal zügig, mal überraschend und mal schleichend, werden wir ganz neue Aspekte am anderen Kennenlernen und höchstwahrscheinlich sogar positiv überraschende, denn oftmals werden sie nach und nach ein reiferes Gegenüber antreffen. Das ist ein spannender Prozess – sofern man offen für ihn ist. Die Veränderung wird unweigerlich geschehen, auch dann, wenn wir an dem Bild festhalten, was wir von dem Erkrankten bislang hatten. Einerseits wird diese Veränderung durch einen Reifungsprozess bedingt sein – seien Sie froh, dass dem so ist, denn derjenige muss ja eine Krise bewältigen, d. h., sich einlassen auf einen Prozess mit unsicherem Ausgang und sich verändern, um ihn zu bestehen. Würde er sich nicht verändern, würde er nichts bewältigen. Andererseits gibt es natürlich auch krankheitsbedingte Veränderungen, beispielsweise zunehmende kognitive Verwirrtheit, im Zuge einer Demenz oder im Zuge eines Hirntumors. (…) Auf eine gewisse Art ist eine krankheitsbedingte Krise ein Reifungsbeschleuniger.« (Werth, 2024, S. 26). Angehörige machen es sich daher leichter, wenn sie schlichtweg neugierig und gespannt auf den Menschen sind, der jetzt aus dem Patienten werden wird und auch auf das, was es mit ihnen selbst macht, was sie über das Leben sowie über sich selbst lernen.

Sobald ein Angehöriger erwartet, dass er noch den gleichen Menschen vor sich hat, wird er enttäuscht werden, Fremdheit und Distanz spüren oder auch ungerecht dem Patienten gegenüber agieren. Sie helfen daher dem Angehörigen, wenn Sie ihn stattdessen ermuntern, neugierig zu sein – neugierig auf den Menschen, der der Patient jetzt gerade ist oder wird: In welcher Welt ist er jetzt unterwegs? Was bewegt ihn? Wie kann ich (Angehöriger) ihn dort antreffen? Wer neugierig ist, ist offen und das hilft, um mit der neuen Situation umzugehen.

Tipp

Dies gilt auch im Falle von Demenzpatienten. Auch in diesem Falle wird es Angehörigen helfen, mit dem Patienten umzugehen, wenn sie neugierig auf ihn sind. Sie könnten ihnen daher nahelegen: »Demenzpatienten ziehen sich in ihre eigene Welt zurück, sie reisen, sozusagen innerlich immer wieder zurück in die Vergangenheit. Seien Sie daher gespannt darauf, welche Phasen des Lebens der Patienten hervorholt, welche er aufgreift, welche er immer wieder durchlebt, was sie wohl für ihn bedeuten.« (Werth, 2024, S. 26).

Mehr sein als die zugewiesene Rolle/Identität. Ein Patient ist mehr als seine Diagnose. Er bleibt Vater/Mutter, Sohn, Freund, Partner, Mensch. Es mag ihm guttun, wenn es auch um andere Themen als nur die krankheitsbezogenen geht und es lässt ihn über den Tellerrand des engen Krankenzimmerhorizonts schauen, wenn er hier (dosiert) in anderes einbezogen wird, seine weiteren Identitäten (als Großvater …) aktiviert werden (bspw. durch den Enkelbesuch oder die Einladung zum Kindergeburtstag). Angehörige helfen, wenn sie diese Identitäten wachhalten – etwa durch Enkelbesuche, Gespräche über Alltägliches oder kleine Einladungen ins »normale« Leben.

Gleichzeitig gilt: Auch Angehörige sind mehr als nur Begleiter. Sie haben ein eigenes Leben, das auch außerhalb des Krankenzimmers weitergeht. Sie dürfen und sollten nicht vollständig in der Begleiterrolle aufgehen (siehe nächster Abschnitt).

Sich selbst im Blick haben – Selbstfürsorge. Die Aufmerksamkeit darf nicht ausschließlich beim Patienten verharren. Angehörige brauchen ebenso den Blick auf sich selbst – ihre eigenen Bedürfnisse, Grenzen und Ressourcen. Darauf wird das nächste ► Kap. 6 eingehen: Selbstfürsorge – denn nur wer auch auf sich achtet, kann dauerhaft für andere da sein.

Angehörige gewinnen Kraft, wenn sie lernen, den Fokus bewusst zu lenken – nicht weg vom Patienten, sondern hin zu einer Balance. Zwischen Belastung und Freude, zwischen Gegenwart und Zukunft, zwischen Fürsorge für den anderen und Fürsorge für sich selbst. Unterstützen Sie den Angehörigen, sich hierauf zu fokussieren und es wird ihn kraftvoller und zufriedener sein lassen in dieser schwierigen Phase.

5.3.1 Reflektionsimpulse für Fachkräfte

- *Aufmerksamkeitslenkung beobachten:*
  Worauf richtet der Angehörige im Gespräch spontan seine Aufmerksamkeit – eher auf Belastungen, Defizite, Sorgen? Oder gelingt es ihm, auch Positives zu benennen?
- *Impulse geben:*
  Wie können Sie den Angehörigen darin unterstützen, den Blick behutsam zu weiten, ohne seine Sorgen zu bagatellisieren? Welche Sätze, Fragen oder kleinen Interventionen helfen dabei?
- *Ressourcen sichtbar machen:*
  Welche Momente von Freude, Gelassenheit oder Nähe nimmt der Angehörige vielleicht selbst gar nicht wahr – und wie könnten Sie diese ins Bewusstsein holen?
- *Neugier anregen:*
  Wo könnten Sie den Angehörigen ermuntern, nicht am »alten Bild« des Patienten festzuhalten, sondern neugierig den Menschen wahrzunehmen, der jetzt sichtbar wird?
- *Balance achten:*
  Wie können Sie Angehörigen signalisieren, dass es legitim ist, die Aufmerksamkeit auch auf ihr eigenes Leben zu richten – und dass Fürsorge für sich selbst kein Egoismus ist, sondern eine Voraussetzung, um durchzuhalten?

5.4 Zusammenfassung

Pflegende Angehörige stehen im Alltag vor einer doppelten Herausforderung: Sie tragen nicht nur die Verantwortung für die Versorgung des Patienten, sondern müssen zugleich ihr eigenes Leben, ihre Rollen und Beziehungen neu ordnen. Pflege bedeutet immer Ausnahmezustand – und doch muss dieser Ausnahmezustand alltagstauglich werden, damit Angehörige nicht unter der Last zusammenbrechen.

Die vorangegangenen Abschnitte haben gezeigt: Entlastung entsteht nicht zufällig, sondern durch gezielte Strukturen, durch Information, durch Netzwerke und durch die bewusste Legitimation von Hilfe. Angehörige brauchen ein Umfeld, das sie nicht weiter vereinzelt, sondern sie trägt – emotional, organisatorisch und praktisch. Fachkräfte spielen hier eine Schlüsselrolle: Sie können den Blick weiten, Ordnung ins Chaos bringen und Angehörige ermutigen, Verantwortung zu teilen, statt sie allein zu schultern.

Tragfähigkeit im Pflegealltag entsteht vor allem durch:

- *Struktur* – Planung, klare Ansprechpartner, verlässliche Absprachen.
- *Information* – Wissen über Krankheitsbild, Rechte, Finanzierung und Unterstützungsoptionen.
- *Netzwerke* – Einbindung von Familie, Freunden, Fachstellen, Ehrenamtlichen und Verbänden.
- *Unterstützung* – personell, emotional, finanziell, durch professionelle Dienste.
- *Selbstfürsorge* – Rituale, Rückzugsorte, Psychohygiene und die Fähigkeit, Schuldgefühle beim »Loslassen« zu relativieren.

Entscheidend ist: Angehörige müssen spüren, dass sie nicht alleine sind. Wer sie als Teil des Versorgungssystems ernst nimmt, stärkt nicht nur ihre Belastbarkeit, sondern auch die Qualität der Begleitung des Patienten. Es geht nicht darum, die Last kleinzureden, sondern darum, Wege aufzuzeigen, wie sie geteilt bzw. getragen werden kann. Damit wird deutlich: Pflege im Alltag gelingt nur, wenn Angehörige sowohl *stabilisiert als auch entlastet* werden. Und diese Stabilisierung ist keine Nebensache, sondern ein zentrales Element professioneller Versorgung. Denn nur wenn Angehörige durchhalten, bleibt auch die Versorgung für den Patienten gesichert.

Der nächste Schritt führt deshalb folgerichtig zur Selbstfürsorge: Wer dauerhaft für andere da sein will, braucht die Fähigkeit sowie die innere Erlaubnis, auch für sich selbst zu sorgen.

6 Die Herausforderung »Selbstfürsorge«

Wer ständig gibt und sich für andere engagiert, muss auch dafür sorgen, dass wieder Kraft nachkommt und dass nicht zugleich die eigene Substanz angegriffen wird. Nur, wer sich um sich selbst kümmert, wer sich selbst in diesem Sinne gut erhält, kann auch kraftvoll für den anderen da sein. Doch für sich selbst zu sorgen – also Selbstfürsorge zu betreiben – hört sich für viele Menschen zunächst merkwürdig an. Warum? Weil wir es gewohnt sind, Verantwortung primär für andere zu übernehmen. Für Kinder, für Partner, für Patienten. Kaum jemand wurde dagegen von klein auf darin ermutigt, die eigene Erschöpfung rechtzeitig wahrzunehmen oder die eigenen Bedürfnisse ernst zu nehmen. »Reiß dich zusammen« und »Die anderen gehen vor« sind Botschaften, die in vielen Biografien tief verankert sind. Im Pflegekontext kann das fatal sein: Wer dauerhaft die eigenen Grenzen übergeht, gefährdet nicht nur die eigene Gesundheit, sondern auch die Begleitung und Versorgung des Patienten.

Daher möchte ich Ihnen in diesem Kapitel erläutern,

- was Selbstfürsorge ist und weshalb bei Begleitung und Pflege ausreichende Erholungsweisen existenziell werden (► Kap. 6.1).
- wie wichtig es ist, dass Angehörige ihre Bedürfnisse ernst nehmen und warum es ihnen vermutlich schwerfallen mag, dies zu tun (► Kap. 6.2).

Lernziele

Nach der Lektüre dieses Kapitels:

- verstehen Sie die psychologische Funktion und Bedeutung von Selbstfürsorge für pflegende Angehörige,
- können Sie die häufigsten Gründe benennen, die Selbstfürsorge erschweren,
- wissen Sie, in welchen Bereichen Sie Angehörige unterstützen können, Selbstfürsorge zu betreiben und als Ressource zu nutzen.

6.1 Was Selbstfürsorge ist

Selbstfürsorge ist nicht nur ein »nettes Extra«, das man sich in entspannten Zeiten gönnt. Gerade in stressigen Phasen, wie sie die Begleitung eines erkrankten Menschen mit sich bringt, ist sie entscheidend – für Gesundheit, Leistungsfähigkeit und psychisches Wohlbefinden. Wenn erste körperliche Warnzeichen auftreten, wie Kopfschmerzen, Verspannungen oder Schlafprobleme, ist es höchste Zeit, innezuhalten und wieder bewusst auf die eigenen Bedürfnisse zu hören.[6]

Selbstfürsorge bedeutet weit mehr als Wellness oder ein gelegentliches »Tu dir etwas Gutes!«. Psychologisch betrachtet ist sie die *aktive Gesunderhaltung*[7] *von Körper, Geist und sozialen Beziehungen.* Dazu gehören:

- *Physisch*
  Bewegung, Schlaf, Ernährung und ein ausgewogenes Verhältnis zwischen Anspannung und Entspannung.
- *Psychisch/mental*
  Das eigene Wohlbefinden sichern, die eigenen Fähigkeiten erkennen und einsetzen, den Alltag bewältigen und sich als wirksamer Teil der Gemeinschaft erleben.
- *Sozial*
  Sich in unterstützende, tragfähige Beziehungen einzubetten – Qualität vor Quantität.

6.1.1 Warum Selbstfürsorge für pflegende Angehörige unerlässlich ist[8]

Wie Sie in diesem Buch nun ausführlich nachlesen konnten, ist Angehöriger eines Patienten zu sein fordernd und belastet in vielfältiger Weise. Es beinhaltet Anforderungen und damit auch Stressoren verschiedenster Art:

- *Zeitlich*
  Angehörige jonglieren oft Beruf, Familie und Pflege und stehen unter permanentem Zeitdruck.
- *Emotional*
  Angst, Sorge und Ohnmacht gehören dazu und beanspruchen die emotionale Kraft stark (► Kap. 3, Gefühle).

6 Im psychologischen Sinne treffender wäre der Begriff »Gesunderhaltung« oder »Selbsterhalt«, denn mit »Sorge« hat Selbstfürsorge eigentlich nur zu tun, wenn man sie vernachlässigt.

7 Gemäß der WHO von 1948 ist Gesundheit »ein Zustand des vollständigen körperlichen, geistigen und sozialen Wohlergehens und nicht nur das Fehlen von Krankheit oder Gebrechen«.

8 in Anlehnung an Werth, 2024, S. 175 ff.

- *Situativ*
  Krankheitsverläufe, wechselnde Bedürfnisse des Patienten und Erwartungen Dritter erzeugen ständige Unsicherheiten.
- *Die eigene Person betreffend*
  Eigene Ansprüche, Selbstzweifel und ungelöste Konflikte zerren an den Ressourcen und ihre Selbstmanagementkräfte werden aufs Äußerste gefordert.
- *Sozial*
  Organisation und Koordination von Pflege, Familie und Freizeit reduzieren die Zeit für selbst wertvolle Kontakte.

Aus der Forschungsliteratur lässt sich ein ganz deutlicher Schluss ziehen:

- Angehörige werden nicht umhinkommen, in adäquater Weise auf die bei ihnen *bestehende Belastung* zu reagieren! Denn: wer sich diesen Belastungen aussetzt, muss bewusst Energie zuführen, sonst drohen Erschöpfung und gesundheitliche Schäden. Unser »Energietank« leert sich kontinuierlich unter Stress (Luczak & Rohmert, 1997; McEwen, 1998; Meijman & Mulder, 1998).
- *Ermüdung* ist eine Schutzhemmung des Menschen, sie zeigt an, dass er Erholung benötigt. Sie dauernd zu übergehen oder bspw. durch Koffeinaufnahme zu überwinden, führt dazu, dass wir zunehmend an innerste Reserven gehen und dies kann gesundheitliche Schädigungen nach sich ziehen (Semmer & Kottwitz, 2011).
- *langanhaltende, starke Belastung schwächt:* Wer starken Anforderungen oder Stressoren ausgesetzt ist, so wie es als Angehöriger eines Patienten meist der Fall ist, erholt sich in dieser Zeit weniger gut. Das kennen Angehörige nur allzu gut: der Schlaf ist wenig erholsam, ihr Freizeitleben ist nicht so unbeschwert wie es einmal war oder auch gar nicht mehr vorhanden und die Leichtigkeit des Lebens ist ihnen möglicherweise grad gänzlich abhandengekommen.
- aufgrund *unzureichender Erholung* (also auch mangelnder Erholungsqualität) entstehen gesundheitliche *Beeinträchtigungen* (Kivimäki et al., 2006; Sluiter, De Croon, Meijman & Frings-Dresen, 2003; Van Amelsvoort, Kant, Blütmann & Swaen, 2003) (für Hinweise zu adäquater Erholung: ▶ Kap. 7, Regeneration).
- es können *Aufschaukelungs-Effekte* entstehen, indem mittelfristig nicht nur die momentane Erholung, sondern ebenso die *Erholungsfähigkeit*, d.h. die eigene Fähigkeit, sich wieder zu erholen, beeinträchtigt wird und das ist die weitaus größte Gefahr. Es entsteht ein Teufelskreis: Die Fähigkeit, sich zu erholen, nimmt ab, obwohl die Belastung bleibt oder steigt. Umso wichtiger ist es, regelmäßige Erholungsphasen bewusst einzuplanen. Die gute Nachricht aber lautet: Wer sich regelmäßig gut erholt, ist in Folge wieder leistungsfähiger (Binnewies, Sonnentag & Mojza, 2010; Kühnel, Sonnentag & Westman; 2009) und wird weniger stark von Stressoren beeinträchtigt.
- Auch hoch resiliente Angehörige brauchen Selbstfürsorge. Resilienz[9] schützt nicht vor Belastung, sondern nur davor, wie schnell man durch sie »umgehauen«

9 Resilienz (»resilire« bedeutet »zurückspringen« oder »abprallen«) beschreibt die psychische Widerstandskraft von Menschen, die es ermöglicht, auf wechselnde Lebenssituationen und

wird. Wer sich selbst regelmäßig stärkt, kann besser reagieren, klar denken und handeln – für sich selbst und den Patienten.

Halten wir also fest: Es ist normal, dass Menschen in solchen Beanspruchungszeiten ermüden und es ist ein Naturgesetz, dass es dann Erholung und Regeneration braucht (Semmer & Kottwitz, 2011; vgl. ausführliche Darstellung in ► Kap. 7, Regeneration). Es ist eine ebenso natürliche Konsequenz, dass es bei ausbleibender oder unzureichender Erholung bei den Betreffenden zu Folgen wie Erkrankung oder Zusammenbruch kommt.

6.1.2 Was Selbstfürsorge konkret bedeutet

Selbstfürsorge bedeutet somit, Verantwortung für das eigene Wohlergehen zu übernehmen. Viele Menschen empfinden es zunächst ungewohnt, sich selbst wichtig zu nehmen – besonders, wenn sie es ihrerseits gewohnt sind, für andere zu sorgen. Die Sorge für sich selbst wird oft als egoistisch empfunden, obwohl sie die Grundlage dafür ist, überhaupt für andere da sein zu können.

> »Wie kommt es dazu? Es ist keineswegs ein Indikator dafür, dass es nicht angemessen oder notwendig sei (!), sondern vielmehr Ergebnis unserer Sozialisation: Überwiegend wurden wir (insbesondere all jene bis zur Generation der »Babyboomer«[10]) kulturell und biografisch dazu erzogen und geprägt, nach anderen (anstatt nach uns selbst) zu sehen und haben kaum gelernt, unsere eigenen Bedürfnisse und Grenzen zu erkennen oder unser Wohlergehen wichtig zu nehmen. Viel zu geben und gut zu funktionieren erscheint meist tugendhafter – teils bis zur heldenhaften Selbstaufgabe. Dass dies höchst dysfunktional ist und auch gesundheitsschädlich sein kann, brauche ich Ihnen sicher nicht herzuleiten.
>
> Nur wer sich um sich selbst kümmert, wer sich selbst im obigen Sinne gesund erhält, kann auch für den anderen da sein. Ja, in diesem Sinne ist es die Verantwortung eines jeden Angehörigen, sich selbst für Begleitung und Pflege als Ressource zu erhalten.« (aus Werth, 2024, S. 182f.)

Ja, ich möchte sogar noch einen Schritt weiter gehen: Es ist vermutlich sogar eine Zumutung, zugleich die Person zu sein, die sich kümmert und die Person, um die man sich selbst auch noch kümmern muss – doch es ist möglich und notwendig!

> »Kurzum: Im Kontext der Begleitung oder Pflege eines Patienten ist der Umgang mit den eigenen Bedürfnissen die Wurzel allen Handelns, ja, die absolute Grundvoraussetzung für das eigene Wohlergehen und damit auch für die Patientenbegleitung, liebevolle Zuwendung oder Pflege.

Anforderungen in sich ändernden Situationen flexibel und angemessen zu reagieren und stressreiche, frustrierende, schwierige und belastende Situationen ohne psychische Folgeschäden zu meistern (Stangl, 2025; für einen Überblick siehe Fletcher & Sarkar, 2013; Hu et al., 2015; Lee et al., 2013; Oshio et al., 2018). Dazu zählen negative Belastungen (wie Rückschläge oder Konflikte) ebenso wie positive Ereignisse (bspw. eine Auszeichnung, auf eine neue Position berufen zu werden; Eltern zu werden), denn auch Positives kann einen Menschen aus dem Gleichgewicht bringen.

10 Als Babyboomer bezeichnet man jene Generation, die zu den Zeiten steigender Geburtenraten (dem »Babyboom«) nach dem zweiten Weltkrieg geboren wurden. In Deutschland werden die im Zeitraum von 1955 bis 1969 Geborenen (je nach Quelle auch die Ende der 50er bis Anfang der 70er Jahre Geborenen) als Babyboomer-Generation angesehen.

Manche Menschen lernen das bereits in der Kindheit, einige vergessen diese Fähigkeit wieder, andere erwerben sie erst im Erwachsenenalter. Falls jemand Sie fragt, ob er diese Fähigkeit überhaupt besitzt oder entwickeln kann, können Sie ihn beruhigen: Die Fähigkeit zur Selbstfürsorge ist uns sozusagen angeboren, denn sie ist lebensnotwendig. Nur weil jemand sie derzeit nicht spüren kann, bedeutet dies nicht, dass er unfähig dazu ist, sondern vielmehr, dass diese Fähigkeiten in ihm bislang noch nicht zu Tage gefördert oder trainiert wurden.« (aus Werth, 2024, S. 183)

Wenn jemand bis jetzt eine eher negative Haltung zum Thema Selbstfürsorge hatte, heißt das nicht, dass er nun für den Rest seines Lebens so denken muss. Laden Sie ihn ein, sich zu erlauben, eine neue Haltung kennenzulernen, sie nach und nach auszuprobieren.

Beispiele für Selbstfürsorge im Alltag

Handlungen der Selbstfürsorge können so bunt und individuell sein, wie die Lebenssituationen der Betreffenden. Im Pflegealltag gut zu integrieren sind bspw. solche Handlungen:

- *Mikropausen*
  3–5 Minuten bewusst tief atmen, Fenster öffnen, eine Tasse Tee in Ruhe trinken.
- *Sinnesanker*
  Duftöl, Kerze oder Musik bewusst einsetzen, um kurz »umzuschalten«.
- *Körperübungen*
  Progressive Muskelentspannung, Yoga-Übungen, ein Spaziergang ums Haus, auch wenn es nur zehn Minuten sind.
- *Aktivierung*
  Liegestütze, Sit-ups oder eine kurze Dehnungssequenz, um Spannungen körperlich abzubauen.
- *Mentale Erholung*
  Traumreisen, geführte Meditationen (z. B. über Apps wie Calm oder 7Mind).
- *Soziale Mini-Impulse*
  Ein kurzer Anruf bei einer Freundin, ein Gespräch mit einem lieben Menschen, auch per Sprachnachricht.
- *Genussmomente*
  Ein Stück Schokolade ohne schlechtes Gewissen, ein Kaffee in Ruhe, ein bewusstes Lächeln beim Blick aus dem Fenster.

Möglicherweise beinhaltet Selbstfürsorge aber auch Aktivitäten mit dem Patienten, bspw. wünschen sich Angehörige mehr Ausflüge oder Spaziergänge und haben nun ein Rollstuhltaxi engagiert, dass sie an die jeweiligen Orte fährt, sodass sie mit dem Patienten ihren eigenen/gemeinsamen Interessen nachgehen und Erlebnisse außerhalb der häuslichen Pflege erleben können. Vieles wird möglich sein und sicherlich haben Selbsthilfegruppen wie auch Verwandtschaft und Freundeskreis hier auch gute Ideen zu. »Gemeinsam statt einsam« wäre ein tolles Motto.

Infobox: Wie lässt sich Selbstfürsorge in den Alltag integrieren?

- *Strukturell verankern*
  Selbstfürsorge wie Zähneputzen behandeln. Kleine Routinen täglich einplanen, z.B. jeden Morgen vor dem Anziehen 5 Minuten Atemübung.
- *Verbindlichkeit schaffen*
  Kurs buchen, Verabredung mit Freundin oder Nachbar machen, um sich selbst an Absprachen zu binden.
- *Unterstützung organisieren* (um den Patienten gut versorgt zu wissen)
  Wer könnte stundenweise entlasten: Nachbarschaftshilfe, Ehrenamtliche, Tagespflege, Kurzzeitpflege? Schon kleine Zeitfenster ermöglichen Freiraum.
- *Realistische Zeitfenster*
  Lieber 10 Minuten regelmäßig etwas Selbstfürsorge/Zeit für sich als 2 Stunden am Stück, die man nie findet. Kleine, konsequente Einheiten wirken besser als seltene »Luxusauszeiten«.
- *Priorität setzen*
  Selbstfürsorge-Zeiten im Kalender markieren und nicht sofort streichen, wenn etwas »dazwischenkommt«.

Tipp

Erinnern Sie Angehörige daran, dass Selbstfürsorge nicht aufwendig sein muss. Schon kurze, wiederkehrende Routinen verändern das Stressempfinden deutlich und verhindern, dass sie in die »unsichtbare Patientenrolle« geraten.

6.2 Warum Selbstfürsorge und Hilfe annehmen schwerfallen

So ein selbstfürsorglicher Umgang mit sich klingt gut und logisch? Und dennoch haben Sie vermutlich die Erfahrung gemacht, dass Angehörige gänzlich abwehrend auf all solche Vorschläge Ihrerseits reagieren, dass Ihnen Abwehr, Gegenargumentationen oder Kopfschütteln entgegenwehen. Insbesondere, wenn man als Außenstehender Betroffene darauf anspricht, dass sie doch bitte zu ihrer Situation Unterstützung hinzuziehen mögen, erhält man typischerweise Reaktionen wie (Werth, 2024, S. 184):

- Es geht doch noch!
- Das würde sie/er nicht wollen!
- Das kann man doch nicht machen!

- Ich kann ihn doch nicht einfach in ein Pflegeheim abschieben!
- Was denken denn die anderen, wie sähe das denn aus?
- Ich brauche das nicht!
- Ich darf meine Bedürfnisse nicht so wichtig nehmen, ich bin immerhin gesund!
- Er braucht mich doch!
- So wichtig sollte ich mich nicht nehmen.

Was ist es, das Angehörige davon abhält, Hilfen anzunehmen – obwohl Unterstützung so guttun und auch notwendig sein würde und sie dem rational vielleicht sogar zustimmen würden: Warum fällt es so schwer? Warum können Angehörige Hilfe so schlecht zulassen? Typischerweise sind hier Mechanismen dieser Art am Werk:

- Angehörige haben ein *schlechtes Gewissen*, wenn sie etwas »nur für sich« machen (► Kap. 6.2.1).
- Ein sog. *Glaubenssatz* treibt sie an und lässt nicht zu, dass sie für sich sorgen (► Kap. 6.2.2).
- Angehörige nehmen ihre eigenen *Bedürfnisse nicht ernst genug*, bemerken sie nicht oder zu spät (► Kap. 6.2.3).

Alle drei Mechanismen werden nachfolgend dargestellt.

6.2.1 Das schlechte Gewissen steht dagegen – »Ich kann mich doch nicht einfach um mich kümmern«

Angehörige werden oftmals von *Schuldgefühlen* geplagt (► Kap. 3.3). Allerdings fußen diese noch lange nicht auf einer zutreffenden Grundlage, bspw. weil sie sich darauf beziehen, dass der Angehörige sich fälschlicherweise dafür verantwortlich fühlt, dass der Patient (ganz gleich woran) erkrankt ist. Sicherlich tun Sie daher gut, wenn Sie in einem solchen Fall klar aussprechen, was Fakt ist: Angehörige sind nicht dafür verantwortlich, wenn jemand erkrankt oder zeitweilig leidet. Sie sind nur dafür verantwortlich, wie sie sich ihrerseits dazu verhalten, wie würdig und mitfühlend sie ihn begleiten sowie wie gut sie in der Zeit mit sich selbst umgehen (letzteres meint, ob sie sich selbst wichtig nehmen und Selbstfürsorge betreiben).

Darüber hinaus können Angehörige ein *schlechtes Gewissen haben, eben weil sie ihre Belange in den Vordergrund stellen* und sich einfach mal nur um sich kümmern. Sie erleben sich bspw. als egoistisch, wenn sie sich Dinge erlauben (wie zu feiern, zu genießen, Leichtigkeit zu tanken), während der Patient dies nicht kann bzw. leidet. Gründe dafür, sich dies nicht zu erlauben, finden sich oft gleich mehrere (Werth, 2024, S. 186):

- Sie fühlen sich *verpflichtet, die Erkrankten zu schonen.* Sie meinen, ihre eigenen Themen und Belastungen nicht zeigen zu dürfen, weil das die kranke Person noch mehr belasten würde.

- Sie *werten ihre eigene Belastung ab:* »Meine Probleme sind angesichts der Probleme des Erkrankten nichtig.«
- Sie haben *Angst, vor anderen schlecht dazustehen:* »Wie sieht das denn aus, wenn ich meine Belange angesichts der schweren Erkrankung des nahestehenden Patienten in den Vordergrund stelle?«

Ein schlechtes Gewissen zu verspüren ist verständlich, doch es ist kein guter Ratgeber.

Wie können Sie als Fachkraft hier zu einer Entlastung beitragen?

Die Kunst liegt darin, Angehörigen das Recht auf Selbstfürsorge zu vermitteln, ohne dass sie sich moralisch »schuldig« fühlen. Einige wirksame Wege sind:

- *Perspektivenwechsel fördern*
  Angehörige werden angeleitet zu überlegen, was der Patient wohl selbst wünscht. Oft ergibt sich daraus: »Ja, er/sie will, dass ich auch auf mich achte.« Fragen Sie bspw. »Nützt es Ihrem Patienten, wenn Sie seelisch und/oder körperlich Schaden nehmen? Und möchte er das?« Ermuntern Sie den Angehörigen, seine Gedanken und Gefühle gegenüber dem Patienten offen anzusprechen. Oftmals reagieren Patienten dann so, dass sie den Angehörigen bestärken, sich Zeit für sich zu nehmen und vielleicht sogar erleichtert darüber sind. Denn die Patienten wiederum quält häufig die unausgesprochene Sorge, ihren Liebsten eine Last zu sein (in Anlehnung an Werth, 2024, S. 186).
- *Gefühl vs. Realität trennen*
  Klarstellen, dass Schuldgefühle nicht automatisch Schuld bedeuten. Gefühle sind Hinweise auf Verantwortung, nicht auf Versagen. Sie könnten so etwas sagen wie: »Sich schuldig zu *fühlen* heißt nicht zugleich, schuldig zu *sein.* Ihr Gefühl von Schuld zeigt nicht notwendigerweise, dass Sie etwas Falsches oder Verwerfliches machen, sondern vermutlich eher, wie viel Verantwortung Sie empfinden.« (aus Werth, 2024, S. 187, in Anlehnung an Universitätsambulanz für Motoneuroerkrankungen, 2023).
- *Offene Kommunikation unterstützen*
  Ermuntern Sie den Angehörigen, Gedanken und Sorgen zu äußern – nicht nur gegenüber Fachkräften, sondern auch gegenüber dem Patienten selbst. Häufig entlastet diese Ehrlichkeit beide Seiten. Ebenso unterstützen hier Fragen wie diese den Perspektivenwechsel: »Wird Ihr Patient langfristig mehr davon profitieren, wenn Sie sich selbst aufreiben oder wenn Sie Kräfte tanken?« Oder auch: »Was würden ein Freund an Ihrer Stelle tun?«

Es geht also darum, dass Sie gegenüber dem Angehörigen Selbstfürsorge als Teil der Verantwortung für den Patienten benennen: Wer sich selbst schützt und stärkt, kann langfristig besser begleiten. Der entscheidende psychologische Hebel liegt darin, die Legitimität der eigenen Bedürfnisse wiederherzustellen, ohne dass das Gefühl entsteht, egoistisch oder verantwortungslos zu handeln.

6.2.2 Glaubenssätze können es schwer machen – »Ich bin stark und brauche keine Hilfe«

Ein weiterer, sehr subtiler Steuerungsmechanismus, dem wir alle unterliegen, sind sogenannte Glaubenssätze, die wir in uns tragen. Sie wirken wie unsichtbare Leitplanken, die das Denken und Handeln bestimmen – oft stärker als rationale Argumente.

Was Glaubenssätze so mächtig macht

Glaubenssätze sind tief verankerte Überzeugungen, die wir als »wahr« annehmen. Sie entstehen aus persönlichen Erfahrungen, die wir im Verlauf unseres Lebens gemacht haben: Seien es Dinge, die wir in der Kindheit von unseren Eltern und Bezugspersonen (bspw. »Ohne Fleiß kein Preis« oder »Streng dich an, du bist sonst nicht gut genug«) gelernt haben oder die wir im Erwachsenenalter von Freunden, Partnern oder Vorgesetzten erworben haben.

Sie haben zwei Seiten: Ihr Vorteil ist, sie geben Orientierung in komplexen Situationen. Ihr Nachteil ist jedoch: Sobald sie zu strikt werden, blockieren sie Lernprozesse, Veränderung und Selbstfürsorge, weil alles Handeln durch sie gefiltert wird – oft unbewusst. Rational mag ein Angehöriger also wissen: »Ich bin überlastet, ich brauche Hilfe, ein Pflegeheim wäre sinnvoll.« Trotzdem folgt er einem inneren Kompass, der sagt: »Ich muss alles allein schaffen« oder »Ich darf niemanden abgeben«. Das kann sogar so stark sein, dass der Angehörige bereit ist, extreme Anstrengungen auf sich zu nehmen, nur um den Glaubenssatz zu bestätigen (siehe dazu Fallbeispiel).

Beispielgespräch zum Glaubenssatz »Wenn ich nicht alles kontrolliere, geht es schief!«

Eine Klientin, Mitte 40, erfolgreiche Projektmanagerin, klagte über Schlafprobleme und ständige innere Anspannung. Irgendwann sagte sie im Brustton der Überzeugung: »Wenn ich nicht alles im Blick habe, bricht das Chaos aus. Ich MUSS die Kontrolle behalten!«

Ich fragte sie: »Haben Sie denn ein Beispiel, wo es mal ohne Ihre Kontrolle funktioniert hat?« Sie überlegte kurz – und erzählte dann, leicht genervt: »Letztes Jahr. Ich hatte eine Blinddarm-OP und lag drei Tage im Krankenhaus. Mein Mann hat in der Zeit den Haushalt geschmissen.« Ich: »Na, das klingt doch gut!« Sie (verzieht das Gesicht): »Er hat die Hemden falsch herum aufgehängt und die Bolognese-Soße mit Zimt gewürzt. ZIMT!«

Ich schmunzle. »Und? Sind alle gestorben?« Sie schnaubt. »Nein. Im Gegenteil. Die Kinder fanden's mega. Jetzt will mein Sohn immer Zimt in der Tomatensoße. Und mein Mann bügelt seither freiwillig.«

Pause.

Ich: »Klingt, als sei Chaos manchmal ziemlich produktiv.« Sie lacht. »So ungern ich's zugebe. Da haben Sie wohl recht.«

Glaubenssätze wie *»Ich muss alles kontrollieren«* halten uns oft in Dauerspannung. Die Wahrheit ist: Wenn wir loslassen, fällt selten alles auseinander – aber oft bricht unser Glaubenssatz überraschend einfach zusammen.

Typische Glaubenssätze von Angehörigen

»Ich kann ihn doch nicht einfach in ein Pflegeheim abschieben!«
Hier mischen sich Moral, Schuldgefühle und emotionale Verantwortung. Auch wenn objektiv klar ist, dass Entlastung nötig wäre (»Ich kann nicht mehr, ich will nicht mehr, es ist mir alles viel zu viel!«), verhindert der Glaubenssatz, dass Hilfe angenommen wird (»Das macht man einfach nicht. Das wäre nicht gut für ihn. Das würde er mir auf ewig übelnehmen!«). Es entsteht ein inneres Dilemma: Liebe und Fürsorge kontra Selbstschutz.

»Ich sollte es allein machen/schaffen!«
Der Glaube, alles alleine leisten zu müssen, ist eng verknüpft mit Selbstwert und Identität. Hilfe anzunehmen, fühlt sich an wie Wertverlust oder Versagen: »Sobald uns jemand hilft, haben wir es ja nicht mehr »allein« gestemmt, sind wir gefühlt/vermeintlich dadurch weniger wichtig, weniger unersetzbar, weniger stark, weniger leistend. Würden wir Aufgaben abgeben, so mag uns dies das Gefühl geben, nicht alles zu tun und zu geben, was möglich ist, nicht »auszureichen«, im schlimmsten Fall sogar zu versagen.« (Werth, 2024, S. 188f.). Gleichzeitig wird dadurch oft die eigene Belastung vergrößert – ein paradoxer Effekt: Wer sich über den Glaubenssatz definiert, wird gerade durch dessen Einhaltung geschwächt.

Wie können Sie als Fachkraft dazu beitragen, den Angehörigen in puncto Glaubenssatz zu entlasten?

Praktisch bedeutet das für Fachkräfte: Statt gegen die Glaubenssätze anzurennen, lohnt es sich, dialogisch zu arbeiten, z. B.:

- »Mir scheint, Sie fühlen sich verantwortlich, alles allein zu leisten. Was wäre, wenn Sie trotzdem Hilfe annehmen und dadurch langfristig besser für Ihren Angehörigen da sein könnten?«
- »Wenn Sie Ihren Wunsch »stark sein zu müssen«, ernst nehmen – wie könnten Sie trotzdem Ihre eigenen Kräfte schützen?«

So wird Selbstfürsorge nicht als Widerspruch zum Verantwortungsgefühl erlebt, sondern als starker, konstruktiver Teil der Fürsorge.

Sagen Sie dem Angehörigen ruhig wortwörtlich: »Sie sind und bleiben ein genauso guter Partner (oder guter Sohn, gute Tochter, guter Freund), wenn Sie nicht alles alleine machen. Und es ist sehr verständlich und vollkommen normal, wenn Sie es zwar alleine machen *wollen*, aber nicht (immer alles) alleine *schaffen*. Ihre Hauptaufgabe ist, selbst gesund und damit dem Patienten erhalten zu bleiben.«

Dass keine Hilfe angenommen wird, ist einer der ganz großen K.-o.-Kriterien in der Patientenbegleitung und macht es sehr wahrscheinlich, dass die Betreffenden früher oder später als »unsichtbare zweite Patienten« anzutreffen sind (▶ Kap. 1.4). Daher: Ermutigen Sie die Angehörigen, klug und wertschätzend mit sich selbst umzugehen. Räumen Sie mit falschen Glaubenssätzen auf und fordern Sie sie immer wieder auf, Unterstützung nicht nur anzunehmen, sondern auch das Patienten-Begleitungssystem von vornherein nicht nur auf sich selbst als alleiniger Ressource aufzubauen (▶ Kap. 5.1.4).

Glaubenssätze sind nicht per se »falsch«, sie waren einst nützlich – wie alte Familienrezepte. Die Herausforderung liegt darin:

- Sie *zu erkennen* – bewusst machen, welche Überzeugungen das Handeln leiten.
- Sie *zu würdigen* – anerkennen, dass sie aus Schutz oder Fürsorge entstanden sind.
- Dann ein *eigenes, situativ passendes Vorgehen* zu entwickeln, das Selbstfürsorge zulässt, ohne den inneren Wert des Angehörigen zu bedrohen.

Was kann der Angehörige tun? – Der Umgang mit den eigenen Glaubenssätzen

Kerngedanke ist, *Glaubenssätze nicht als unveränderliche Gesetze, sondern als formbare Überzeugungen* zu verstehen.

Glaubenssätze sind formbar. Oft wirken sie wie in Stein gemeißelt, doch das sind sie nicht. »Einen Glaubenssatz aufzugeben kann sich anfühlen, als würden wir ein Stück unseres bisherigen Halts, unserer Weltanschauung oder unseres Wertesystems aufgeben – und da sträubt sich Vieles in uns dagegen. Zu Recht, denn es fühlt sich instabil an und Instabilität können wir nun mal gar nicht gebrauchen. Doch das Gute ist: Sobald wir den Glaubenssatz durch etwas anderes, Konstruktives ersetzen, kann uns dieses Neue dann nach kurzer Zeit vertraut sein und stabilisieren. Die Kunst ist es also, einen alternativen, konstruktiveren Glaubenssatz zu finden (und nicht »nichts« zu haben).« (Werth, 2024, S. 190).

Schrittweises Vorgehen. »In einem ersten Schritt reicht es schon, sie zu erkennen und sich bewusst zu machen, wann man aus einem veralteten Glaubensmuster heraus handelt. Zum zweiten sollten wir unsere Glaubenssätze hinterfragen und auf ihren Wahrheitsgehalt hin prüfen. Dann lassen sich im dritten Schritt alternative Formulierungen finden, mit denen wir die bestehenden Glaubenssätze ablösen können (siehe ausführliche Anleitung dazu im Kasten). Ein solches schrittweises Vorgehen kann gute Impulse setzen, um die Perspektiven zu weiten und eine Lösung bzw. einen hilfreicheren Umgang mit dem Thema zu finden. Wer spürt, dass das eigene Thema komplex ist und mehr Tiefgang braucht, als die genannten Impulse es bieten können, sollte unbedingt professionelle Unterstützung in Anspruch nehmen. Es wird sich lohnen, sich hier von alten, dysfunktionalen Gedankenmustern zu befreien.« (Werth, 2024, S. 190).

Vom guten Umgang mit unguten Glaubenssätzen

Nachstehend erfahren Sie, wie man selbst seine eigenen Glaubenssätze überwinden kann. Diese Anleitung ist bewusst in der Sie-Form gewählt – denn Sie dürfen es gerne einmal für sich selbst ausprobieren. Je mehr Selbsterfahrung Sie damit haben, desto mehr können Sie sich in die Betroffenen einfühlen. (Nachstehendes aus Werth, 2024, S. 191 ff.)

1) »*Machen Sie sich Ihre Glaubenssätze bewusst*
   Indem wir uns unsere inneren Überzeugungen verdeutlichen, gewinnen wir die Macht zurück. Es hilft, wenn wir uns klar machen, dass sie nur Gedanken oder eine Stimme in unserem Kopf sind. Die ist vielleicht ziemlich laut, weil sie sich als ein alteingesessenes Muster schon lange ihren Platz in unserem Kopf gesichert hat – aber sie ist nicht die Realität, sie ist nur ein alter und vermutlich längst überfälliger Glaubenssatz.
   Begeben Sie sich daher im ersten Schritt in die Selbstbeobachtung, um Ihre Glaubenssätze kennenzulernen: Haben Sie Annahmen über sich und das Leben im Allgemeinen oder Überzeugungen, die immer wiederkehren? Hier lohnt es sich vor allem in für Sie herausfordernden Situationen inne zu halten und in sich hineinzuhören: Welche Annahmen treffe ich hier, vielleicht sogar immer wieder? Wann treten diese negativen Gedanken und Gefühle auf? Erinnern sie Sie an eine Situation oder ein Gefühl aus früheren Zeiten? Tauchen in Ihrem Kopf Signalwörter auf? Glaubenssätze beinhalten oft verallgemeinernde oder absolute Aussagen wie »immer, nie, muss, keiner« etc. In diesem Moment können wir innerlich einen »Stopp« setzen und sagen »Ha! Das ist es schon wieder«. Mehr braucht es gar nicht. In dem Moment, in dem wir beobachten, statt zu reagieren, haben wir nicht nur den Glaubenssatz durchbrochen, sondern ein ganzes Stück Freiheit dazugewonnen.
2) *Reality Check: Wie wahr ist der Glaubenssatz?*
   Wenn Sie sich Ihrer Glaubenssätze etwas mehr bewusst geworden sind, schauen Sie sie sich genau an: Wie viel Wahrheit steckt in ihnen? Fragen Sie sich, warum Sie an sie glauben. Von wem kommen sie? Gibt es Erfahrungen aus der Vergangenheit, die erklären, warum Sie so über sich denken? Vielleicht haben sie auch zu Ihren früheren Herausforderungen oder vergangenen Erfahrungen gepasst. Manche negativen Glaubenssätze hatten vielleicht auch eine positive Absicht, uns bspw. vor Enttäuschung oder Schmerz zu schützen. Oft entwickeln wir uns aber weiter, während wir noch die gleichen Glaubenssätze mit uns herumtragen – und die begrenzen dann möglicherweise unser Selbst. Fragen Sie sich nun:
   a) *Was fühlen Sie*, wenn Sie an den Glaubenssatz denken (bspw. »Ich kann ihn doch nicht einfach in ein Pflegeheim abschieben!«)? Welches Gefühl bzw. welche Gefühle kommen auf? Welche körperlichen Reaktionen nehmen Sie wahr? Blockiert es Sie? Wenn ja, inwiefern?
   b) *Ist es faktisch* wirklich so, wie Ihr Glaubenssatz behauptet? Ist es so absolut wie es Ihnen scheint? Wie sieht ganz nüchtern die Sachlage aus (wie würde

ein neutraler Nachrichtensprecher dies schildern)? Entsprechen diese Annahmen auch noch Ihrem heutigen Leben?

   c) Sieht Ihr bester Freund das genauso? Gibt es *Menschen in Ihrem Umfeld*, die Ihre Annahme anders sehen oder anders damit umgehen? Warum können andere damit ggf. leichter umgehen – was ist so schwierig daran für Sie?
   d) Nutzen Sie andere *Personen* als Impuls zur *Lösungsfindung:* Mit wem und wann können Sie dieses Thema gut besprechen? Gibt es einen Coach, Berater, Begleiter oder Freund, der hierfür infrage käme?
   e) Nutzen Sie weitere *Szenarien*, die Sie sich ausmalen, zur *Lösungsfindung:* Was wäre das Schlimmste, das passieren könnte? Wie könnte man hier gegensteuern? Was wäre zu tun? Was davon könnten Sie tun? Was wäre das Schönste, das passieren könnte? Wie könnte man hierauf hinwirken? Was wäre zu tun? Was davon könnten Sie tun?

3) *Neue Formulierungen:* Glaubenssatz positiv umformulieren
   a) Hat sich Ihre innere Wahrheit des ursprünglichen Glaubenssatzes *verändert?* Inwiefern? Wie würden Sie sie ggf. neu formulieren?
   b) Finden Sie eine neue *Formulierung*, die positiv und ohne Verneinung ist (bspw. Ich bin unfähig ➔ Ich kann das noch nicht).
   c) Was könnte jetzt ein passender *anschließender Schritt* sein? Was werden Sie als nächstes tun?

4) *Neue Erfahrungen machen*
   Geben Sie sich nun die Chance, mit den neuen Glaubenssätzen den Tag zu gestalten, Ihre Entscheidungen zu treffen, in Gespräche und Begegnungen mit anderen zu gehen. Spüren Sie die neuen Freiheiten, die Ihnen dies ermöglicht.
   Und wenn es dann mal schief geht, dann bedenken Sie: Unser Gehirn ist ein Gewohnheitstier und ein ungünstiger Glaubenssatz, den wir jahrelang in uns getragen haben, verschwindet nicht von heute auf morgen, nur weil wir ihn nicht mehr wollen. Sollten Sie sich also dabei ertappen, alte Glaubenssätze in sich zu spüren, dann ärgern Sie sich nicht, sondern sagen Sie ihnen freundlich »good bye« und greifen Sie bewusst auf die neuen zurück.«

6.2.3 Bedürfnisse werden nicht ernst/nicht wahrgenommen

Eine andere Schwierigkeit, die Menschen davon abhält, gut für sich zu sorgen, ist die, dass sie ihre eigenen Bedürfnisse gar nicht wahrnehmen, zu spät wahrnehmen oder einfach hintenanstellen. Letzteres trifft insbesondere auf Angehörige zu. Denn im Fokus der Aufmerksamkeit steht der Patient, die Krankheit dominiert (► Kap. 1.3.4). Somit nehmen Angehörige meist ihre eigenen Bedürfnisse zu spät oder gar nicht wahr. Oft wird Selbstfürsorge hintangestellt: »Wann soll ich in dieser überbelasteten Situation noch an mich denken?« Auf den ersten Blick verständlich – auf den zweiten Blick fatal.

Wie bereits zuvor dargestellt, ist Selbstfürsorge kein Luxus, den man gelegentlich einschieben kann, sondern die Grundlage dafür, überhaupt handlungsfähig zu bleiben. Wer sich selbst vernachlässigt, schwächt die eigene psychische und körperliche Widerstandskraft – und damit die wichtigste Stütze im Leben des Patienten: den begleitenden Angehörigen. Ohne diese Basis droht mittelfristig ein Zusammenbruch, der die gesamte Versorgung destabilisiert.

Warum Angehörige ihre Bedürfnisse oft nicht ernst nehmen

Was hält Angehörige davon ab, ihre eigenen Bedürfnisse genauso wichtig zu nehmen, wie die des Patienten? Es mag ein Konglomerat sein an:

a) *Fehlendem Wissen*
Viele wissen nicht, wie wichtig eigene Erholung, Entlastung oder kleine Auszeiten sind.
b) *Falsch verstandenem Einsatz*
Angehörige denken, alles, was sie tun, müsse maximal selbstlos sein, um »gut genug« zu sein.
c) *Zu wenig Mitgefühl mit sich selbst*
Schuldgefühle oder das Gefühl, egoistisch zu handeln, hindern sie daran, sich etwas Gutes zu gönnen.
d) *Zu wenig Ideen für Selbstfürsorge*
Wer erschöpft ist, hat oft keine Vorstellung davon, was ihm konkret Kraft geben könnte.
e) *Gefühl der Handlungsunfreiheit*
Viele sehen keine Möglichkeit, die Situation so zu gestalten, dass eigene Bedürfnisse berücksichtigt werden können und stecken in diesem Dilemma fest.

Wie können Sie hier als Fachkraft unterstützen?

Ermutigen Sie den Angehörigen zu folgenden Sichtweisen (Werth, 2024, S. 197 ff.):

Ad a)
Wer pflegt, muss sein *eigenes Leben beibehalten*, um sich selbst als Ressource zu erhalten. Das System »Care-Arbeit« oder »Pflege« lässt sich nur *mit* Selbstfürsorge aufrechterhalten.

Ad b)
Lieben heißt nicht, sich selbst verleugnen oder eigene Bedürfnisse zu ignorieren. Nur weil der Angehörige den Patienten aus Liebe pflegt, bedeutet dies nicht, dass er sich selbst nicht mehr lieben oder nichts mehr außerhalb dieser Liebe tun darf, im Gegenteil. Sie könnten dem Angehörigen sagen: »Von vielen unterstützenden und/oder pflegenden Angehörige hören wir Aussagen wie: ›Ich tue das ja gerne‹ oder ›Es ist selbstverständlich, sie/er würde dasselbe für mich tun‹. Dazu ist es uns wichtig zum Ausdruck zu bringen: Das zweifeln wir keinesfalls an oder kritisieren es gar.

Ganz im Gegenteil: wir möchten Ihre Unterstützung anerkennen und wertschätzen. Dass Sie diese Rolle und Aufgaben mit Selbstverständlichkeit übernehmen, heißt aber nicht, dass Sie dies nicht gleichzeitig als belastend, sogar als unlieb und überfordernd empfinden können.« (aus https://www.als-dd.de/psychosoziale-aspekte/fuer-angehoerige, letzter Zugriff am 30.10.2025).

Ad c)
»Ich bin meine wichtigste Ressource!« Können Sie diesen Satz laut zu sich sagen, ohne das Bedürfnis zu haben, dies wieder klein zu reden? Wem es schwerfällt, diesen Satz als wahr zuzulassen, der sollte einmal Folgendes mit einbeziehen: Wir haben sicherlich Mitgefühl mit anderen, allem voran mit dem Patienten. Doch haben wir auch Mitgefühl mit uns selbst? Dem Angehörigen geht es vermutlich jetzt schon, aber spätestens nach einiger Zeit der Pflege, nicht gut mit der Belastung. Wie viel Mitgefühl bringt er sich selbst entgegen (siehe Kasten)? Mitgefühl damit, dass auch er einmal eine liebevolle Hand, ermutigende Worte, ein paar Stunden Sauna und Massage oder eine fröhliche Auszeit im Restaurant, befreiende Stunden im Chor braucht, um seine Energien wieder aufzuladen und nicht nur zu geben? Es ist kein Versagen und keine Schwäche, dass auch Angehörige Bedürfnisse haben. Im Gegenteil, es ist quasi ein Naturgesetz, dass es Grundbedürfnisse gibt. Jeder von uns hat sie und mit ihnen die Aufgabe, sie zu befriedigen (▶ Kap. 1.4.1). Wir können dies gar nicht verhindern, es ist unsere existenzielle Basis, die wir bedienen müssen, damit es weitergeht.

Ad d)
Angehörige dürfen und sollten daher ernsthaft darüber nachdenken, wonach ihnen der Sinn steht, *was sie gerne für sich selbst tun* mögen. Fragen Sie sie: »Worauf würden Sie sich freuen? Zeit alleine, Zeit mit anderen? Steht Ihnen der Sinne mehr nach Ruhe oder mehr nach Abwechslung? Einfach mal die Füße hochlegen oder aber wegfahren und wandern? Ein Wohlfühlbad bei Kerzenschein oder mit einem Buch/einer Tasse Tee auf die Couch? Ein Bummel über den Wochenmarkt ohne Blick auf die Uhr oder Muße zum Kochen? Was es auch sein mag, spüren Sie hin, was Ihnen fehlt bzw. Ihnen guttäte! Nehmen Sie ernst, was Sie nun an Bedürftigkeit in sich wahrnehmen. Und machen Sie sich Lust auf deren Erfüllung.«

Ad e)
Der Satz »Es ist eine Herausforderung, parallel die Person zu sein, um die sich gekümmert werden muss, als auch die, die sich kümmert. Aber es ist möglich!« (Svenja Gräfen) macht deutlich, dass Selbstfürsorge und Fürsorge unter einen Hut zu bringen kein einfaches Unterfangen ist, um nicht zu sagen, ein *Dilemma* darstellt, in welchem sich Angehörige schneller antreffen als ihnen lieb ist. Aufgrund seiner Bedeutsamkeit wird dieses Dilemma zu lösen nachfolgend ausführlich dargestellt.

Was haben Angehörige zu tun? Das Dilemma zwischen Fürsorge und Selbstfürsorge auflösen!

Fürsorge und Selbstfürsorge wirken oft wie Gegensätze: Angehörige fühlen sich gezwungen zu entscheiden, *was wichtiger ist – die Bedürfnisse des Patienten oder die eigenen.* Gedanken wie »Kann ich frohen Mutes zu einer Feier gehen, während der Patient allein ist?« erzeugen inneren Druck und moralische Spannung. Psychologisch betrachtet ist genau dies der Kern des Problems: solche bipolaren Entscheidungsfragen verursachen Stress, der den Blick verengt und Kreativität sowie Lösungsoptionen blockiert.

Das psychologische Zusammenspiel dahinter:
Zunächst besteht lediglich ein Widerspruch zwischen den Polen »Patient« und »Ich« (► Abb. 6.1). Dies wird zum Dilemma[11], wenn der Widerspruch als unlösbares Problem erlebt wird: »Ich brauche dringend eine Pause – aber wenn ich gehe, ist der Patient allein. Bleibe ich, kann ich mich nicht erholen.« Jede Entscheidung erscheint mit einem Vorbehalt belastet. Das Resultat: ein innerer Konflikt ohne gute Lösung, oft verbunden mit Aufschieben oder Nicht-Handeln. Doch wer keine Entscheidung trifft, lässt die Situation »laufen« – bis Fakten geschaffen sind, die unangenehme Konsequenzen haben: Seien es Erschöpfung, Gereiztheit, ungerechte Behandlung des Patienten oder von sich selbst. Wer hier nicht aktiv steuert, lässt andere oder die Situation für sich entscheiden.

Wie Angehörige konstruktiv vorgehen können:
Eine Bearbeitungsmöglichkeit stellt die Methode des sog. *Tetralemmas* dar. Statt nur die beiden Extreme »Ich« oder »Patient« zu betrachten, werden weitere Möglichkeiten einbezogen und so der Entscheidungs- und Handlungsraum erweitert (konkretes Vorgehen siehe Kasten).

Die Methode des Tetralemmas

Sollten Sie sich also einmal in einer Dilemma-Situation wiederfinden, so können Sie dieses lösen, indem Sie daraus im Sinne eines »Tetra«-lemmas fünf verschiedene Varianten gedanklich durchspielen (in nachstehender (fester) Reihenfolge):

1. *Vergegenwärtigen Sie sich das Eine (Option A)*
   Nehmen wir an, Sie würden sich für A entscheiden. Welche Empfindungen löst dies in Ihnen aus? Positiv, neutral, negativ? Hierbei handelt es sich um den ersten der beiden Pole, zwischen denen Sie pendeln.

---

11 Unter einem Dilemma versteht man eine Zwickmühle, d.h. eine Situation, die zwei Wahlmöglichkeiten bietet, welche beide zu einem unerwünschten Resultat führen. Es wird durch seine Ausweglosigkeit als paradox empfunden.

2. *Vergegenwärtigen Sie sich das Andere (Option B)*
   Nehmen wir an, Sie würden sich für B entscheiden. Welche Empfindungen löst dies in Ihnen aus? Hierbei geht es um die zweite Kernalternative, den zweiten Pol. Was löst es aus, sich in diesen hineinzudenken? Was spüren Sie?
3. *Was spüren in einem Fall von »Beides« bzw. »sowohl als auch«?*
   Vermutlich löst diese Frage bei Ihnen Irritation aus: »Wie soll das gehen, beides?« Nun geht es darum, einfach nur nachzuspüren, nicht nachzudenken oder zu diskutieren. Welche Gefühle hegen Sie gegenüber einer wie auch immer gearteten Option, die »beides« beinhaltet? Wenn diese Position als positiv gespürt wird, werden Sie vermutlich auch flugs eine Idee entwickeln, wie »beides« gehen könnte – auch wenn Sie zuvor über diese Option noch gar nicht nachgedacht haben.
   Auf unser konkretes Beispiel angewandt: Was müsste der Angehörige sicherstellen, damit er seine Freunde treffen kann UND der Patient nicht alleine ist? Könnte eine Lösung sein, dass seine Freunde zu ihm kommen, sodass er in Rufbereitschaft (mittels App oder Babyphone) im Haus ist, aber dennoch einen schönen Kartenspielabend haben kann?
4. *Wie wäre es, wenn Sie »keins von beidem« wählen würden?*
   Also weder »das Eine« noch »das Andere«? Wenn Sie diese Variante als positiv empfinden, kann es bedeuten, dass die Lösung des Problems ganz woanders liegt, oder aber Sie sich derzeit nicht entscheiden möchten. Auch das ist eine Option, die es zu würdigen gilt.
   Wenn der Angehörige dauerhaft nicht ausgeht, wird er immer unzufriedener, verliert auch nach und nach seine Kontakte und ist nicht mehr erholt. Auf der anderen Seite: wenn er keine Alternativen zur eigenen Person für die Patientenbetreuung findet, dann wird es nie eine andere Betreuung außer durch ihn geben und der Patient ist vollkommen abhängig von ihm. Die Lösung kann also nicht sein, bleiben oder gehen, sondern eher eine dritte Variante C: wie kann alternativ betreut werden? Er kennt niemanden, der ihn ablöst? Ok, dann heißt es: umhören, Anzeigen schalten, die Netzwerke fragen.
5. *Wie fühlt sich die Option an »Dies nicht und auch das nicht«?*
   Sie dürfen nun in eine Außenposition gehen: Wenn all die bisherigen Optionen nicht gewählt werden, was wäre dann für Sie möglich? Ist es eine noch andere Variante, die »Außen-Lösung«? Erlauben Sie sich, alles zu denken, ohne Verbote, mit aller Fantasie!
   Kommen im Angehörigen nun Gedanken auf wie »ich will eigentlich die Pflege ganz abgeben« oder »ich will eigentlich nur mein Leben leben, lasst mich mit allem anderen in Ruhe« oder oder oder …?

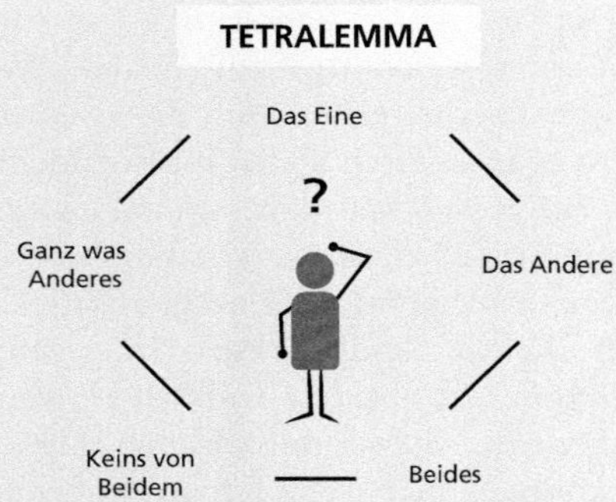

Abb. 6.1: Das Tetralemma ist eine Methode, die eine Entscheidung zwischen zwei Optionen ermöglicht: Will man A oder B, beides, nichts von beidem oder etwas anders?

Sie sehen, es verlangt ein stückweit eine Grundsatzentscheidung, ein klares Ja zu sich selbst und dem Erhalt der eigenen Ressourcen, wenn Sie gesund und ausdauernd durchs Leben gehen möchten. Vielleicht ermutigt es Sie ja, wenn ich Ihnen schon mal vorab verrate, dass nachfolgend nun noch ein wesentlicher und erfreulicher Baustein dazu kommt: Denn Regeneration ist nicht gleich Regeneration – es gibt Strategien, die ein wirklich wirksames Erholen ermöglichen (und welche, die dies nur wenig ermöglichen). Angesichts dessen macht es dann noch einmal mehr Sinn, dies im Sinne einer Selbstfürsorge auch gezielt für sich in Anspruch zu nehmen und zu tun. Nachfolgend stelle ich Ihnen daher Wissenswertes und vor allem effektives Handwerkszeug rund um eine wirksame Regeneration vor.

6.3 Einladung zur Reflektion

Selbstfürsorge klingt einfach – und ist doch für pflegende Angehörige oft das Schwierigste. Viele fühlen sich verpflichtet, sich selbst hintenanzustellen. Sie erleben Schuldgefühle, sobald sie an eigene Bedürfnisse denken, und fürchten, Egoismus oder »Verrat« am Patienten zu begehen.

Hier sind Sie als Fachkraft besonders gefragt: Sie können nicht nur informieren, sondern vor allem ermutigen und entlasten. Angehörige brauchen eine innere Legitimation, dass sie wichtig sind – und diese entsteht oft erst durch die empathische Bestätigung von außen.

Leitfragen für Ihre Reflektion könnten sein

- *Eigene Haltung prüfen*
  Wie klinge ich, wenn ich Angehörige zur Selbstfürsorge auffordere – eher belehrend oder ermutigend? Welche Wirkung löse ich damit aus?
- *Widerstände erkennen*
  Spüre ich die Schuld- oder Schamgefühle hinter dem »Nein, das brauche ich nicht«? Spreche ich sie respektvoll an?
- *Vorbildfunktion wahrnehmen*
  Lebe ich selbst, was ich empfehle? Bin ich für Angehörige ein Modell dafür, dass Pausen und ein achtsamer Umgang mit sich selbst legitim sind?
- *Individuelle Wege aufzeigen*
  Welche kleinen, machbaren Schritte zur Selbstfürsorge kann ich vorschlagen, die sich in den Alltag integrieren lassen?
- *Balance sichtbar machen*
  Verdeutliche ich, dass Selbstfürsorge nicht gegen die Fürsorge für den Patienten steht, sondern ihre Grundlage bildet?

Angehörige hören oft, dass sie »auf sich achten sollen«. Entscheidend ist nicht die Wiederholung dieser Mahnung, sondern die Begleitung in kleinen, konkreten Schritten. Fachkräfte helfen, wenn sie Selbstfürsorge entdramatisieren, legitimieren und vorleben.

6.4 Zusammenfassung

Angehörige, die über längere Zeit Pflege und Verantwortung für einen nahestehenden Menschen übernehmen, geraten häufig an ihre körperlichen und seelischen Grenzen. Die Fähigkeit zur Selbstfürsorge ist dabei kein »nice to have«, sondern eine essenzielle Ressource zur Gesunderhaltung – auch und gerade im Dienste derer, für die sie da sind. Selbstfürsorge beginnt nicht mit einem Wellness-Wochenende, sondern mit einem Perspektivwechsel: Wer sich selbst mit Respekt und Fürsorge begegnet, handelt im Sinne aller Beteiligten, nicht zuletzt im Sinne der Person, um die man sich sorgt.

Doch genau diese Selbstfürsorge wird oft durch psychologische Barrieren blockiert: Schuldgefühle, überhöhte Verantwortungsgefühle und tief verankerte Glaubenssätze (»Ich darf mich nicht ausruhen«, »Nur ich kann das richtig machen«) führen dazu, dass eigene Bedürfnisse übersehen oder aktiv unterdrückt werden.

Fachkräfte der Pflege, Medizin und Therapie können hier eine zentrale Rolle spielen. Indem sie empathisch zuhören, die Belastung klar benennen und Erschöpfung nicht pathologisieren, sondern normalisieren, entsteht Raum für Veränderung. Entscheidend ist, dass Angehörige lernen, ihre eigene Erschöpfung nicht als persönliches Versagen, sondern als verständliche Reaktion auf eine chronisch fordernde Situation zu begreifen. Konkrete Gesprächsimpulse, Mini-Übungen zur Bedürfniswahrnehmung und das gemeinsame Formulieren neuer, selbstfürsorgefreundlicher Glaubenssätze (»Ich darf für mich sorgen – damit ich für andere da sein kann«) helfen, erste Schritte aus der Daueranspannung zu ermöglichen.

Tab. 6.1: Kerngedanken und Statements zu Selbstfürsorge.

Kerngedanke	Aussagen
Selbstfürsorge ist kein Luxus, sondern Überleben	Nur wer sich selbst erhält, kann für andere da sein – in körperlicher, psychischer und sozialer Hinsicht.
Belastung ist normal – Erholung Pflicht	Das Energietank-Modell zeigt: Erschöpfung signalisiert die Notwendigkeit zur Regeneration – sie verhindert langfristige Schädigung.
Blockaden erkennen – Schuld, Glaubenssatz, Bedürfnisblindheit	Viele Angehörige fühlen sich verpflichtet, negieren ihre Bedürfnisse. Einsicht in diese Mechanismen öffnet Raum für Veränderung.
Fachkraftrolle: entlasten, begleiten, stärken	Durch empathische Kommunikation, Psychoedukation und Ermutigung, auch Selbstfürsorge aktiv zu leben.
Strategien zur Veränderung	Glaubenssätze hinterfragen, neue Formulierungen entwickeln, das Tetralemma anwenden, kleine Sorge-Impulse planen, Hilfe annehmen.

7 Wirksame Regeneration

Wie Sie den pflegenden Angehörigen darin unterstützen können, Selbstfürsorge zu betreiben, haben Sie nun im vorigen Kapitel erfahren. Doch die alleine reicht nicht, um bei Kräften zu bleiben. Pflegende Angehörige sind häufig in einer Daueranspannung. Es gilt auch, die eigenen Energiereserven stets wieder gut aufzufüllen und sich gezielt zu regenerieren.

Die meisten Menschen wissen jedoch zu wenig über wirksame Regeneration, als dass sie diese für sich auch sicherstellen könnten. Vielleicht geht es Ihnen ja auch so? Wie sorgen Sie bislang für Ihre Regeneration? Sich schnell und gut erholen zu können, ist bei einem fordernden Alltag mehr als wichtig – nur wer selbst Kraft schöpft, kann auch auf Dauer tragfähig geben. Daher möchte ich nachstehend zum einen mit ein paar Mythen aufräumen (▶ Kap. 7.1) und Ihnen zum anderen die wichtigsten Hardfacts einer guten, d. h. einer wirklich wirksamen Regeneration, darstellen (▶ Kap. 7.2).

Lernziel

Nach der Lektüre dieses Kapitels:

- verstehen Sie die psychologische Bedeutung von Regeneration für pflegende Angehörige und deren Abgrenzung zur Selbstfürsorge,
- können Sie verbreitete Mythen über Regeneration entkräften und Angehörigen alternative Sichtweisen vermitteln,
- kennen Sie die zentralen Prinzipien und Komponenten wirksamer Regeneration (Entspannung, Mastery, Selbstbestimmtheit, Abschalten),
- können Sie das »Matching-Prinzip« anwenden, um Angehörige dabei zu unterstützen, passende Ressourcen für ihre jeweilige Belastungsebene (kognitiv, emotional, physisch) zu finden,
- wissen Sie, wie Angehörige durch gezielte Reflektion und Anpassung ihre Regeneration im Alltag sichern und fördern können.

7.1 Schluss mit den Mythen

Zunächst einmal hindern falsche Mythen Angehörige daran, sich zu erholen. Wichtig ist daher die Entzauberung dieser Mythen. Richtig ist:

1. Regeneration geschieht *nicht* von allein.
2. Sie lässt sich *nicht* »aufsparen« oder dauerhaft verschieben.
3. Was anderen guttut, muss *nicht* auch mir guttun.
4. Regeneration ist *nicht* an andere delegierbar – niemand kann mich »in meiner Haut« erholen.

Nachfolgend werden diese erläutert.

Mythos 1: Regeneration geschieht von selbst – falsch!

Viele Menschen, auch Angehörige, gehen fälschlicherweise davon aus, dass Erholung quasi von alleine passiert: ein bisschen mehr Schlaf, Sport, gesunde Ernährung oder ein verlängertes Wochenende würden genügen. Das ist ein Trugschluss. *Regeneration erfordert eine bewusste Strategie.* Nur wer gezielt plant, wie er Kräfte auftankt, bleibt langfristig leistungsfähig.

Mit zunehmendem Alter reicht die beiläufige Erholung, wie sie in jungen Jahren oft noch wirkte, nicht mehr aus. Belastungen summieren sich, Energiereserven nehmen ab, und Schlaf allein regeneriert häufig nicht mehr vollständig, insbesondere in Phasen starker Beanspruchung. Kurzurlaube oder Jahresferien sind in solchen Situationen ebenfalls nicht ausreichend. Um die physische und psychische Gesundheit zu erhalten, sind regelmäßige, bewusst geplante Auszeiten notwendig.

Fakt ist: Belastungssituationen werden schneller zu Krisenzuständen als einem lieb ist. Wer sich nicht aktiv um einen balancierten Ausgleich zwischen Kraft geben und Kraft schöpfen bemüht, dem wird sie früher oder später ausgehen.

Mythos 2: Durchhalten und später erholen – ein Irrtum!

Gerade in anhaltenden Belastungssituationen, wie der Pflege oder Begleitung eines Angehörigen, ist das ständige »Durchhalten« nicht sinnvoll. Zwei Aspekte sind entscheidend:

Bewusster Umgang mit dem Energiehaushalt. Wer durch Pflege und Begleitung in einer dauerhaften Belastungsphase ist, braucht einen radikal (im Sinne von grundlegend, lat. radix) anderen, nämlich bewussteren Umgang mit dem eigenen Energiehaushalt. Folgende Metapher verdeutlicht dies sehr schön: Ein Baum, der sich wiederholten Stürmen beugt, muss kontinuierlich seine Wurzeln stärken, sonst bricht er unter Druck zusammen. Übertragen auf die Selbstfürsorge bedeutet das: Energie muss gezielt aufgefüllt, Ressourcen nicht unbedacht verschwendet werden.

Selbstdisziplin gezielt einsetzen. Um all das aufzubringen, was der normale eigene Alltag fordert, benötigen Menschen Selbstdisziplin – bei zusätzlichen Belastungen, wie einer privaten Pflegesituation, nochmals ein Päckchen mehr davon. Doch mit der Selbstdisziplin ist es so eine Sache: Sie ermöglicht es, den Alltag zu bewältigen, doch sie ist nicht unbegrenzt verfügbar. Wer sich ausschließlich auf sein Durchhaltevermögen verlässt, riskiert Erschöpfung. Es ist nicht eine Frage von Selbstdisziplin ist, ob jemand ohne Regeneration durchhält, sondern vielmehr von sinnigem Wiederauftanken der eigenen Energien. Optimalerweise richten Angehörige daher ihre Disziplin darauf, mit ihren Ressourcen und Regenerationsprozessen gut umzugehen, d. h. diszipliniert ans Auftanken und Pausieren und sich unterstützen lassen zu denken. Dann haben sie ihre Selbstdisziplin an der richtigen Stelle eingesetzt!

Mythos 3: Regeneration funktioniert bei allen gleich – teilweise richtig

Es gibt allgemeine Gesetzmäßigkeiten für Erholung (die Sie nachstehend in ▶ Kap. 7.2 finden), doch individuelle Unterschiede spielen eine große Rolle. Jeder Mensch hat seine persönlichen Energieräuber und auch individuellen Kraftgeber, die er im richtigen Moment adäquat kombinieren sollte, um die maximale Regeneration zu erreichen (▶ Kap. 7.2.2, Matching-Prinzip). Dazu gehört etwas Kenntnis der eigenen Person (nach dem Motto »Wie ticke ich, was brauche ich, worauf muss ich bei mir achten?«), eine Portion Aufmerksamkeit (▶ Kap. 7.2.3, innehalten und reflektieren, um sich neu auszurichten) und vor allem auch Übung.

Mythos 4: Andere müssen mich zur Erholung auffordern – falsch!

Regeneration ist die eigene Verantwortung. Es ist nicht die Aufgabe des Ehepartners (oder bei einem pflegenden Angehörigen Aufgabe des Patienten), den Betreffenden zur Erholung zu schicken. Wir können Vieles delegieren, jedoch nicht die eigene Erholung! Ermuntern Sie daher Angehörige, Eigenverantwortung für sich und ihren Energiehaushalt zu übernehmen.

Wie Regenerieren wirklich funktioniert

Noch einmal auf den Punkt gebracht:

- Ein wirksames Regenerieren wird nur dann passieren, wenn wir uns selbst kontinuierlich und aktiv darum bemühen (da es kein von selbst eintretender Prozess ist, der keiner Aufmerksamkeit bedarf, sondern ständig aufs Neue und auch gezielt bedient werden muss).
- Es gibt klare Prinzipien, die Regenerieren besonders wirksam sein lassen (vgl. ▶ Kap. 7.2.1, Fünf Komponenten wirksamer Regeneration und ▶ Kap. 7.2.2, Matching).
- Randbedingungen sind zu schaffen, deren Beachtung es wahrscheinlicher macht, dass wir auch tatsächlich unsere Erholungstätigkeit einleiten werden (▶ Kap. 7.2.3, Reflektieren & Adjustieren).

Es ist nicht wirklich etwas ungewöhnlich Geheimnisvolles, was sich hinter dem wirksamen Regenerieren verbirgt, sondern vielmehr die fundamentale Erkenntnis, dass jeder die eigene Regeneration selbst in der Hand hat und damit selbst der Faktor ist, der mit dem eigenen Zutun Erholung gelingen oder scheitern lässt. Es ist so einfach und so wirkungsvoll – und so fatal, wenn man es zu tun versäumt.

Regenerieren passiert nicht von alleine, sondern nur, wenn Sie es gezielt und aktiv angehen.

7.2 Prinzipien gelingender Regeneration

Wenn wir im professionellen Kontext von Regeneration sprechen, geht es im Kern darum, Angehörigen einen mentalen und körperlichen Abstand zu belastenden Anforderungen zu ermöglichen. Erholung bedeutet: Stressquellen treten in den Hintergrund, innere und äußere Ressourcen können sich wieder füllen, und die betroffene Person gewinnt ein Stück Stabilität, Gesundheit, Leistungsfähigkeit und Wohlbefinden zurück (Sonnentag & Fritz, 2007). Für Angehörige ist dies kein Luxus, sondern eine Voraussetzung, um dauerhaft tragfähig zu bleiben.

7.2.1 Fünf Komponenten wirksamer Regeneration

Erholung entsteht nicht zufällig. Sie braucht Zeit – aber vor allem braucht sie die richtige Qualität. Bestimmte Formen der Freizeitgestaltung wirken nachweislich entlastend und führen zu einem deutlichen Zugewinn an psychischer Kraft. Für Fachkräfte ist es hilfreich, diese Mechanismen zu kennen, um Angehörige darin zu unterstützen, passende Wege für sich zu finden.

Freizeitaktivitäten fördern in dem Maße die Erholung (Komponenten 1–4: Sonnentag & Geurts, 2009; Komponente 5: Trougakos et al., 2009),

- in dem sie aktiv auf Entspannung ausgerichtet sind (*Relaxation*),
- in dem sie Erfolgserlebnisse fördern (*Mastery*),
- in dem man selbst über sie entscheiden kann (*Control*),
- in dem sie das Abschalten fördern (*Detachment*) und
- je weniger sie ständigen Selbstregulationsaufwand erfordern.

Diese unterschiedlichen Erholungserfahrungen werden nachstehend erläutert.
Im Folgenden werden diese Aspekte so beschrieben, dass Sie sie im Gespräch mit Angehörigen leicht nutzen und einordnen können.

Entspannung (relaxation) – wenn das System herunterfahren darf

Entspannung entsteht, wenn Körper und Geist eine Atempause bekommen. Viele Angehörige befinden sich über Wochen oder Monate in einem Zustand permanenter Alarmbereitschaft. Ohne Phasen bewusst reduzierter Anspannung bleibt das Anspannungsniveau dauerhaft erhöht – mit bekannten Risiken für Gesundheit und Wohlbefinden.

Erholungsfördernd sind Tätigkeiten, die:

- wenig körperliche oder mentale Kraft kosten,
- den Puls senken und
- keinen sozialen Druck erzeugen.

Dazu können einfache Routinehandlungen gehören: ein Spaziergang ohne Ziel, Kochen, Gartenarbeit, ruhige Musik, ein Entspannungsverfahren. Auch wohltuende Berührung – etwa durch eine Massage – wirkt oft tief regenerativ, weil sie sinnlich und körperlich nährend ist. Wichtig ist: Nicht alles, was sich im Moment gut anfühlt, ist auch erholsam. Der klassische Fernsehabend wirkt zwar entlastend, aber er füllt die inneren Ressourcen kaum wieder auf. Angehörige spüren dies oft daran, dass sie zwar »runterkommen«, aber am nächsten Morgen nicht wirklich frischer sind. Als Fachkraft können Sie hier eine entscheidende Frage stellen: »*Wobei atmen Sie wirklich durch – und nicht nur aus?*«

Meistern von Herausforderungen (mastery Erleben) – das Erleben von Kompetenz

Ein zweites wichtiges Element sind Aktivitäten, in denen man sich selbst wieder als wirksam erlebt. Gemeint sind nicht notwendigerweise große Herausforderungen, sondern Situationen, in denen man spürt: »*Ich kann etwas. Ich wachse an etwas. Ich bin mehr als meine aktuelle Belastung.*« Typische Beispiele:

- ein neues Hobby ausprobieren (oder ein bisheriges, wohltuendes weiterverfolgen),
- etwas Neues lernen (wie eine Fremdsprache),
- sich einer überschaubaren sportlichen Aufgabe stellen (Bergsteigen, SUP-fahren),
- ein kreatives Projekt beginnen.

Achtung: Angehörige bewältigen im Alltag ebenfalls viele Herausforderungen – allerdings sind diese selten freiwillig und emotional entlastend.

Selbstbestimmtheit/Kontrolle über die Freizeit (control) – frei entscheiden dürfen

Nichts wirkt so regenerativ wie die Möglichkeit, selbst zu bestimmen, was man tut. Angehörige verlieren dieses Gefühl im Alltag oft: Termine folgen aufeinander, medizinische Abläufe geben den Takt vor und familiäre Erwartungen nehmen zusätzlich Einfluss. Erholung entsteht, wenn Angehörige:

- eigene Entscheidungen treffen können,
- ihren Vorlieben folgen dürfen,
- Zeit erleben, die niemand sonst verplant.

Fehlt diese Selbstbestimmung, kann Freizeit sogar zur Belastung werden – etwa wenn Wochenenden durch Familie oder Verpflichtungen automatisch gefüllt werden, ohne dass Raum für eigene Bedürfnisse bleibt. Je mehr eine Aktivität als fremdbestimmt erlebt wird, eigenen Vorlieben zuwiderläuft und als negativ erlebt wird, desto weniger erholsam ist sie; sie kann dann sogar selbst zur Belastung werden und die Ermüdung fördern (vgl. Trougakos & Hideg, 2009). Als Fachkraft können Sie Angehörige ermutigen, Grenzen zu setzen und bewusst Freiräume einzufordern. Oft ist schon die Frage hilfreich: »Welche Zeit gehört wirklich Ihnen – und ab wann sind Sie nur noch funktional für andere?« Sich mit einzubringen mit eigenen Wünschen und Bedürfnissen ist ein wichtiger Teil von Regeneration.

Inneres Abschalten (sogenanntes psychological detachment) – Abstand zur Situation

Das psychologische Abschalten gilt als der Kern wirksamer Regeneration. Gemeint ist nicht körperliche Distanz, sondern mentale: Für eine Weile treten Sorgen, Pflichten und innere Dialoge in den Hintergrund. Angehörige berichten häufig davon, dass ihr Körper zwar ruht, der Kopf aber weiterarbeitet. Genau hier entsteht keine echte Erholung. Da diese Fähigkeit besonders bedeutsam ist, wird sie in ► Kap. 7.3.1 ausführlicher betrachtet.

Aktivitäten mit geringem Selbstkontrollaufwand

Die fünfte Komponente ist oft weniger bekannt, aber hochrelevant: Aktivitäten sind dann erholsam, wenn sie nicht ständig Selbstbeherrschung, Konzentration oder hohe emotionale Regulation verlangen (Trougakos et al., 2009). Angehörige leben oft über längere Zeit in einem Zustand hoher innerer Kontrolle – sie müssen funktionieren, Entscheidungen treffen, Ruhe bewahren. Erholung braucht das Gegenteil: Momente, in denen man einfach »sein« kann, ohne viel innere Steuerung.

Diese fünf Mechanismen helfen Fachkräften, Angehörige präziser zu verstehen – und ihnen zu zeigen, welche Art von Erholung tatsächlich Kraft zurückbringt.

Angehörige brauchen keine perfekten Freizeitprogramme, sondern Räume, in denen Körper, Geist und Seele wieder Anschluss an ihre eigenen Ressourcen finden.

Wirksame Erholung erfolgt anhand

- von Entspannung,
- vom Meistern von Herausforderungen,
- von Selbstbestimmtheit
- und vor allem anhand von Abschalten.

Positiv wirkt sich auf Erholung auch ein geringer Selbstregulationsaufwand aus.

7.2.2 Gezieltes Auftanken nach dem Matching-Prinzip

Viele Angehörige bemühen sich redlich, sich etwas Gutes zu tun – und sind dann irritiert, wenn die Wirkung ausbleibt. Eine schöne Ablenkung kann angenehm sein, aber sie führt nicht automatisch zu echter Erholung. Entscheidend ist, *wo* die Belastung entstanden ist und *auf welcher Ebene* Kraft verloren ging. Genau dort muss auch die Regeneration ansetzen. Für Fachkräfte ist es deshalb wichtig, dieses Prinzip zu verstehen – denn es erklärt, warum manche Erholungsversuche ins Leere laufen, während andere erstaunlich gut wirken.

Forschungsbefunden zufolge kommt es vor allem darauf an, auf welcher Ebene Anforderungen, Ressourcen und Folgewirkungen anzusiedeln sind. Erholung ist besonders wirksam, wenn die Ressource auf der gleichen Ebene ansetzt wie der Stressor (sogenanntes *Matching-Prinzip*).

Auf welchen Ebenen entstehen Belastungen? (Le Blanc et al., 2000)

- *Kognitiv*
  Eine Aufgabe oder Situation kann kognitiv beanspruchend sein, bspw. indem sie hohe Anforderungen an die Informationsverarbeitung des Betreffenden (Hockey, 2000), seine Konzentration oder Wahrnehmungsfähigkeit stellt (Taris & Kompier, 2005). Für Angehörige kann das die Koordination von Terminen, Papierkram oder das Mitdenken in medizinischen Abläufen sein – besonders dann, wenn sie sich naturgemäß schwer damit tun oder parallel Berufliches kompensieren müssen.
- *Emotional*
  Eine Aufgabe oder Situation kann emotional fordernd sein, bspw. wenn sie dem Betreffenden zwischenmenschliche Anstrengungen abverlangt (Morris & Feldman, 1996) und zu emotionaler Erschöpfung führt (Maslach & Jackson, 1986), wie bspw. im Falle von Konflikten unter den Angehörigen, von Sorge um das Wohl des Patienten und Verlustangst (▶ Kap. 10) oder so genanntem heraus-

fordernden Verhalten des Patienten, d. h. dass dieser aggressiv oder verwirrt agiert (► Kap. 1.4.2).

- *Physisch*
  Eine Aufgabe oder Situation kann auch auf körperlicher Ebene fordernd sein und zu Erschöpfung führen. Das Umbetten des Patienten bspw. beansprucht spezielle motorische oder physische Leistungen (Hockey, 2000), nächtliche Wachzeiten tangieren Schlafqualität und fordern körperliche Erholung. Ein anderes Beispiel sind Tätigkeiten, in denen vorrangig einzelne Körperhaltungen oder Bewegungen stattfinden (gebeugte Haltung, viel sitzen, Tragen schwerer Dinge usw.). Körperliche Gesundheitsbeschwerden spiegeln entsprechende körperlich belastende Empfindungen wider.

Ressourcen[12] wirken ebenfalls auf diesen drei Ebenen

- *kognitiv*, bspw. andere Personen oder Hilfsmittel, die hilfreiche Informationen, Orientierung oder wohltuende Inspiration bieten,
- *emotional*, bspw. empathische Menschen, verlässliche Beziehungen, Mitgefühl, Zugehörigkeit und
- *physisch*, bspw. körperliche Entlastung, Hilfsmittel, unterstützende Personen, Pausen, Schlaf, körperliche Pflege.

Die Folgen einer Belastung spiegeln sich ebenfalls auf diesen drei Ebenen

- *kognitiv*, bspw. geistige Müdigkeit, Unklarheit, Konzentrationsprobleme – oder im Positivfall neue geistige Energie,
- *emotional*, bspw. emotionale Erschöpfung, Gereiztheit – oder wiedergewonnene emotionale Stärke
- *physisch*, bspw. Schmerzen, Müdigkeit – oder spürbare körperliche Erholung.

Der Kern des Matching-Prinzips

> »Forschungsbefunde haben gezeigt, dass das Zusammenspiel dieser drei Komponenten und ihrer jeweiligen Ebenen entscheidend ist für das Ausmaß an Erholung bzw. Belastung, denn es sind insbesondere *Ressourcen auf den Ebenen hilfreich, auf denen wir gerade dem Stressor[13] begegnet sind und auf dem die Folgewirkung entsteht* (sog. Matching-Prinzip; de Jonge & Dormann, 2006; de Jonge et al., 2019; Feuerhahn et al., 2013). So ist es zum

---

12 Unter Ressourcen im Stressgeschehen versteht man alle Faktoren, auf die eine Person zurückgreifen kann, um den Umgang mit einer belastenden Situation zu erleichtern. Dabei können sowohl die Person (bspw. ihre Fähigkeiten oder Eigenschaften) als auch die Situation (bspw. soziales Netzwerk,) eine Quelle von Ressourcen sein.

13 Ein Stressor ist eine innere und/oder äußere Anforderung, die zu Stress als Reaktion führt. Es handelt sich dabei um Ereignisse, die für den Betreffenden von erheblicher Bedeutung sind, bspw. Konflikte oder Isolation (soziale Ebene), Leistungsüberforderung oder Versagensängste (seelische Ebene), Schmerz (körperliche Ebene). Auch die Vorhersagbarkeit bzw. Unsicherheit, die zeitliche Nähe und die Dauer eines zu erwartenden Ereignisses spielen eine Rolle.

> Beispiel am wahrscheinlichsten, dass emotionale Unterstützung (die Angehörige bspw. durch ihr soziales Netz oder Mit-Pflegende erfahren) die kraftraubende Beziehung zwischen emotionalen Anforderungen (z. B. aggressiver Patient) und emotionalen Folgen (z. B. ihre eigene emotionale Erschöpfung) abmildert – nicht aber eine der anderen Ressourcen. Auch wenn diese guttun, so werden sie doch nur wenig ›Pufferwirkung‹ haben.« (Werth, 2024, S. 220 f.).

Beispiel

Emotionale Anforderungen (etwa Angst oder Aggression des Patienten) führen zu emotionaler Erschöpfung. Was puffert am besten? Emotionale Unterstützung – nicht primär Ablenkung, nicht körperliche Aktivität und auch nicht noch mehr Informationen. Diese Logik ist verblüffend einfach, wird aber im Alltag häufig übersehen.

Was bedeutet das für die Begleitung durch Fachkräfte?

Damit Angehörige wieder Kraft gewinnen, benötigen sie *passende* Ressourcen – nicht beliebige.

- Wer *körperlich* erschöpft ist, braucht körperliche Regeneration: Schlaf, Wärme, Ruhe, Massage, Unterstützung bei schweren Aufgaben.
- Wer *mental* überlastet ist, braucht geistige Entlastung: Tätigkeiten ohne Denkzwang, Natur, Monotonie, kreative oder meditative Räume.
- Wer *emotional* ausgelaugt ist, braucht Zugewandtheit: ein offenes Ohr, Trost, soziale Bindung, Verständnis.

Einige illustrative Szenarien

- *Nach körperlichem Kraftakt* (z. B. schweres Heben, viel Aufstehen in der Nacht) hilft kein weiterer körperlicher Einsatz, sondern Energiezufuhr, Wärme, Schlaf, Regeneration des Körpers.
- *Bei mentaler Überforderung* (Papierkram, Informationsflut) bringt ein weiterer Eintrag in den Kalender keine Entlastung. Viel hilfreicher sind Tätigkeiten, die gedanklichen Raum schaffen – Gartenarbeit (bei der die Gedanken schweifen können), Natureindrücke, die die Augen entlasten, Meditation, ruhige Routinen oder Ähnliches (▶ Kap. 7.3, der Erschöpfung begegnen).
- *Bei emotionaler Belastung* (Sorge, Angst, Enttäuschung) wirkt vor allem menschliche Nähe: Zuhören, Empathie, Zugehörigkeit, professionelle Begleitung. Besonders die Prävention emotionaler Erschöpfung – der Kern von Burnout – profitiert stark von diesem Prinzip, denn Burnout tritt auf, wenn in emotional stressigen Aufgaben bzw. Zeiten Unterstützung von Dritten fehlt (de Jonge & Dormann, 2006).

Fachkräfte können Angehörige sensibel darauf aufmerksam machen, auf welcher Ebene sie gerade ausbrennen und welche Ressource auf genau dieser Ebene hilfreich wäre. Die Frage könnte lauten: »*Wo spüren Sie Ihre Erschöpfung – im Kopf, im Herzen oder im Körper?*« Und anschließend: »*Welche Art von Unterstützung würde genau dort wieder etwas in Ihnen auffüllen?*« Ziel ist nicht Perfektion, sondern Passung: Je stimmiger die Ressource zur Belastung gewählt wird, desto wirksamer baut sich die Kraft wieder auf.

> Ressourcen sind auf der Ebene besonders hilfreich, auf der Sie gerade dem Stressor begegnet sind.

7.2.3 Reflektieren und adjustieren erforderlich

Wirksame Regeneration ist kein Zufallsprodukt. Angehörige stolpern nicht »einfach so« in einen erholsamen Zustand hinein. Erholung entsteht, wenn Menschen innehalten, nachdenken und bewusst etwas verändern. Genau hier brauchen viele Angehörige Unterstützung – denn wer dauerhaft funktioniert, verliert oft aus dem Blick, wie es ihm eigentlich geht. Ein hilfreicher erster Schritt ist eine Art innerer Zwischenruf: »*Was mache ich da gerade? Wie fühlt es sich an? Was fehlt mir? Was müsste ich verändern oder weglassen, damit es mir besser geht?*« Ohne diesen Moment der Selbstbeobachtung entsteht leicht ein Automatismus: Aufgaben werden weiter abgearbeitet, obwohl die eigene Wirksamkeit längst abnimmt und sich Erschöpfung breitmacht. Das berühmte Hamsterrad beginnt sich zu drehen, und niemand drückt kurz die Stopptaste.

Warum Reflexion unverzichtbar ist

Menschen, die ihre Belastungsgrenzen nicht mehr wahrnehmen, arbeiten oft weiter, obwohl die innere »Batterie« fast leer ist. Der Körper und der Geist senden Signale – Müdigkeit, Gereiztheit, Konzentrationsschwierigkeiten, körperliche Beschwerden – doch sie verhallen im Alltagstrubel. Angehörige brauchen häufig eine sanfte Erinnerung daran, dass sorgfältige Selbstbeobachtung kein Luxus, sondern eine Überlebensstrategie ist. Denn Regeneration setzt voraus, dass man merkt, *wo* man steht und *was* man braucht.

Ein Bild, das dies gut erklärt, ist Folgendes

Stellen Sie sich einen Menschen vor, der mit einer stumpfen Sense ein Feld bearbeitet. Er kämpft, schwitzt, wird langsamer und müder. Jemand bietet ihm an, die Sense zu schärfen – doch er winkt ab: »*Dafür habe ich keine Zeit. Ich muss mein Feld bearbeiten.*« (*in Anlehnung an* Werth & Sedlbauer, 2023, S. 150). Wir alle kennen diese Logik. Und wir wissen auch: Genau darin liegt das Problem. Wer nie nachschärft, arbeitet immer schwerer und immer ineffektiver. Kraft verpufft, Frustration steigt. Für Angehörige bedeutet das: Nicht »weitermachen« ist das Mutige und Entscheidende – sondern kurz anzuhalten, nachzudenken und eine kleine, aber wirksame Anpassung vorzunehmen.

Kurz Abstand von der Situation zu gewinnen – gedanklich oder zeitlich – ist die Voraussetzung, um Prioritäten neu zu ordnen und den eigenen Energiehaushalt auszubalancieren, denn es schafft Klarheit. Ohne Distanz sieht man nur die nächste Aufgabe, aber nicht die Stellschrauben, an denen man drehen müsste. Angehörige profitieren daher enorm davon, wenn Fachkräfte sie ermutigen:

- regelmäßig innezuhalten,
- die eigene Belastung zu überprüfen,
- Bedürfnisse wahrzunehmen,
- Grenzen neu zu setzen,
- und kleine, aber wirksame Veränderungen vorzunehmen.

Was Angehörige »schärfen« sollten

Angehörige stecken in hochkomplexen Alltagssituationen. Sinnvoll ist es, gemeinsam den Blick auf jene inneren »Instrumente« zu richten, die besonders anfällig sind, »stumpf« zu werden:

- das Gespür für eigene Grenzen,
- die Wahrnehmung körperlicher und emotionaler Signale,
- die Fähigkeit, Prioritäten zu setzen,
- die Klarheit darüber, was wirklich entlastet,
- und die Kompetenz, organisatorische Entscheidungen bewusst zu treffen.

Regelmäßige Reflexion hierüber ist kein Zusatzprogramm – sie ist ein Schutzfaktor. Sie hilft, Warnsignale frühzeitig zu erkennen, Überlastung zu verhindern und die eigene Kraft wieder ins Gleichgewicht zu bringen.

7.3 Prävention und Erholung

Sie kennen nun die Prinzipien wirksamer Regeneration (▶ Kap. 7.2). Und vielleicht tauchte beim Lesen sofort ein Gesicht auf – jemand, von dem Sie dachten: »*Oh ja, der oder die bräuchte dringend eine Pause.*« Und dann direkt der zweite Gedanke: »*Wie sage ich das jetzt?*« Genau darum geht es hier: Wie Sie Angehörige vorbeugend (Prävention) unterstützen und wie Sie im Akutfall handeln können (▶ Kap. 7.4).

Was würde dem Angehörigen guttun?

Viele Angehörige wissen gar nicht mehr, wo sie überhaupt ansetzen sollen. Sie sind erschöpft, funktionieren und verlieren dabei das Gespür für sich selbst. Deshalb drei einfache, aber enorm wirksame Impulse:

1. *Freie Zeit – und zwar echte freie Zeit.* Ich weiß, das klingt fast banal. Aber für Menschen, die nonstop in der Care-Arbeit[14] stecken, ist genau das oft das Heilendste: Zeit, in der sie nichts müssen. Zeit, die sie selbstbestimmt füllen dürfen (► Kap. 7.3.1, freie Zeiten zum Abschalten).

Tipp

Probieren Sie es in einer stressigen Phase einmal selbst aus. Nehmen Sie sich bewusst eine Pause und beobachten Sie:

- Halten Sie sie aus?
- Oder kippen Sie sofort in Aktionismus?
- Können Sie herunterfahren?

Wenn pure Pause unerträglich ist, hilft manchmal eine *gezielte* Handlung – schwimmen, Konzert, Spaziergang. Aber bitte nach dem psychologischen »Matching-Prinzip«: Die Aktivität muss zur inneren Lage passen.

2. *Blick zurück.* Oft liegen die Lösungen nicht in völlig neuen Strategien, sondern in dem, was einmal tragfähig war. Manchmal braucht es dazu nur einen kleinen Erinnerungsimpuls: Was hat früher gutgetan? Was hat Ihnen früher Kraft geschenkt? Was hat in anderen belastenden Zeiten geholfen?
3. Der dritte Impuls ist: Skizzieren Sie dem Angehörigen die *Prinzipien wirksamer Regeneration* (► Kap. 7.2). Was davon spricht ihn besonders an? Zu welchem Aspekt hat ihm möglicherweise bereits jemand anderes (Freundin, Partner) geraten? Bitten Sie ihn, einmal in sich hineinzuhorchen, wonach ihm wäre:
   - Möchte er eher etwas alleine, nur für sich, tun? Oder Zeit mit lieben Menschen verbringen?
   - Möchte er über Dinge sprechen, die ihn beschäftigen? Oder möchte er Ablenkung, eine Pause vom Problem?
   - Möchte er etwas Sinnliches, Kreatives tun/erleben? Etwas erschaffen oder konsumieren?
   - Möchte er sich körperlich betätigen, in der freien Natur sein? Möchte er sich beim Sport verausgaben oder lieber ein paar Seiten in einem guten Buch lesen oder einen Film schauen?

Es gibt kein richtig oder falsch. Fordern Sie ihn auf, einfach anzufangen – insbesondere hier entstehen die Wege beim Gehen (in Anlehnung an Werth, 2024, S. 225).

---

14 Unter Care Arbeit versteht man sämtliche unbezahlte »Sorgearbeit für andere«, also sämtliche Arbeiten im Haushalt und Garten, die Pflege und Betreuung von Kindern und Erwachsenen sowie ehrenamtliches Engagement und unbezahlte Hilfen für andere Haushalte.

Nachstehend werden bewährte wie wirksame Möglichkeiten dargestellt, die zur Erholung beitragen und mit denen man der eigenen Erschöpfung etwas entgegensetzen kann: Exemplarisch wird es gehen um Abschalten (▶ Kap. 7.3.1), Pausen (▶ Kap. 7.3.2), Kraft-Räume (▶ Kap. 7.3.3), Bewegung (▶ Kap. 7.3.4) und soziale Kontakte (▶ Kap. 7.3.5).

7.3.1 Immer wieder abschalten und den Kopf frei bekommen

Wie in ▶ Kap. 7.2.1 beschrieben, ist Abschalten nicht irgendein Add-on – es ist *DER* entscheidende Faktor für echte Erholung (Sonnentag & Fritz, 2015). Und wir alle kennen das Problem: Der Kopf nimmt die Arbeit oder Sorge mit nach Hause. Im Pflegekontext potenziert sich das: Der Angehörige denkt und fühlt 24/7 mit. Ein bisschen Nachdenken ist gesund – es hilft, zu planen und zu verarbeiten. Aber irgendwann wird aus Nachdenken Grübeln. Und ab da wird es gefährlich. Forschungsbefunde zeigen, dass Menschen, die kaum oder gar nicht abschalten können, Belastungssymptome sowie ein niedrigeres Wohlbefinden aufweisen (Sonnentag & Fritz, 2015), gesundheitliche Beschwerden, Ermüdung und Schlafprobleme sind ebenso typisch wie depressive Symptome, emotionale Erschöpfung, Burnout und Beeinträchtigungen des Familienlebens (Vollstedt, 2016).

Abschalten heißt psychologisch: gedanklichen Abstand gewinnen und die Ereignisse *mental* loslassen. Nur dann entsteht Erholung. Und ja, Angehörige sollen sowohl »im Kleinen« (Pausen, Feierabend) als auch »im Großen« (Wochenende, Urlaub) abschalten. Beides zählt.

Wie gelingt es Angehörigen abzuschalten?

Tätigkeiten bewusst abschließen. Das klingt schlicht – ist aber hochwirksam. Wenn Angehörige nach der Pflege Utensilien bewusst wegräumen, die Hände waschen, die Tür schließen, kurz durchatmen, dann schließen sie nicht nur Handlungen ab – sie schaffen innerlich Ordnung. Das macht Platz für Erholung. Wichtig: Unfertiges bleibt im Kopf. Abgeschlossenes macht frei.

Klare Grenzen zwischen Pflege und Privatleben. Das berühmte »What happens at work, stays at work« gilt auch hier. Angehörige könnten To-dos – zum Beispiel Updates an die Familie – unterwegs erledigen. Denn wer sie später zuhause macht, holt das Thema wieder zurück in den Feierabend. Und ja, einige werden sagen: »Der Abstand ist doch eh nur vorgespielt.« Mag sein. Aber ohne bewusst gesetzte Grenzen bekommt das Gehirn *gar keine Chance.* Bedenken Sie: Angehörige haben nicht viele Chancen, bei einer so emotional belastenden Situation überhaupt abzuschalten, daher gilt es, den wenigen Spielraum, den sie haben, zu nutzen.

Feste Erholungszeiten etablieren. Erholung darf kein Zufallsprodukt sein. »Routinen der Erholung sollten fester Bestandteil der Freizeit werden – damit Erholung nicht nur nach Zufall und spontaner Verfügbarkeit stattfindet und auch nicht gleich gestrichen wird, wenn es zeitlich eng wird (▶ Kap. 7.2). Routinen haben eine wesentlich höhere Chance, beibehalten zu werden, nicht in Vergessenheit zu geraten, kosten auch meist weniger Disziplin oder Anfangshürde als etwas, das man neu angeht. Und schließlich ist auch organisatorisch eine feste Zeit im Pflegealltag viel leichter zu koordinieren und für den Patienten auch einkalkulierbarer als stets wechselnde und spontan gesuchte Zeitfenster.« (Werth, 2024, S. 229)

Die Freizeit bewusst regenerierend gestalten. Ablenkung ist okay. Doch Regeneration ist besser. Fernsehen kann mal guttun, ja. Aber es ersetzt keine echte Erholung – es ist eher »Sensorik-Berieselung«. Der echten Regeneration dienen Aktivitäten, die NICHTS mit Pflege zu tun haben und echten Erholungswert haben, bspw. Chor, Garten, Abendrituale, Sport, kreatives Tun. Aktivitäten, in denen man aufgeht und alles vergisst (bspw. kreative Tätigkeiten, Sport, der Sie in Bann zieht) sind besonders hilfreich, da wir hierbei quasi wie von selbst Abstand gewinnen und abschalten.

Und zuletzt – klare Worte: Die eigene Identität ist mehr als Pflege. Dieser Punkt ist wichtig. Und er braucht Ehrlichkeit. Wenn ein Mensch seine gesamte Identität in der Pflege eines Angehörigen verliert, kann er nicht abschalten – weil »Abschalten« sich dann anfühlt wie »Nicht-existieren«. Der Mensch braucht aber auch andere Rollen: Freundin, Vater, Kollege, Läuferin, Musikliebhaber – irgendetwas, das ihn lebendig hält. Natürlich gibt es Phasen, in denen nichts anderes zählt als da zu sein. Aber diese Phasen brauchen vorher eine Basis. Sonst reichen die Kräfte nicht. Der beste Begleiter ist der, der präsent ist, wenn er präsent ist und sich ernsthaft regeneriert, wenn er nicht beim Patienten ist. Nur dann bleibt er stabil, klar, zugewandt – und ein verlässlicher Halt.

Fazit Abschalten

»Hilfreich hierfür sind unter anderem eine gezieltere Trennung von Job und Freizeit sowie Rituale, die den Feierabend einläuten. Darüber hinaus kann man auch andere Aktivitäten aufsuchen, in denen man aufgeht und alles vergisst (bspw. kreative Tätigkeiten, Sport, der Sie in Bann zieht). Schließlich ist es auch bedeutsam, die eigene Arbeit so zu organisieren und zu gliedern, dass sie beendet sein *kann* vor der Pause, dem Feierabend oder dem Urlaub (Unfertiges und Unabgeschlossenes bleibt im Kopf, Abgeschlossenes hingegen ist »abgehakt«), und sie auch *bewusst* abgeschlossen wird (bspw. durch eine kurze Reflektion, was man alles geschafft hat, was erfolgreich und positiv war an diesem Tag).« (Werth, 2024, S. 231).

7.3.2 Pausen nutzen

Die Forschung ist eindeutig – und manchmal geradezu unnachgiebig: Ermüdung steigt nicht linear, sondern schießt mit zunehmender Dauer regelrecht in die Höhe. Pausen wiederum wirken umgekehrt exponentiell: Die Erholungswirkung ist am Anfang kraftvoller als der Versuch, am Ende alles aufzuholen (Semmer & Kottwitz, 2011). Bei insgesamt gleicher Pausendauer sind daher *viele kurze Pausen erholsamer* als wenige lange: Sie wirken vorbeugend und verhindern, dass die Ermüdung sehr hohe Werte erreicht.

So weit die Theorie. Die Praxis? Sie kennen sie wahrscheinlich nur zu gut: Viele Angehörige funktionieren wie im Dauerlauf – direkt von der Arbeit ins Krankenhaus, schnell noch Wäsche, Orga, Telefonate, Arztgespräch, abends völlig erschöpft ins Bett. Am nächsten Tag das Gleiche. Wochenende? Familienbesuch plus Patient. Für Pausen bleibt da kein Luftloch.

Dabei sind Pausen für alle Menschen wichtig – doch für pflegende Angehörige sind sie noch mehr ein Lebenselixier, denn sie sind in einer besonderen Lage:

1. *Es gibt kein »genug«*
   Das Pflege-Fass ist ohne Boden. Wer sich verantwortlich fühlt, spürt ständig den nagenden Zweifel, ob man nicht noch mehr tun müsste.
2. *Sie kämpfen gegen etwas, das sie nicht kontrollieren können*
   Die Krankheit hat ihren eigenen Rhythmus. Angehörige stehen daneben, geben alles und haben dennoch keinen Einfluss auf den Verlauf.

Genau deshalb brauchen Angehörige Pausen nicht nur für ihren Körper, sondern auch als Unterbrechung dieser psychischen Überforderung und der Ohnmacht, nichts steuern zu können. Aufgrund ihrer Dauerüberlastung benötigen Pflegende Angehörige sogar *mehr Pausen als andere*, nicht weniger – auch in der Arbeit, im Haushalt, in der Familie. Und doch sparen viele ausgerechnet hier. Manche, weil sie Angst haben, dass sie nicht wieder »hochfahren«, wenn sie einmal anhalten. Wir wissen aus Studien (Tucker, 2003): Wenn Menschen müde sind, streichen sie Pausen – und genau dadurch sinken Konzentration, Kraft und Stabilität. Fehler steigen. Stress steigt. Und der Akku geht leer. Dabei wäre es einfach: Regelmäßige kurze Pausen – idealerweise jede Stunde – halten nicht nur die Leistungsfähigkeit stabil, sondern auch das Wohlbefinden.

Pausen machen, aber wie?

> »Forschungsbefunde zeigen, Pausen sind dann erholsam, wenn sie mit Bewegung verbunden sind (also lösen Sie sich vom Schreibtisch!), wenn tiefes Durchatmen und frische Luft (Gehirn und Körper werden dann nochmals gut mit Sauerstoff versorgt), mentales Loslassen (lösen Sie sich physisch und mental vom Sachverhalt, vermutlich kehren Sie kreativer wieder zu ihm zurück) und sozialer Kontakt (Sie fühlen sich sozial eingebunden; Bakker, 2014) vorliegen (Clauss et al., 2018; Dababneh et al., 2001; Fritz et al., 2013; Steidle et al., 2017; Tucker et al., 2003; siehe auch Fladerer, 2016). Bereits kleine Pausen – ein Spaziergang um den Block, ein Gang über den Flur, ein Durchatmen am Fenster, ein Gespräch mit dem Kollegen – halten Ihr Arbeitsengagement und damit Produktivität wie Wohlbefinden den Tag über sowie langfristig mit aufrecht (Christian et al., 2011).« (Werth & Steidle, 2021, S. 568)

Pausen sind keine Unterbrechungen.
Sie sind das Öl im Motor, das überhaupt erst dafür sorgt, dass das Ganze läuft.

7.3.3 Kraft-Räume zum Auftanken aufsuchen

Jeder Mensch braucht einen Ort, an dem er innerlich wieder landen kann. Einen Ort, an dem der Atem tiefer wird, die Gedanken klarer und die Seele leiser. Haben Sie so einen Ort? Viele Angehörige haben ihn verloren – oder nie bewusst gehabt. Doch Räume wirken (Werth & Steidle, 2021, S. 569). Sie können einengen oder öffnen, beschweren oder beflügeln, erschöpfen oder nähren. Deshalb lohnt es sich, solche Kraft-Räume ganz bewusst zu kultivieren – innen wie außen. Fragen Sie sich gerade, was typische Kraft-Räume sein könnten?

Nun, einige Menschen finden ihre Kraft in *schlichten, friedlichen Räumen:* Daheim, in einem Lieblingssessel, an einem Schreibtisch, der »atmet«. Andere fühlen sich geborgen an *heiligen Orten* – nicht unbedingt im religiösen Sinne, sondern im Sinne von Räumen, die Bedeutung haben: alte Bäume, Kunstmuseen, Kirchen, einer alten Bibliothek, Naturplätze.

Und dann ist da die *Natur* – unser gigantischer Heiler. Licht, Sauerstoff, Wasser, Wald, Weite. Die Natur macht Dinge mit uns, die kein Mensch je vollständig erklären kann, aber die Forschung belegt: Sie tut uns gut (Joye & Van den Berg, 2020; Ryan et al., 2010; Stevenson et al., 2018). Patienten mit Blick ins Grün genesen schneller (Ulrich, 1984). Menschen, die Natur erleben, bekommen Distanz zu ihren Problemen, fühlen sich Teil des Ganzen, spüren ihre Vergänglichkeit – und gleichzeitig eine neue Art von innerer Weite. Sogar die Denkweise verändert sich: Neue Ideen, Kreativität, innerer Wandel – all das wird begünstigt, wenn wir draußen sind (Lichtenfeld et al., 2012).

Aber auch *Innenräume* haben Macht: Ein gut gestaltetes Büro, ein helles Wohnzimmer, ein ruhiger Esstisch. Je nachdem, wie ein Raum gestaltet ist, fördert er entweder Kreativität, Fokus oder Ruhe (Kombeiz & Steidle, 2018; Steidle et al., 2013, 2015; Steidle & Werth, 2013, 2014; Werth et al., 2013).

Deshalb der klare Rat – und er mag überraschend direkt sein: *Angehörige (ebenso wie Patienten) sollten in Räume investieren, die ihre Kraft stabilisieren.* Sie brauchen Oasen. Nicht als Luxus, sondern als Rettungsboot. Ein unliebsamer Raum kostet Energie – ein wohltuender Raum gibt sie zurück. Und Angehörige brauchen jeden Tropfen Kraft, den sie bekommen können.

7.3.4 Bewegung nutzen

Nachdem wir nun über Pausen, Abschalten und Kraft-Räume gesprochen haben, zeigt sich ein weiteres Kernelement wirksamer Erholung: *Bewegung.* Sie ist kein Luxus, kein »Nice-to-have«, sondern ein echter Verstärker für mentale und körperliche Resilienz. Bewegung bringt den Kreislauf in Schwung, löst körperliche Spannungen und aktiviert Energie, die sonst im Alltag verloren geht.

Für Menschen, die Sport oder körperliche Aktivität mögen, ist dies besonders hilfreich. Studien zeigen Effekte von Bewegung auf verschiedensten Ebenen:

- *Physiologisch*
  Ausdauersport verbrennt Stresshormone, aktiviert den Stoffwechsel, entspannt Muskeln und verbessert Schlafqualität. Schon kurze Einheiten helfen, den Körper in einen Erholungsmodus zu versetzen (Feuerhahn et al., 2014; Rook & Zijlstra, 2006).
- *Psychisch*
  Bewegung steigert Selbstwertgefühl und Stimmung. Wer merkt, dass er sich körperlich fitter fühlt, empfindet dies auch mental als Gewinn und ist stolz auf sich (Alfermann & Stoll, 2000).
- *Embodiment-Effekt*
  Körperliche Stärke wirkt auf die Psyche – wer sich körperlich kraftvoll erlebt, fühlt sich auch innerlich stärker (Storch et al., 2006).
- *Energie & Vitalität*
  Bewegung setzt neue Energie frei, die direkt in die Bewältigung von Aufgaben, Veränderungen oder herausfordernden Situationen fließt.

Wichtig ist dabei: Es muss nicht immer das Fitnessstudio sein. Spaziergänge, Gartenarbeit, Radfahren oder auch ein paar Dehnübungen reichen, um den Kreislauf in Schwung zu bringen und Körper und Geist zu aktivieren. Bewegung ist ein Schlüssel, um Abstand zu gewinnen, mentale Klarheit zurückzugewinnen und neue Kraft zu schöpfen.

7.3.5 Soziales Netz haben bzw. in Kontakt gehen

Soziale Beziehungen sind ein zentraler Baustein der Selbstfürsorge, vielleicht sogar der wichtigste. Wer eingebunden ist, wer Rückhalt hat, kann Krisen nachweislich besser bewältigen (Etzion, 1984). Dabei gilt: Es gibt kein Patentrezept für soziale Netze. Manche fühlen sich mit ein oder zwei engen Kontakten wohl, andere brauchen einen größeren Kreis. Für alle gilt jedoch: Beziehungen nähren, stärken und stützen uns – vor allem in Zeiten der Belastung.

Pflegende Angehörige erleben oft, dass sich im Zuge der Pflegesituation ihr soziales Umfeld verändert:

- *Konflikte innerhalb der Familie*
  Wenn eine Patientenbegleitung im Familienkreis vorliegt, dann ist meist die ganze Familie emotional angeschlagen. Manche können sich gegenseitig stützen, andere wiederum verkeilen sich in den auftretenden Konflikten.
- *Rückzug von Außenstehenden*
  Der Angehörige hat weniger Zeit und Kapazität für seine bisherigen Kontakte, oft auch weniger »Nerv« für deren Belange. Möglicherweise ziehen sich Freunde oder Bekannte aber auch von sich aus zurück, fühlen sich überfordert oder unsicher, was die Situation für den Angehörigen schwieriger macht.

- *Intensivierung einiger Beziehungen*
  Gleichzeitig zeigt sich, wer wirklich verlässlich ist – diese Bindungen können enorm Kraft geben.

Praktische Empfehlungen für Angehörige

- *Auf Personen zugehen*
  Wenn wichtige Personen wegbrechen, ermutigen Sie sie, auf die Betreffenden zuzugehen und ihnen offen die eigenen Gedanken und Gefühle zu offenbaren sowie die Beweggründe des Anderen zu erfragen (»Was hat dich davon abgehalten, dich zu melden?«). Verständnis entsteht eher durch Austausch als durch Vorwürfe oder Schweigen.
- *Sich austauschen*
  Der Austausch mit Freunden, Fachleuten oder Selbsthilfegruppen hilft, Belastungen zu verarbeiten und neue Lösungswege zu finden. Die Dinge nur mit sich allein auszumachen und »alles in sich hineinzufressen« ist im Zuge der Patientenbegleitung keine gute Strategie.
- *Neue Kontakte knüpfen*
  Sollten Angehörige nicht auf ein entsprechendes soziales Netzwerk zurückgreifen können, dann ermuntern Sie sie, nach neuen Kontakten Ausschau zu halten, sei es beim Sport, in einem Verein, in Selbsthilfegruppen, in einem Ehrenamt oder bei Reisen für Alleinreisende – es gibt unzählige Möglichkeiten, als Alleinstehender in Kontakt zu kommen. Insbesondere in Krisenzeiten ist es wichtig, dass man nicht ohne Kontakt und Austausch ist.
- *Netzwerke prüfen*
  Legen Sie den Angehörigen nahe, ein *Gespür dafür zu entwickeln, welche Beziehungen ihnen guttun und welche nicht.* Da Menschen sich nur in sie nährenden Kontakten erholen können, macht es Sinn, immer mal wieder zu prüfen, welche Beziehungen sie entsprechend intensivieren und von welchen sie sich eher distanzieren sollten.

Soziale Kontakte wirken wie ein Puffer gegen emotionale Erschöpfung. Sie bieten Sicherheit, Nähe und Unterstützung. Und sie sind eine Ressource, die Angehörigen hilft, auch in belastenden Phasen handlungsfähig zu bleiben.

Abschließend gilt: Trotz aller präventiven Maßnahmen können Belastungen phasenweise größer werden und die Kraft nachlassen – das ist normal. Entscheidend ist, Warnsignale ernst zu nehmen und rechtzeitig aktiv zu werden. Der nächste Schritt ist daher, Akut-Maßnahmen zu ergreifen, wenn die Erschöpfung bereits spürbar wird.

7.4 Akut-Interventionen und Nothilfe

Vielleicht kennen Sie Angehörige, die schon am Rande ihrer Kräfte stehen: Sie reichen dem Patienten das Essen, denken dabei »schnell, schnell, sonst dauert es zu lange«, hetzen durch jeden Handgriff, damit alles passt – und spüren gleichzeitig, wie die eigene Energie schwindet. Sie sind erschöpft, emotional angespannt, mental ausgelaugt. Genau diese Situationen zeigen: Es ist normal, dass die Kraft nicht unbegrenzt verfügbar ist. Doch gerade in solchen Momenten gilt: Handeln, bevor es zu spät ist.

Wenn die Energie vollständig versiegt, verändert sich das Erleben dramatisch: Man fühlt sich leer, wie taub, jede Handlung kostet Überwindung. Telefon klingeln lassen, zusammenfahren, Tage ziehen sich schwer hin, Nächte bieten keine Erholung. Für Freunde, Familie, Freizeitaktivitäten bleibt keine Kraft. Körperlich wie psychisch ist man ausgebrannt (Werth & Steidle, 2021, S. 557). Jeder kennt diese Lebenslage, zumindest phasenweise. Wer Warnsignale ignoriert, riskiert chronische Erschöpfung, Burnout oder depressive Symptome.

Um dieser Spirale zu begegnen, lohnt es sich zunächst, den Teufelskreis der Kraftlosigkeit zu verstehen und dann zu überlegen, welche Strategien Betroffene selbst (► Kap. 7.4.1) oder Außenstehende (► Kap. 7.4.2) ergreifen können.

Teufelskreis Kraftlosigkeit

Erschöpfung entsteht, wenn Anforderungen und persönliche Ressourcen nicht mehr im Gleichgewicht sind (► Kap. 7.1 und ► Kap.7.3). Wer dauerhaft über seine Kapazitäten hinausgeht, läuft Gefahr, in einen belastenden Stresszustand zu geraten. Dieser äußert sich sowohl im subjektiven Empfinden (bspw. als Angst, Anspannung, Ärger), in körperlichen Veränderungen als auch im Handeln der Person (bspw. durch wachsende Aggression gegen andere, durch zunehmenden Rückzug, durch erhöhten Konsum suchtförderlicher Substanzen) und im Extremfall kann sich auch ein Burnout Bahn brechen.

Warnsignale. Aus der Schwäche heraus kann niemand mehr gut agieren. *Frühwarnsignale* ernst zu nehmen ist entscheidend. Emotionale Reaktionen wie Gereiztheit oder Wut (► Kap. 3.5) sind keineswegs Zeichen von Schwäche, sondern *Selbstschutzmechanismen.* Sie signalisieren, dass die eigenen Bedürfnisse (körperlich und emotional; ► Kap. 1.4.1) nicht erfüllt werden. Ebenso sendet der Körper Signale: Müdigkeit, Konzentrationsprobleme, körperliche Beschwerden. Die Psyche und die Seele zeigen ebenfalls, wenn etwas aus dem Gleichgewicht geraten ist – das kann sich in innerer Leere, Stumpfheit oder Desinteresse äußern (bspw. Gedankenkarussell, sorgenvolle Gedanken, »ich kann nicht mehr«, »ich will nicht mehr«; wenn die eigene Schwingungsfähigkeit nachlässt, wir »Seelenpiepen« haben, wie ich es gern nenne, d. h. wir in uns unglücklich oder gefangen sind, uns leer, stumpf oder gar nicht mehr fühlen, wir uns kaum noch für andere oder anderes interessieren, …).

Warum sofortiges Handeln nötig ist

Wenn pflegende Angehörige dies erleben und ihnen die Kraft ausgeht, ist das keine Schande, sondern eine normale Reaktion auf extreme Belastung. Entscheidend ist, jetzt Schutzmaßnahmen einzuleiten – sowohl sie für sich selbst als auch für ihren Umgang mit dem Patienten:

1. *Eigener Schutz*
   Ohne Gegensteuer droht die Erschöpfung chronisch zu werden und lässt sich nur schwer wieder beheben.
2. *Schutz des Patienten*
   In völliger Schwäche lassen sich Fürsorge und Geduld nicht mehr zuverlässig aufrechterhalten. Kleine Ungerechtigkeiten oder Missstimmungen können sonst ungewollt eskalieren (► Kap. 9, Gewalt).

Intervention gefragt

Im Folgenden soll es daher nun darum gehen, was getan werden kann, wenn ein Angehöriger in die Kraftlosigkeit und ihren Teufelskreis geraten ist. Denn dann ist *Intervention* gefragt. Der Begriff »Intervention« stammt vom Lateinischen *intervenire* – »dazwischentreten, eingreifen«. Ziel ist es, akute Stressoren zu erkennen und zu reduzieren, um die Situation zu stabilisieren. Ein Eingreifen kann an der *Person* selbst ansetzen – z. B. körperliche Entlastung, mentale Pausen, emotionale Stabilisierung – oder an *äußeren Rahmenbedingungen*, wie organisatorische Unterstützung, Entlastung im Alltag, klare Aufgabenverteilung. Optimal ist eine *Kombination* aus beidem: die Situation anpassen und gleichzeitig die eigenen Kräfte gezielt aufladen. So entsteht ein Handlungsrahmen, der die Spirale der Kraftlosigkeit unterbricht und es den Angehörigen ermöglicht, wieder wirksam und stabil zu agieren, bevor es zu ernsthaften körperlichen oder psychischen Schäden kommt.

Diese Interventionen können von Außenstehenden (also auch von Ihnen) angestoßen werden oder vom Betroffenen selbst. Wie können Sie sich dies nun konkret vorstellen? Nun, die Psychologie unterscheidet drei Arten, wie Menschen mit akuten Stress- oder Erschöpfungszuständen optimalerweise umgehen (Lazarus, 1999; Lazarus & Folkman, 1984), durch:

1. *Problemorientiertes Coping*[15] – indem sie die *Situation* aktiv verändern
2. *Emotionsorientiertes Coping* – indem sie die eigene *Gefühlswelt* regulieren
3. *Bewertungsorientiertes Coping* – indem sie die *Perspektive* auf die Situation anpassen

Welcher Ansatz hilfreich ist, hängt davon ab, wo genau die Belastung ihren Ursprung hat. Oft empfiehlt sich eine Kombination aus mehreren Strategien.

---

15 engl. to cope = etwas bewältigen, mit etwas fertigwerden oder zurechtkommen.

7.4.1 Problemorientiertes Coping – die Situation verändern

Das erste Bündel an Strategien zielt darauf ab, die Situation selbst zu verändern. Natürlich lässt sich die Erkrankung des Patienten nicht einfach beheben. Doch die Pflegesituation kann auf unterschiedliche Weise entlastet werden.

- *Problemlösen/Stressoren abbauen*
  Manche Belastungen lassen sich gezielt reduzieren: Aufgaben aufteilen (»Du machst Haushalt und Schriftverkehr, ich übernehme Pflege und Arztbesuche«), Arbeitsmittel anpassen (Rollstuhl, Hilfsmittel), Pflegezeiten temporär reduzieren oder bestimmte Tätigkeiten abgeben. Selbst kleine organisatorische Anpassungen – z. B. Fahrdienst oder Besuchsdienste – können enorme Entlastung bringen.
- *Eigene Arbeitsweise anpassen*
  Entlastung gelingt oft, indem man die eigene Organisation überprüft: Unwichtige Termine verschieben, Aufgaben abgeben oder Hilfen engagieren (Haushaltshilfe, Babysitter). So kann sich der Angehörige auf das Wesentliche konzentrieren, ohne ständig überlastet zu sein.
- *Neue Kompetenzen erwerben*
  Viele Tätigkeiten in der Pflege erfordern Fertigkeiten, die der Angehörige vorher nicht hatte. Wissen und praktische Fähigkeiten mindern Unsicherheiten und Ängste: Pflegekurse, Letzte-Hilfe-Kurse, Ratgeberlektüre oder der Austausch in Selbsthilfegruppen sind Wege, Sicherheit und Selbstvertrauen zu gewinnen.
- *Instrumentelle soziale Unterstützung nutzen*
  Appellieren Sie an Angehörige, sich tatkräftige Unterstützung zu holen, seien es entsprechend kompetente Personen, Stellen (Krankenkassenberatung, Pflegedienst/-berater, Mediziner, Palliativnetz, Coach, usw.) oder tatkräftige Assistenz (privat: Putzhilfe, Babysitter, Aupair). Sich unterstützt zu wissen, entlastet nicht nur faktisch, sondern auch psychisch enorm. Häufig besteht hier jedoch eine Hemmung bei den Angehörigen: Zum einen (und das ist meist die größte Hürde) müssten sie sich selbst eingestehen, dass sie der Hilfe bedürfen und zum anderen müssten sie dies vor anderen ansprechen und sie um diese Unterstützung bitten bzw. Finanzen dafür aufbringen. Angehörige tun dies, wie bereits erwähnt, meist viel zu spät, schwächen sich damit jedoch zunehmend und sind am Ende oftmals schwächer als der Patient selbst.
- *Zwischenmenschliche Konflikte klären*
  Konflikte mit anderen Angehörigen oder unausgesprochene Spannungen mit dem Patienten kosten Energie – Energie, die der Angehörige gerade nicht hat. Offene, klare Kommunikation – nicht als Streit, sondern als Mitteilung eigener Bedürfnisse und Belastungen – ist hier essenziell. Ein Dritter (Coach, professioneller Begleiter) kann unterstützen, Gespräche vorzubereiten oder moderieren. Sich der eigenen psychischen Last bewusst zu stellen und sie anzusprechen, wirkt wie ein Befreiungsschlag (► Kap. 5.2, Mut) und ist ein wichtiger Schritt, um Kraftlosigkeit zu durchbrechen.

Problemorientiertes Coping bedeutet: Mutig handeln, aktiv gestalten, entlasten und klären, statt in passiver Erschöpfung zu verharren. Jede Maßnahme, die den Alltag strukturiert, Stress reduziert und Unterstützung ermöglicht, ist ein direkter Beitrag, um wieder handlungsfähig und stabil zu werden.

7.4.2 Emotionsorientiertes Coping – den Bezug zur Situation verändern

> »Schon einmal Stress gehabt und daraufhin eine Tafel Schokolade gegessen, ein Glas Wein getrunken, einen halben Liter Eis verputzt? All dies sind typische Reaktionen, um sich nach einem Stresserleben (vermeintlich) etwas Gutes zu tun.« (Werth, 2024, S. 247).

Doch es gibt hilfreichere Varianten des sog. emotionsorientierten Copings, d. h. der Bemühungen, die gefühlte Last leichter zu machen. Auch wenn Angehörige die Situation selbst nicht verändern können, so können sie dennoch verändern, wie sie sich innerlich dazu in Beziehung setzen.

Ablenkung durch positive Aktivitäten. »Ich bin so erschöpft, ich muss mir jetzt erst einmal etwas Gutes tun – ein heißes Bad, ein Saunagang, eine neue Handtasche, ein schönes Fußballspiel ansehen, die langersehnte Reise buchen.« Aber auch das Kaffeetrinken mit Freunden, Bummeln durch die Stadt, der Kinobesuch oder die durchtanzte Nacht im angesagten Club der Stadt, die meditative Bergtour, leidenschaftlicher Sex, all das können ablenkende, positive Aktivitäten sein, die uns für einen Moment die ganze Erschöpfung vergessen, positive Emotionen fühlen und dadurch auftanken lassen. Es klingt so banal und ist doch ein Gamechanger.Bewusste, schöne Mikro-Momente. Ein heißes Bad. Ein Saunagang. Ein Treffen mit Freunden. Ein Kinofilm. Eine durchtanzte Nacht. Ein Spaziergang, der nach Freiheit riecht. Nicht als Flucht – sondern als *kurze emotionale Verankerung im Guten*, damit das Schlechte nicht alles überstrahlt.

Ausgleich und Regenerationszeit schaffen. Sind wir im Erschöpfungszustand, stecken wir meist in einem Teufelskreis fest: Wir fühlen uns zu müde, um uns gezielt zu erholen, und »hängen damit oft nur ab/rum« anstatt uns gezielt Erholung zuzuführen. Oder wir machen ein Hürdenrennen und glauben, nur noch ein wenig mit letzter Kraft durchhalten zu müssen, um dann endlich die ersehnte Erholung eintreten zu lassen. Doch weit gefehlt – denn Erholung ist wie gesagt etwas, das nicht beliebig lange auf sich warten lässt und sich keineswegs von alleine einstellt, sie ist ein aktiver Prozess, den wir einleiten und uns zuführen müssen (► Kap. 7, Mythos & Prinzipien). Weisen Sie daher Angehörige darauf hin, zumindest in kleiner Dosis kontinuierlich die großen Kraftquellen Sport (wenigstens etwas Bewegung am Tag), Natur (ein Spaziergang, das Aufhalten im Freien, der Blick in die Weite) und sozialem Netz (wenigstens ein kleiner guttuender Plausch) anzuzapfen und dies fest einzuplanen (am besten im Sinne des Matching-Prinzips, ► Kap. 7.2.2).

Erschöpfte Angehörige tappen oft in die Falle: Zu müde, um sich zu erholen. Zu gestresst, um etwas Gutes für sich zu tun. Ein zähes Dazwischen. Doch Erholung ist kein Geschenk des Himmels – sie muss *aktiv eingeplant* werden.

Drei große Energiequellen sind wichtig (und bitte täglich in Mini-Dosen!):

- *Bewegung:* ein paar Schritte, nicht der Marathonlauf.
- *Natur:* 10 Minuten draußen können Wunder wirken.
- *Soziale Kontakte:* ein kurzer Plausch, der Wärme schenkt.

Mit folgenden Verfahren kann emotionsorientiertes Coping angestoßen werden:

- *Entspannungsverfahren*
  »Progressive-Muskel-Relaxations-Techniken (PMR) ziehen nachweislich eine ganze Reihe positiver Folgen nach sich, bspw. weniger Schmerzempfinden, verbesserte Schlafqualität, mehr Energie bzw. weniger Müdigkeit, weniger Angst- und Stresserleben sowie weniger physiologische Stressindizes wie geringere Herzrate und Cortisolwerte (McCallie et al., 2006; Parlow & Jones, 2002). Ebenso gelten Zwerchfellatmung oder andere Atemtechniken als gängige Strategien, um die in einer Situation entstandene Erregung abzubauen.
  Sofern der Angehörige bereits Techniken dieser Art aus früheren Zeiten kennt, sollte er sie keinesfalls ausgerechnet in Belastungszeiten aufgeben, denn sie helfen ihm genau jetzt, gut durchzukommen und kraftvoll zu bleiben. Sofern jemand noch keine Berührungspunkte mit solchen Techniken hatte oder bislang noch nicht die für ihn passende gefunden hat, empfiehlt es sich für ihn, weiter nach Alternativen zu suchen. Es gibt unzählige Varianten und es wäre schade, wenn er die Chance auf deren positive Auswirkungen nicht nutzen würde.« (Werth, 2024, S. 248 f)
- *Negatives niederschreiben*
  Studien haben gezeigt, dass sich etwas von der Seele zu schreiben hilft, eine ungute Emotion loszuwerden. Es ist, als würde man den eigenen Gefühlen einen Ort außerhalb des Körpers geben – und für einen Augenblick wird es innen weiter, freier, atembarer. Es spielt dabei keine Rolle, ob der Empfänger die Worte jemals liest, ob das Geschriebene abgeschickt wird, oder ob es einfach in der Schublade bleibt (Ulrich & Lutgendorf, 2002; Zeidner et al., 2004). Das Schreiben wirkt für die schreibende Person, nicht für den Adressaten. So entsteht ein Moment, der sich anfühlt wie: »Ich lege es aus meinen Händen in dieses Buch – und für einen Moment ist mein Inneres leichter.« Ob Tagebuch, Briefe oder Notizen – es spielt keine Rolle. Schreiben klärt. Schreiben entlastet. Schreiben verhindert emotionale Ansteckung (▶ Kap. 2.1).
  Angehörige können dabei unterschiedliche Formen nutzen:
  - *Ein persönliches Tagebuch*, in dem sie festhalten, was sie fühlen und denken.
  - *Ein gemeinsames Buch*, das beim Patienten liegt – in das Besucher, Freunde, Pflegende schreiben.
  - *Briefe an den Patienten*, besonders dann, wenn direkte Kommunikation nur eingeschränkt möglich ist (wie im Falle von Komapatienten oder Demenzerkrankten).

  Das schriftliche Wort öffnet Wege, die die Sprache manchmal nicht mehr schafft. Es entlastet. Es ordnet. Schreiben ist ein stiller Raum der Selbstfürsorge. Ein kleiner Schritt – mit oft erstaunlicher Wirkung.

- *Emotionale soziale Unterstützung*
  Soziale Beziehungen – nicht nur die privaten, sondern auch die am Arbeitsplatz – gelten als wichtige stabilisierende Elemente (Etzion, 1984). »Selbsthilfegruppen bauen auf dem gleichen Prinzip auf: Der Austausch tut gut, lässt uns uns nicht alleine fühlen, liefert uns Tipps und Hinweise, mit der Situation besser umzugehen (letzteres ist dann oben genannte instrumentelle soziale Unterstützung).« (Werth, 2924, S. 252).
- *Achtsamkeit*
  Belastete Angehörige leben häufig im Autopilotmodus: Immer schon gedanklich beim nächsten Schritt. Immer gehetzt. Nie wirklich da. »Das erhöht die Fehlerrate, ist spürbar für unser Gegenüber und lässt sie nicht erleben, was tatsächlich ist, sondern sie in dem sein, was sein könnte, sollte, müsste. Hört sich bereits nicht entspannt an und ist es auch nicht. Was ist das »Gegenmittel«? Achtsamkeit!
  Achtsamkeit ist definiert als Zustand der zielgerichteten Aufmerksamkeit auf die Gegenwart, sprich, den jetzigen Moment. Sie ist das Gegenteil von Agieren im Autopilotmodus (unbewusst handeln) und von Multitasking. Achtsam zu sein bedeutet, in einer Situation voll im Hier und Jetzt, präsent, sowie uns unserer Handlungen und Gefühle bewusst zu sein. Achtsamkeit verbessert nachweislich die Fähigkeit zu priorisieren, sich zu fokussieren und die Lebensentscheidungen stärker im Einklang mit den eigenen Werten zu treffen und steht im Zusammenhang mit weniger Stresserleben sowie einer höheren psychischen und physischen Gesundheit (Brown & Ryan, 2003; Grossman et al., 2004; Hoffman et al., 2010; Kabat-Zinn, 2003; Klatt et al., 2008).
  Wie lässt sich dies lernen bzw. wieder dahin zurückfinden? Es sind die kleinen Dinge, die hier helfen und alle nach demselben Muster funktionieren: Die eigene Aufmerksamkeit gezielt auf eine Sache lenken, so unwichtig sie auch sein mag, sodass die Aufmerksamkeit nicht in alle Richtungen davonläuft und das Fokussierte bewusst wahrnehmen. Was wir so bewusst wahrnehmen, werden wir auch fühlen und damit tanken können, es kann uns nähren – alles, was jedoch in der Hektik untergeht, im Trubel ertrinkt, kann uns nicht nähren, sondern rauscht durch. Und auf diese Weise haben wir dann Vieles erledigt, aber nicht gelebt; viel gegeben, aber nichts getankt. Mit Achtsamkeit beschenken wir in erster Linie uns selbst, doch ganz nebenbei werden wir damit auch alle anderen Menschen unseres Umfelds beglücken. Denn achtsame Menschen haben eine gänzlich andere, eine besonders wohltuende Ausstrahlung.« (Werth, 2024, S. 250f). Kleine Übungsbeispiele finden Sie in nachstehendem Kasten.

Kleine Achtsamkeitsübungen für Angehörige

Zwischen Sorgen, Terminen und emotionaler Anspannung bleibt oft kaum Raum, einmal durchzuatmen. Diese kleine Toolbox bietet unkomplizierte Übungen, die Angehörigen helfen, kurz zu sich zurückzufinden – vor oder nach einem Patientenbesuch, während der Mahlzeiten oder unterwegs. Ziel ist es nicht, zusätzlichen Druck zu erzeugen, sondern kleine, greifbare Werkzeuge zu

geben, um Stress zu mindern, innere Ruhe zu fördern und die eigene Resilienz zu stärken.
(Zahlreiche weitere Übungen finden Sie im Internet oder in der Fachliteratur.)

Die 4-3-2-1-Übung
Wenn Gedanken kreisen oder Emotionen hochkochen, kann diese Struktur helfen, zurück in den Moment zu kommen.

Lassen Sie Ihren Blick einen Moment schweifen und registrieren Sie …

- 4 Dinge, die Sie *sehen* können
  Vielleicht die Wolken, die über den Himmel ziehen, das Licht auf dem Boden des Flurs, die bunten Blätter im Wind oder ein Mensch, der Ihnen freundlich zunickt (im Auto: das ungewöhnliche KFZ-Kennzeichen des Wagens vor Ihnen).
- 3 Dinge, die Sie *fühlen* können
  Die Kälte des Türgriffs, den Stoff Ihrer Jacke, den Luftzug im Gesicht, der Talisman in der Hosentasche, die Hände an der heißen Teetasse, den kühlen Wind im Gesicht, die Sonnenstrahlen auf der Haut – oder einfach sich fragen »Wie fühle ich mich gerade?«
- 2 Dinge, die Sie *hören* können
  das Vogelgezwitscher, das Prasseln der Regentropfen, das Summen eines Geräts, das leise Knarzen Ihrer Schritte (im Auto: den Autoblinker).
- 1 *Augenblick*, den Sie jetzt wahrnehmen
  Das ist der Moment, in dem Sie wieder bei sich ankommen.

Diese Übung eignet sich besonders vor und nach einem Besuch: Sie verabschieden sich so bewusst vom vorherigen Moment und betreten das Patientenzimmer mit mehr innerer Ruhe. Danach angewandt hilft sie, das Geschehene hinter sich zu lassen.

Achtsame Mahlzeiten: Kleine Inseln der Ruhe
Gerade in belastenden Phasen passiert es schnell, dass man isst, ohne überhaupt zu merken, *dass* man isst. Der Körper funktioniert – aber er wird nicht wirklich wahrgenommen. Probieren Sie einmal Folgendes:

- Nehmen Sie täglich mindestens eine Kleinigkeit ohne Ablenkung zu sich – kein Handy, kein Fernseher.
- Fokussieren Sie sich auf ein Lebensmittel: Den Duft des Kaffees, die Wärme der Suppe, die frische Säure der Himbeeren, die cremige oder feste Konsistenz eines Bissens.

Achtsames Essen schenkt Ihnen zwei Dinge: Regeneration für den Geist und ein Gefühl von wirklicher Sättigung – körperlich wie seelisch. (Übrigens: wer bewusster isst, isst auch nicht unkontrolliert viel bzw. fühlt sich »genährter«).

Pendeln in Ruhe – die kleinen Wege nutzen
Angehörige pendeln oft zwischen Sorgen, Verpflichtungen und dem Versuch, irgendwie durch den Tag zu kommen. Und gerade die Wege dazwischen laufen im o. g. Sinne fast automatisch ab – Radio an, Handy an, Kopf an. Wie wäre es, diese kleinen Wege zu nutzen, um sich wieder zu erden?

- Lassen Sie bewusst das Radio aus.
- Nehmen Sie im Bus oder Zug die Stöpsel heraus.
- Lenken Sie Ihre Aufmerksamkeit spielerisch auf etwas Einfaches:
  - Zählen Sie alles, was grün ist
  - oder alle blauen Autos
  - oder alle Menschen mit einem Rucksack.

Auch diese kleinen Übungen wirken. Der Geist bekommt eine Pause vom Grübeln und Sie spüren: *»Ich bin hier. Ich bewege mich durch diesen Moment – und das reicht.«*

7.4.3 Bewertungsorientiertes Coping – eine Neubewertung vornehmen

Manchmal ist nicht die Situation das eigentliche Problem, sondern das, was wir *über* sie denken. Unser Kopf kann uns Kraft geben – oder sie uns vollständig entziehen. Und das Difficile daran: Wir merken oft gar nicht, wie sehr wir selbst unser Erleben einfärben. Doch genau hier entsteht ein machtvoller Hebel. Denn wie wir eine Situation bewerten, ist veränderbar. Und veränderte Bewertungen verändern Gefühle – und damit unser Verhalten.

Die Kernidee ist simpel und zugleich herausfordernd: *Unsere Gedanken sind selbstgemacht* (auch wenn es sich oftmals nicht so anfühlt, sind dennoch wir selbst Herr und Meister unserer Gedanken). Das heißt: Wir dürfen sie prüfen, anpassen, in Frage stellen – und dadurch entlastender gestalten. Insbesondere unsere Gedanken bzgl. der Bewertung der Situation und der Bewertung der eigenen Möglichkeiten, sie zu bewältigen, sind hier bedeutsam. Es lohnt sich, die Aufmerksamkeit zu richten auf:

- *Dysfunktionale Gedankenmuster erkennen und loslassen*
  Viele Angehörige tragen Überzeugungen mit sich herum, die sie eher schwächen als stützen. Sätze wie: »Erst wenn ich völlig erschöpft bin, war es ein guter Tag.«, »Busy sein heißt wichtig sein.« oder »Wenn ich nicht alles mache, mache ich nichts richtig.«. Das sind Gedanken, die antreiben – aber oft geradewegs in die Erschöpfung führen. Sich dieser Muster bewusst zu werden, ist der erste Schritt. Der zweite Schritt ist: neue, angemessenere Maßstäbe an sich selbst heranlassen.
- *Innere Antreiber – die alten Stimmen entlarven*
  Viele tragen ein Leben lang innere Antreiber mit sich herum: »Sei perfekt! Streng dich an! Beeil dich! Sei stark! Mach's allen recht!« Diese leisen, aber hartnäckigen

Gebote stammen oft aus Kindheit und Jugend. Und in belasteten Pflegesituationen drehen sie ihre Lautstärke besonders hoch. Angehörige denken dann Dinge wie: »Ich brauche keine Hilfe von außen, wie sähe das auch aus?!« »Ich darf mich nicht um mich kümmern, während es dem Patienten schlecht geht« (► Kap. 6.4, Einwände & Glaubenssätze). Diese Antreiber sind keine Naturgesetze. Sie dürfen bewusst überprüft und – wenn nötig – entmachtet werden.

- *Katastrophisierende Gedanken stoppen*
  Kopfkino ist eine ganz eigene Welt. Wenn der Kopf erst einmal loslegt, kann er beeindruckende Dramen inszenieren. Leider selten Komödien. Meist malen wir uns eher Dinge aus, die *gar nicht so wahrscheinlich* sind, auch einzutreffen bzw. wir malen uns aus, *wie vernichtend sie für uns* sein werden (Ellis, 1982). Angehörige malen sich im schlimmsten Fall ganze (katastrophale) Zukunftsszenarien aus – oft weit weg von jeder Realität.
  Ein sogenanntes katastrophisierendes Denken[16] erkennt man an typischen Mustern (Sauerland, 2015):
  1. *Aus Wünschen werden Notwendigkeiten.*
     »Ich muss… Sonst ist alles verloren.«, »Die anderen müssen dies und jenes, sonst …«, »Mein Leben muss so und so, sonst …«.
  2. *Pauschalisierung statt Präzision.*
     Negative Bewertungen werden generalisiert: Einzelne Eigenschaften, Verhaltensweisen oder Kompetenzen werden nicht gesehen, sondern die Person (man selbst oder andere) pauschalisiert: »Sie taugt nichts«, »Er ist ein Versager«, »Ich kriege nie etwas hin.«
  3. *Gedanken enden in Worst-Case-Szenarien.*
     »Wenn das passiert, ist alles vorbei.«, »Es wäre fürchterlich, wenn …« oder »Wenn uns das passiert, ist das eine Katastrophe!«
  4. *Die Toleranz für Frustrationen ist herabgesetzt.*
     Man erlebt sich als unfähig, den momentanen Zustand zu ertragen. »Das halte ich nicht aus.«

  Natürlich ist die Patientenbegleitung ein Umfeld voller Unsicherheiten und auch Risiken. Und ja – das ruft Angst hervor. Aber ein Kopf, der ständig Horrorszenarien malt, macht niemanden stärker, sondern zunehmend handlungsunfähiger.
  Was kann ein Angehöriger dagegen tun?
  - den eigenen Gedanken ein inneres »Stopp!« entgegensetzen
  - modifizierte, realistischere Alternativgedanken formulieren
  - seriöse, verlässliche Informationen einholen
  - eigene Ängste anschauen und bearbeiten (statt sie zu verdrängen) (► Kap. 3.1)
  - und: professionelle Begleitung suchen, wenn das Gedankenkarussell zu mächtig wird

16 Die Psychologie nennt ein solches Gedankenkarussell »katastrophisierendes Denken«, da hier Dinge negativer und vernichtender ausgemalt werden, als sie sind. Dies ist leider ein Karussell, das gerne immer mehr Fahrt aufnimmt, je weniger es beschränkt / ihm etwas entgegengesetzt wird.

Denn er ist nicht Opfer seiner Gedanken – er kann lernen, Regie zu führen.

- *Selbstwirksamkeit im Auge behalten.*
  »Nur weil wir etwas ständig tun, tun wir es deswegen noch lange nicht gut. Manches Mal stecken wir in einem Hamsterrad fest, machen immer mehr von demselben Falschen oder Wirkungslosen, ohne zu merken, dass wir dabei auf der Stelle treten. Wer nicht mehr wirksam ist in dem, was er tut, kann sich auch schnell verausgaben – in dem fälschlichen Bemühen, dass ein Mehr an Einsatz endlich das ersehnte Ziel bescheren möge. Darüber hinaus ist das Erleben eigener Unwirksamkeit in hohem Maße psychisch belastend. Daher ist für Angehörige in der Pflegesituation ein wiederkehrendes Überprüfen der eigenen Selbstwirksamkeit bedeutsam; es erlaubt zum einen frühzeitige Kurskorrekturen und – im Erfolgsfall – zum Zweiten eine motivierende und nährende Bestätigung, auf dem richtigen Weg zu sein (▶ Kap. 7.2.3, Reflektieren). Es liegt auf der Hand, dass das Erkennen der eigenen Wirksamkeit schwierig ist und oftmals durch Reflektionspartner (Coach, Freunde, Behandler) besser gelingt.« (Werth, 2024, S. 258 f).

Bitte beachten Sie, dass die genannten Möglichkeiten weder überschneidungsfrei noch vollständig sind und sich auch nicht wechselseitig ausschließen, sondern lediglich dazu dienen, Ihnen Bandbreite und Optionen der Handlungsspielräume aufzuzeigen.

Und noch ein Hinweis: Nicht jeder Mensch erlebt externe Stressfaktoren, wie z. B. Zeitdruck, Aufgabenvielfalt oder Konflikte im sozialen Umfeld, auf die gleiche Weise. Einige Menschen werden durch ein- und denselben externen Stressor stärker gestresst und psychisch beansprucht als andere. Hintergrund dieser Unterschiede im Stresserleben ist, dass die eigenen Gedanken, Beurteilungen und Bewertungen Person in der jeweiligen Stresssituation die Reaktion auf externe Stressfaktoren maßgeblich bestimmen (sog. Transaktionales Stressmodell nach Lazarus, 1999; Lazarus & Launier, 1981; Erweiterung nach Bamberg et al., 2003).[17]

7.5 Einladung zur Reflektion

Angehörige unterschätzen ihre Regeneration oft, weil sie sich an Mythen orientieren: »Erholung verschiebe ich auf später«, »Ferien reichen schon«, »Entspannung ist Luxus«, »schlafen kann ich später mal«. Fachkräfte können diesen Blick verändern, indem sie aufklären, passende Strategien vorschlagen und Mut machen, kleine Regenerationsinseln in den Alltag einzubauen. Leitfragen für Ihre Reflektion könnten sein:

---

17 Der Begriff »transaktional« bezeichnet die Beziehung zwischen Person und Umwelt und betont das dynamische Zusammenspiel beider.

- *Mythen entkräften*
  Welche typischen Glaubenssätze höre ich (»Ich ruhe mich später aus«)? Wie kann ich ihnen fundiert, aber empathisch widersprechen?
- *Ressourcen-Matching anwenden*
  Unterstütze ich Angehörige dabei, dort zu regenerieren, wo ihre Hauptbelastung liegt (körperlich, emotional, mental)?
- *Abschalten ermöglichen*
  Welche kleinen Rituale oder Übergänge (z. B. bewusster Feierabend, Atemübung, Abendspaziergang) kann ich vorschlagen?
- *Realistische Schritte fördern*
  Ermutige ich Angehörige, lieber regelmäßig zehn Minuten zu regenerieren, statt auf seltene »Luxusauszeiten« zu hoffen?
- *Reflektion anregen*
  Gebe ich Impulse, damit Angehörige ihre Energiequellen und -räuber regelmäßig prüfen und ihr Verhalten anpassen können?

Regeneration geschieht nicht von allein – sie muss aktiv gestaltet werden. Fachkräfte können Angehörigen helfen, Erholung nicht als Luxus, sondern als Notwendigkeit zu verstehen. Sie wirken als Impulsgeber, die kleine, umsetzbare Strategien aufzeigen und die Bedeutung von Regeneration immer wieder unterstreichen.

7.6 Zusammenfassung

Regeneration ist eine Grundbedingung für pflegende Angehörige. Sie geschieht nicht von selbst, sondern muss aktiv, individuell und bewusst gestaltet werden.

Wirksame Regeneration basiert auf fünf Komponenten:

- Entspannung (körperlich-geistig runterfahren),
- Mastery-Erleben (positive Herausforderungen meistern),
- Selbstbestimmtheit (eigene Wahlfreiheit in der Freizeit),
- Abschalten (mentale Distanz gewinnen als die wichtigste Strategie),
- wenig Selbstregulationsaufwand (leicht umsetzbare Routinen).

Das *Matching-Prinzip* zeigt: Regeneration ist dann besonders wirksam, wenn sie auf derselben Ebene (körperlich, emotional, kognitiv) ansetzt, auf der die Belastung entstanden ist. Wesentlich ist des Weiteren die Fähigkeit, *innezuhalten und zu reflektieren:* Welche Bedürfnisse habe ich? Welche Ressourcen brauche ich jetzt?

Regeneration umfasst sowohl präventive Routinen als auch akute Copingstrategien. Zur *Prävention* sind Abschalten, Pausen, Kraft-Räume, Bewegung und soziale Kontakte zu empfehlen. Im Falle akuter Überlastung ist *Intervention* gefragt, die problemorientiert (z. B. Aufgaben neu organisieren), emotionsorientiert (z. B. Entspannung, Ablenkung, Achtsamkeit) oder bewertungsorientiert (Haltung verändern, Perspektive wechseln) ansetzen kann.

Alles in allem lässt sich festhalten: Regeneration ist mehr als »Pause« – sie ist Selbstfürsorge, Identitätsbewahrung und eine Investition in die Fähigkeit, langfristig für den zu pflegenden Menschen da zu sein. Wer sich Raum zur Erholung nimmt, stärkt nicht nur seine Kräfte, sondern auch seine eigene Identität und Lebensfreude.

Trotz aller Regenerations-Strategien und Selbstfürsorge können manche Situationen Angehörige vor besondere Bewährungsproben stellen. In Teil III geht es daher um diese Grenzmomente und darum, wie Sie/sie ihnen begegnen können.

Teil III Schwierige Situationen meistern

Es gibt Momente in der Patientenbegleitung, die sind nicht einfach »herausfordernd«, sondern wirklich schwer. Sie bringen Angehörige an emotionale, moralische oder zwischenmenschliche Grenzen. In diesem Teil geht es um diese Grenzsituationen – und darum, wie Sie/sie ihnen begegnen können.

► *Kap. 8* beleuchtet wie Humor sowohl Anker als auch Stolperfalle sein kann – denn der Einsatz von Humor vermag zu entlasten, zu verbinden und Perspektiven zu weiten, ebenso wie auch zu verletzen und zu entwürdigen.

► *Kap. 9* spricht offen über Gewalt in der häuslichen Pflege – ein Thema, das viele lieber verdrängen, das aber in Pflegesituationen in ganz unterschiedlichen Formen vorkommen kann.

► *Kap. 10* widmet sich der Verlustangst – einer leisen, oft unsichtbaren Begleiterin, die jede Pflegesituation prägt, und bietet Wege, ihr zu begegnen.

Das Ziel dieser Kapitel ist nicht, solche Situationen zu beschönigen, sondern sie zu verstehen, Handlungsoptionen zu erkennen und sich selbst dabei nicht zu verlieren. Denn schwierige Situationen wird es geben – die Frage ist, auf welche Weise wir ihnen begegnen.

8 Der Einsatz von Humor

»Der Himmel hat den Menschen als Gegengewicht zu den vielen Mühseligkeiten des Lebens drei Dinge gegeben: die Hoffnung, den Schlaf und das Lachen.«
(Immanuel Kant, 1724–1804)

Ein Humorkapitel in diesem Buch? Ja, unbedingt! Humor ist mehr als eine nette Zugabe des Lebens. Er ist eine Haltung, ein inneres Navigationssystem, das uns durch schwierige Situationen tragen kann. Wer lacht, nimmt die Dinge nicht unbedingt weniger ernst, sondern oft klüger. Humor hilft, Anspannung abzubauen – und Anspannungen haben alle Beteiligten einer Patientenbegleitung wahrlich genug. Humor erlaubt uns, Abstand zu gewinnen, neu zu bewerten und dabei die Würde zu wahren. Gerade im Älterwerden, wenn Verlust- und Abschiedserfahrungen zunehmen, wird Humor zu einem wichtigen Gegengewicht: Er schützt, verbindet, relativiert. Psychologisch betrachtet ist Humor damit eine vielseitige Ressource, die emotionale, kognitive sowie soziale Dimensionen umfasst. Es liegt auf der Hand: Humor ist somit eine wunderbare Kraft und das nicht nur für den Angehörigen, sondern auch für Sie als Fachkraft.

Die gute Nachricht daher gleich einmal vorweg: Humor ist trainierbar – und macht glücklich(er)! Daher möchte ich Ihnen nachfolgend darstellen, inwiefern sich Humor positiv auswirkt, wie er sich in die Patientenbegleitung einbringen lässt und natürlich auch, in welcher Form er dort nicht heilsam wäre. Damit Sie von diesen Erläuterungen auch unmittelbar für Ihre tägliche Arbeit mit Patienten und Kollegen profitieren können, wird das Thema Humor etwas umfassender dargestellt werden.

Lernziele

Nach der Lektüre dieses Kapitels sollten Sie:

- verstehen, was Humor psychologisch bedeutet und welche Arten von Humor unterschieden werden;
- die gesundheitsfördernde Wirkung von Humor auf körperlicher, psychischer und sozialer Ebene beschreiben können;
- erkennen, inwiefern Humor für Angehörige ein Schutzfaktor und ein Beziehungsstifter sein kann;
- sensibilisiert sein für angemessene und unangemessene Formen von Humor in der Patientenbegleitung;

- konkrete Ideen erhalten haben, wie Sie selbst zugleich humorvoller und dennoch respektvoll begleiten können;
- wissen, wie sich die eigene Haltung zu Humor auf die Kommunikation mit Patienten und Angehörigen auswirkt.

8.1 Was ist Humor?

Beginnen wir damit, was Humor eigentlich ist. Humor ist schwer zu definieren, weil er so viele Gesichter hat. Für die einen ist es der feine Witz, der zwischen den Zeilen aufblitzt. Für die anderen das laute Lachen im Freundeskreis. Psychologisch gesprochen: Humor ist die Fähigkeit, Situationen, eigene Schwächen oder auch das Absurde des Lebens so zu betrachten, dass daraus Heiterkeit entsteht.

Dabei ist Humor nie nur »lustig«. Er ist eine Form der Intelligenz. Denn er setzt voraus, dass wir Perspektiven wechseln können, dass wir über uns selbst lachen und Distanz zum eigenen Ego gewinnen. Viktor Frankl, der große Psychiater und Überlebende der Konzentrationslager, nannte Humor »eine Waffe der Seele im Kampf um Selbsterhaltung«. Humor ist also kein Luxus, sondern eine (Über-) Lebensstrategie. Wer ihn verliert, verliert ein Stück Resilienz.

Infobox: Wissenschaftlich betrachtet … (Stangl, 2023)

… »*bezeichnet Humor* die Eigenschaft einer Handlung, einer Ausdrucksweise oder eines Textes, heiter zu stimmen, scherzhaft, lustig, witzig, spaßig oder kurios zu sein. Humor umfasst dabei auch die Fähigkeit, diesen wahrnehmen oder vermitteln zu können.

…ist Humor durch vier Merkmale gekennzeichnet:

- *Sozialer Austausch*
  Humor wird am häufigsten im zwischenmenschlichen Austausch vermittelt und genossen. Er ist ein »soziales Schmiermittel« (Hirsch, 2016).
- *Intelligenz*
  Humor ist daran gebunden, dass man nachdenkt und die Pointe versteht.
- *Emotion*
  Humor geht in der Regel mit einem Gefühl von Freude, Heiterkeit oder sogar Ekstase einher, wobei die Emotion von einem leichten Schmunzeln bis zu einem Lachen reichen kann.
- *Körperliche Erregung*
  Gemeint ist dies in einem angenehmen Sinne, einem sog. arousal, das sich in Mimik, Gestik, und Bewegungen äußert.« MRT-/Kernspintomograf-Bilder können aufzeigen, was dabei passiert (Spiegel, 2009): In einer Kaskade von

Nervensignalen werden Gehirnregionen aktiv, die zum Belohnungssystem gehören. Botenstoffe lösen Euphorie und Erheiterung aus. Gleichzeitig feuern Nervenzellknoten, die die Mimik entgleisen lassen.

Allerdings gilt dies nicht für alle Arten von Humor, sondern nur für die ersten beiden der nachstehenden Arten, denn Humor ist nicht gleich Humor und so unterscheidet die Psychologie *positive Humorarten* von *negativen* (Fritz et al., 2017):

1. Mit *affiliativem Humor* (fremdbezogen und wohlwollend) versucht man, durch harmlose Witze eine Beziehung mit anderen Menschen aufzubauen.
2. *Selbstaufwertender Humor* (selbstbezogen und wohlwollend) wird verwendet, um das eigene Selbstbild zu stärken, indem man eine heitere Sicht auf das Leben aufrechterhält.
3. *Aggressiver Humor* (fremdgerichtet und schädlich) dient dazu, sein Selbstbild zu stärken, indem man andere Personen bloßstellt und schikaniert.
4. *Selbstzerstörerischer Humor* (selbstgerichtet und schädlich) dient dazu, eine Beziehung zu anderen Personen herzustellen, indem man sich selbst zur Zielscheibe des Spottes macht.

»Positiver Humor (1 und 2) ist dadurch gekennzeichnet, dass bei ihm keine zusätzliche negative Bedeutung mitschwingt und alle mitlachen können. Negativer, abwertender Humor (3 und 4) hingegen kann blockieren und zu depressivem Denken führen, wie er etwa im Sarkasmus, Zynismus, Spott oder Hohn zu finden ist. Ein solcher Humor kann aggressiv und im Kern verletzend sein.« (Stangl, 2023). Die ersten beiden Humorarten hängen mit positiven Gesundheitszuständen zusammen, daher wird im Weiteren auf diese hier fokussiert und folgendes Humorverständnis verwendet: Humor beschreibt die Haltung und Fähigkeit, schwierige Situationen mit Witz und Leichtigkeit entspannen, sowie andere zum Lachen bringen zu können.

Wenn Humor trotz Krankheit weiterlebt

Es gibt Menschen, die auch mitten in einer Erkrankung einen spielerischen, humorvollen Umgang mit ihrer Situation finden (Beispiele aus https://www.unibas.ch/de/Aktuell/Uni-Nova/Uni-Nova-118/Uni-Nova-118-Krankheit.html):

- »Eine hörbehinderte Mitarbeiterin amüsiert sich im Gespräch mit ihrer Kollegin, dass sie ihr Hörgerät nur auszuschalten braucht, wenn sie ihre Ruhe haben will.
- Ein Mann freut sich gemeinsam mit seiner Familie, dass sein Humor nach überstandener Depression noch immer vorhanden ist – bloß sei er nun etwas schwärzer als zuvor.
- Und ein Kollege erzählt beim Mittagessen von seinem an Alzheimer erkrankten Vater, der die Osternester für die Enkel versteckt hatte – und sich danach eifrig an der Suche mitbeteiligte.«

Was verbindet diese Beispiele? Menschen schaffen es, einen Schritt zurückzutreten, die Krankheit nicht als Tabu, sondern als Teil ihres Alltags anzuerkennen – und sogar darüber zu schmunzeln. Sie nehmen sich selbst nicht zu ernst, und genau darin steckt ein Stück psychologischer Reife.

In der Humorarbeit wird häufig beschrieben, wie sich diese Fähigkeit entwickelt. Sie lässt sich – vereinfacht – in fünf Entwicklungsstufen einteilen (siehe auch: HumorCare e. V.):

- *Stufe 1: Nicht lachen können.*
  Manches ist zunächst zu schmerzhaft oder zu bedrohlich, um es mit Humor zu betrachten. Die Situation wirkt aufgeladen, und Lachen bleibt aus.
- *Stufe 2: Über andere lachen können.*
  Der Blick richtet sich auf das Außen. Missgeschicke oder komische Szenen bei anderen lösen ein erstes Lächeln aus.
- *Stufe 3: Über sich selber lachen können.*
  Hier beginnt eine wichtige innere Bewegung: Man erkennt die eigenen Unzulänglichkeiten – und kann ihnen mit milder Ironie begegnen.
- *Stufe 4: Andere dürfen über mich lachen.*
  Wer es schafft, eigene Pannen oder Schwächen offen zu zeigen (und dazu noch rasch nach dem auslösenden Erlebnis), gewinnt Freiheit. Der Schmerz verliert an Schwere, weil er geteilt werden darf. Diese Stufe wird oft von Clowns vorgelebt, indem sie Missgeschicke parodieren und überspitzt auf der Bühne oder im Zirkus vorführen.
- *Stufe 5: Gemeinsam mit anderen über sich selber lachen.*
  Die höchste Stufe: Die Betroffenen selbst erzählen ihre Erlebnisse – und lachen gemeinsam mit anderen darüber. Der ursprüngliche Makel wird zur verbindenden Geschichte und ist nicht (mehr) von Scham überdeckt.

Die drei Menschen in den obigen Beispielen zeigen genau diese letzte Form von Freiheit: die Krankheit bleibt präsent, aber sie bestimmt nicht mehr die gesamte Gefühlslage. Nicht jeder Mensch schafft diesen Weg; gerade anfangs überwiegen Scham, Unsicherheit oder der Wunsch, das Problem zu verbergen (was ohnehin allzu oft nicht gelingen wird). Doch wenn es gelingt, einen humorvollen Blick zu entwickeln, kann Krankheit ein Stück ihres Schreckens verlieren – und das Leben ein wenig leichter werden.

8.2 Wie wirkt Humor? Psychologische Funktionen von Humor

Warum ist Humor so heilsam? Folgende Wirkungen sind psychologisch kurzfristig sowie langfristig bedeutsam:

(1) Auf körperlicher Ebene. Hier sind zwei Wirkbereiche, eine allgemeine sowie eine schmerzspezifische Wirkung, relevant.

- *Lachen wirkt sich somatisch (= den Körper betreffend) aus*
  Kennen Sie den Fall, dass Sie so herzhaft lachen müssen, dass Ihnen die Seiten weh tun, das Zwerchfell vibriert, die Tränen in die Augen schießen? Lachen kann die Muskulatur entspannen (denn es werden sehr viele Muskeln im Körper beansprucht, die anschließend wieder entspannt werden), Blockaden lösen, das Gefäßvolumen erhöhen und sowohl die Adrenalin- als auch Cortisol-Ausschüttung[18] senken (Bains et al., 2014; Berk et al., 2001; Tan et al., 2007). Da beim intensiven Lachen vermehrt Sauerstoff in den Körper strömt, kann sich dies positiv auf den Stoffwechsel, das Immunsystem, den Hormonhaushalt und auf die Senkung des Blutdrucks auswirken und somit zum Stressabbau beitragen.
  → *Implikation:* Manchmal genügt ein gemeinsames Lachen, um Spannung im Raum zu lösen – körperlich und emotional. Niemand muss hier ein Comedian sein. Aber wir können gezielt für humorvolle Momente sorgen: ein lustiger Film, ein absurder Gedanke, ein liebevoller Spruch. Unsere Bereitschaft zum Lachen wirkt entlastend – auch auf unseren eigenen Körper.
- *Humor reduziert Schmerzempfinden*
  Zum zweiten kann Humor als Mittel zur Bewältigung von Schmerzen und der durch chronische Schmerzen verursachten emotionalen Belastung helfen. Zunächst einmal macht Humoreinsatz (bspw. Lachen über einen Film) schmerztoleranter bzw. reduziert das erlebte Schmerzausmaß (Linge-Dahl et al., 2018; Pérez-Aranda et al., 2019; Zweyer et al., 2004). Hintergrund ist, dass Humor bei akuten Schmerzen als Ablenkung dient (und ebenso hilft wie andere Ablenkung). Darüber hinaus zeigten sich reduzierte Werte von Ängstlichkeit, Alltagsstress, Einsamkeit und ähnlichem (Pérez-Aranda et al., 2019) sowie positive Effekte auf Patienten, ihre Angehörigen und auf professionelle Pflegekräfte (Linge-Dahl et al., 2018).
  → *Implikation:* Wer merkt, dass der Patient leidet, sollte kein Clown, aber auch kein reines Spiegelbild der Krankheit sein. Ein warmherziges Augenzwinkern kann mehr helfen als ein Mit-Leiden. Humor kann eine Brücke sein, wenn Worte fehlen – gerade im Schmerz.

(2) Auf psychischer/psychologischer Ebene. Hier kommen gleich mehrere Mechanismen zusammen:

- *Humor mildert negative Emotionen ab*
  Ganz allgemein gilt hier wie bereits weiter oben bei Dankbarkeit geschildert: Ein positiver Gefühlszustand vermag negativen Emotionen entgegenzuwirken (sog. »Broaden-and-build-Theorie« nach Fredrickson, 2013, ▶ Kap. 3.1). Freude und Humor können, indem sie positive Emotionen wie Erheiterung und Belustigung auslösen, negative Emotionen abmildern.

---

18 Befindet sich dauerhaft zu viel des Stresshormons Kortisol im Blut, fördert dies körperliche Beschwerden.

→ *Implikation:* Angehörige und Fachkräfte dürfen sich (auch vor oder mit dem Patienten) freuen. Und sie dürfen sogar dann gemeinsam lachen, wenn der Tag schwer war. Es ist kein Verrat an der Schwere, sondern ein Gegengewicht. Wenn wir uns erlauben, Freude zu empfinden, kann das ansteckend sein.

- *Humor lenkt die Aufmerksamkeit auf anderes*
  Ein Witz fordert das Gehirn heraus und bringt es dazu, die Negativspirale zu unterbrechen (Samson, 2023). Ob Cartoons, Komödien, Lektüre oder eine witzige Konversation – Humor verschafft eine positiv stimmende Ablenkung.
  → *Implikation:* Kleine Ablenkungen – ein Cartoon, ein dummer Kalauer, ein alter Witz – können kleine Wunder wirken. Sie schaffen Mini-Fluchten aus der Dauerschleife der Sorge. Das bedeutet nicht, dass die Krankheit verschwindet, sondern dass sie nicht mehr jeden Gedanken beherrscht.
- *Humor löst eine Umbewertung aus*
  Wer lacht, kann seine Perspektive wechseln. Wer humorvoll ist, dem gelingt es oft, sich von negativen Situationen und Emotionen zu distanzieren oder sie in einem anderen Licht zu sehen. »Dabei geht es darum, in einer schwierigen Situation positive Seiten zu erkennen oder sich auf Dinge zu konzentrieren, die gut oder weniger bedrohlich für uns sind.« (Samson, 2023, S. 22). Humor bietet sich hierzu besonders an, da er darauf basiert, dass etwas dann witzig ist, wenn wir eine bestimmte »Inkongruenz« (eine Unstimmigkeit) darin erkennen und auflösen. Damit haben wir also eine Umbewertung (in dem Witz) vorgenommen, sie sozusagen trainiert, und können dies dann leichter auch in unserer realen Situation anwenden.
  → *Implikation:* Gerade wenn alles zu viel wird: Humor kann helfen, die Dinge in ein anderes Licht zu rücken. Wir lernen dabei auch für uns selbst – und unsere eigene Resilienz. Wenn wir gemeinsam über etwas Absurdes lachen können, hat die Krankheit nicht das letzte Wort.
- *Humor als Form der Bewältigung*
  Nicht nur die Perspektive wird geändert und Probleme können so an Intensität verlieren, Humor nimmt einem auf gewisse Art auch die Möglichkeit, sich vor allem durch seine Leiden zu definieren und wahrzunehmen – man ist nicht nur Patient, sondern vor allem Mensch (Hirsch, 2016; Hirsch & Kranzhoff, 2004). Wer über sich selber und sein eigenes Schicksal lachen kann, hebt sich sozusagen über sein Los und sieht sich nicht mehr nur in der Opferrolle. In diesem Sinne kann Humor eine emotionale Wirkung haben: Humor hilft uns, die Dinge in einem anderen Licht zu sehen, lässt Herausforderungen überwindbarer erscheinen und erlaubt uns, uns selbst weniger ernst zu nehmen. Zudem kann er uns ein Gefühl der Kontrolle vermitteln, wenn wir mit beunruhigenden und bedrohlichen Situationen konfrontiert sind.
  → *Implikation:* Der zu Pflegende ist nicht nur Patient. Und der Angehörige ist nicht nur »Versorger«. Sie sind zwei Menschen mit einer gemeinsamen Geschichte – und mit Humor als Teil ihrer Biografie. Diese Seite bewusst weiterzuspinnen gibt Kraft.
- *Humorvoll zu sein, hat Langzeiteffekte*
  Wer Humor regelmäßig als Umbewertungsstrategie nutzt, also eine wohlwollende, distanzierte und liebevolle Haltung sich selbst und seinen Problemen

gegenüber lebt, sorgt für mehr Leichtigkeit, reduziert Angst und fördert die psychische Gesundheit (Hain, 1998); obendrein reduziert sich sein Risiko für psychische Erkrankungen (Samson, 2023).

➔ *Implikation:* Das Lachen von heute kann dem morgen helfen. Wer sich immer wieder erlaubt, Situationen mit einem Augenzwinkern zu betrachten, stärkt nicht nur den Moment, sondern auch seine langfristige psychische Gesundheit.

(3) Auf sozialer Ebene. Hier sind zwei Wirkweisen zu bedenken: Die eigene Ausstrahlung sowie die Bindung zu anderen.

- *Bindungen werden gestärkt*
  Gemeinsames Lachen schafft Nähe, Vertrauen und Verbindung – gerade in schwierigen Zeiten.
  ➔ *Implikation:* Wenn Worte schwerfallen oder Spannungen in der Luft liegen, kann gemeinsames Lachen Türen öffnen. Humor ist ein sozialer Kitt – er verbindet, ohne zu überfordern. Er gibt Nähe ohne Schwere. Wer miteinander lacht, baut nicht nur Spannung ab, sondern auch Beziehung auf.
- *Interaktionen verbessern sich*
  Humor schafft eine offenere Kommunikation/Interaktion und erleichtert den Zugang zueinander. Fröhliche Zeitgenossen sind überall willkommen, weil sie gute Stimmung verbreiten. Sie haben vermutlich mehr soziale Kontakte als mürrische Menschen und erhalten vermutlich auch mehr Beistand im Alltag.
  ➔ *Implikation:* Die eigene humorvolle Haltung kann andere (Pflegende, Ärzte, Familienmitglieder) ebenfalls entlasten. Sobald man Leichtigkeit und Freude ausstrahlt, verändert sich das System um einen herum.

Fassen wir zusammen: Die Forschung zeigt drei große Wirkungen von Humor

- *Spannungsabbau* (körperliche Ebene)
  Lachen löst körperliche Anspannungen. Stresshormone sinken, das Immunsystem wird gestärkt, Herz und Kreislauf entlastet. Das Schmerzerleben wird entlastet.
- *Kognitive Neubewertung* (kognitive Ebene)
  Humor verändert, wie wir Dinge sehen. Eine peinliche Situation wird zur Anekdote, ein Rückschlag zur Pointe. Diese Neubewertung entlastet und gibt uns das Gefühl: Ich habe es im Griff.
- *Beziehungsstifter* (soziale Ebene)
  Gemeinsames Lachen verbindet. Es schafft Nähe, Vertrauen und Verbundenheit – selbst in schweren Momenten. Humor ist die kleine Brücke, die uns einander menschlich macht.

Humor im Alter. Übrigens gilt explizit auch im Senioren-Alter: »… humorvolle Ältere [zeigen] eine größere Selbstsicherheit (McGhee et al., 1996), eine höhere emotionale Ausgeglichenheit (Simon, 1990), eine insgesamt positivere Stimmungslage (Stones & Kozma, 1986) und schätzen sich als glücklicher ein (Malinski, 1991). Humorvolle Senioren mit gesundheitlicher Einschränkung können Stress besser bewältigen (Simon, 1990). (…) Der Psychiater Joseph Richman (1995) spricht sogar von einer »lebensrettenden« Funktion von Humor bei depressiven und suizidalen alten Menschen.« (aus Hirsch, 2019).

➔ *Implikation:* Halten Sie Humor nicht für eine »Jugendsache«. Gerade im Alter, gerade mit Einschränkungen, gerade bei Krankheit ist Humor kein Beiwerk – sondern Lebenselixier. Helfen Sie mit, diesen Schatz zu heben. Und: Seien Sie ein Teil davon.

8.3 Humoreinsatz von Angehörigen

Wie Sie gerade gelesen haben: Humor ist kein Luxus, er ist eine Ressource. Wenn Angehörige lachen, tun sie nicht nur sich etwas Gutes, sondern auch dem kranken Menschen an ihrer Seite. Schon ihre heitere Ausstrahlung kann ansteckend sein und dem Alltag Leichtigkeit zurückgeben. Angehörige sollten sich also soweit möglich erlauben, fröhlich zu sein – auch wenn das Leben gerade nicht leicht ist.

Nachfolgend wird dargestellt, wie der Humor eines Angehörigen im Alltag der Patientenbegleitung konkret aussehen könnte.

8.3.1 Schutzschild – Humor als emotionale Rüstung

Humor kann helfen, Ernstes oder Überwältigendes für den Moment nicht an sich herankommen zu lassen. Das ermöglicht eine kurzzeitige Flucht vor einer Realität, der man sich erst zu einem späteren Zeitpunkt in Ruhe stellen möchte.

Beispiel 1

Ein Sohn sieht seine Mutter nach einer schweren OP das erste Mal wieder, erkennt aber kaum ihre Stimme. Statt sofort in Panik zu verfallen, sagt er mit einem Lächeln: »Na, du klingst ja wie Marlene Dietrich mit Grippe – fehlt nur noch die Zigarette.«

Beispiel 2

Ein Angehöriger begleitet seine Partnerin zur nächsten Bestrahlung. Der Flur der onkologischen Ambulanz ist voll, der Geruch steril, die Stimmung gedrückt. Während sie warten, starren sie auf das Schild: »Therapiezentrum Strahlentherapie – Station 3B«. Er lehnt sich zu seiner Partnerin und sagt leise: »Irgendwann holen wir uns ein T-Shirt: Ich war auf 3B und alles, was ich bekam, war dieses funky Leuchten.« Sie grinst müde. Sie wissen beide, dass die nächsten Minuten hart werden – aber dieser kleine Witz ist wie ein Regenschirm im Sturm.

Wirkung: Das Lachen löst die Anspannung. Der Humor schützt in einem Moment, der sonst von Ohnmacht und innerer Überforderung dominiert wäre. Er erlaubt, emotional nicht voll in die Wucht des Geschehens einzutauchen, sondern kurz durchzuatmen – mit einem schrägen Gedanken als Abstandshalter.

Psychologischer Hintergrund: Der Witz ist kein Zynismus, sondern ein Atemzug zwischen Ernsthaftigkeit und seelischer Überwältigung. Er dient der Affektabgrenzung. Die Realität bleibt bestehen, kommt aber nicht zu nah.

8.3.2 Perspektivwechsel – wenn das Leben anders spielt als geplant

Das Leben überrascht manchmal mit Situationen, denen wir uns nicht gewachsen fühlen. Dann kann uns Humor ermöglichen, Distanz zu gewinnen und das, was passiert ist, in einem neuen Licht zu betrachten.

Beispiel 1

Ein Mann, einst ein leidenschaftlicher Autofahrer, muss nach einem Schlaganfall die Fahrberechtigung abgeben. Er sitzt missmutig am Küchentisch und murmelt: »Jetzt bin ich also ein Beifahrer meines eigenen Lebens.« Seine Ehefrau setzt sich neben ihn, schaut ihn schräg an und sagt trocken: »Na endlich. Dann kann ich dir jetzt mal erklären, wie man richtig einparkt.« Er schaut verdutzt – und muss dann lachen. »Aber wehe, du schnallst dich nicht an!« kontert er.

Beispiel 2

Eine Frau begleitet ihren Mann durch eine Chemotherapie. Als er über seine neu entstandene Glatze klagt, sagt sie trocken: »Ich finde das praktisch – endlich weiß ich, wie der Badezimmerabfluss frei bleibt.« Er lacht. Die Situation bleibt ernst, ist aber nicht mehr übermächtig.

Wirkung: Der Moment der Kränkung – Verlust von Selbstständigkeit, Identität, Kontrolle – wird durch ein humorvolles Umdeuten »geöffnet«: Statt Opfer zu sein, wird er Teil eines neuen Miteinanders mit neuen Rollen. Die Ohnmacht bekommt eine Delle – und Luft zum Atmen.

Psychologischer Hintergrund: Das »Beifahrer«-Bild wird nicht weggeschoben, sondern aufgenommen – aber ironisch umgedreht. Aus Bedrohung wird Beziehung.

Humor ermöglicht hier einen emotionalen Abstand, ohne die Realität zu leugnen. Die Situation bleibt dieselbe, doch das Erleben verändert sich.

8.3.3 Erleichterung – Humor als atmosphärischer Türöffner

Humor wirkt in unangenehmen Situationen entschärfend, kann Barrieren abbauen und befreiend sein.

Beispiel 1

Die Tochter betritt das Zimmer Ihrer pflegebedürftigen Mutter im Pflegeheim, wo der Fernseher laut läuft, der Tisch klebt, und die Mutter muffelt: »Heute ist wieder alles Mist.« Die Tochter schaut sich um, macht einen Schritt zurück und sagt: »Dann komm ich morgen wieder – heute ist eindeutig der Tag der offenen Meckerei.« Die Mutter lacht leise. Das Gespräch nimmt eine neue Richtung.

Wirkung. Die Tochter vermeidet ein Kräftemessen, entkrampft die Stimmung und zeigt gleichzeitig, dass sie da ist. Humor wirkt deeskalierend, ohne zu bagatellisieren.

Psychologischer Hintergrund. Humor kann interaktionale Reibung entschärfen – eine subtile Form der sozialen Regulation in emotional aufgeladenen Situationen.

Beispiel 2

Eine Tochter unterstützt ihre Mutter beim Waschen. Es ist ein intimer Moment, für beide nicht leicht. Die Mutter, früher sehr stolz auf ihre Selbstständigkeit, sagt schamvoll: »Ich find das so peinlich, dass du das jetzt machen musst … ich komm mir vor wie ein Kind.«

Die Tochter hält kurz inne, schaut sie liebevoll an und antwortet: »Keine Sorge – du bist das einzige Kind, das jemals versucht hat, beim Waschen die Regie zu führen.« Die Mutter lacht, mit feuchten Augen. »Na klar. Ich war schließlich auch nie ein pflegeleichtes Kind.« Sie lachen beide.

Wirkung. Die angespannte Situation wird durch einen kleinen humorvollen Kommentar emotional entlastet, ohne die Verletzlichkeit zu leugnen. Der Witz nimmt dem Moment die Schwere, aber nicht die Würde.

Psychologischer Hintergrund. In einer Situation, die leicht in Scham oder Rückzug kippen könnte, wirkt Humor wie ein sozialer Puffer. Er erlaubt beiden, sich wieder auf Augenhöhe zu begegnen – nicht als Pflegerin und Bedürftige, sondern als Tochter und Mutter mit einem gemeinsamen Sinn für das Skurrile. Humor macht hier nicht lächerlich, sondern erträglich. Er hilft, Intimität auszuhalten, ohne sich selbst zu verlieren.

8.3.4 Stressreduktion – Humor als Beziehungsstifter

Humor hilft auch, weiteren Stress zu vermeiden, er verbindet und hat einen positiven Effekt auf Team-Work und Beziehungsaufbau.

Beispiel 1

Die Pflege ist anstrengend, die Organisation des Alltags belastet. Der Angehörige, die pflegebedürftige Partnerin und die ambulante Pflegekraft stehen gemeinsam vor einem festhängenden Rollstuhl im Türrahmen. Niemand weiß, wie der da reinpassen soll. Der Angehörige sagt: »Na gut, dann wohnen wir jetzt halt hier im Flur. Ist ja eh der kommunikativste Ort im Haus.« Alle lachen und der Knoten ist gelöst. Gemeinsam wird der Rollstuhl geschwenkt, das Problem gelöst.

Beispiel 2

Ein erwachsener Enkel bringt seinem an Demenz erkrankten Großvater Gummibärchen mit. Der Großvater sagt: »Ich dachte, ich wäre jetzt zu alt für sowas.« Der Enkel erwidert: »Das ist der Altersbonus – Kinder kriegen eins, du kriegst die ganze Tüte.« Beide lachen. Für den Moment zählt nicht der Verlust, sondern die Verbindung.

Wirkung. Humor macht aus einem Problem eine Gemeinsamkeit. Verbindung statt Schuldzuweisung.

Psychologischer Hintergrund. Lachen baut nicht nur Cortisol ab – es baut auch Vertrauen auf. Humor verbessert Kooperation, besonders in Situationen mit Rollenungleichgewichten (z. B. pflegende Angehörige $\leftrightarrow$ Pflegepersonal $\leftrightarrow$ Patient).

8.3.5 Was bedeutet das?

Es darf oder sollte sogar daher nicht nur bei Gesunden, sondern auch im Kontext von Krankheit und Pflege gelacht werden! Angehörige wie Fachkräfte können wesentlich zu einer förderlichen Humorkultur beitragen. Allerdings: In dem Moment, in dem Humor des Patienten bspw. kritisiert wird oder aber der Patient mit abwertendem Humor der Angehörigen konfrontiert wird, ist der Nährboden für die positive Wirkung von Humor verdorben. Damit Humor der Stärkung der Bewältigungsmuster dient, sollte er unbedingt positiv, wohlwollend und heiter sein bzw. in diesem Sinne aufgenommen werden. Und wie gelingt das nun?

Humor entfaltet seine Wirkung nur dann, wenn er achtsam und wohlwollend eingesetzt wird:

- Nicht lachen über, sondern *mit* jemandem.
- Nicht bagatellisieren, sondern *Perspektive* schaffen.
- Nicht vermeiden, sondern *erleichtern.*
- Nicht bloß reagieren, sondern *gestalten.*

Positive wie negative Beispiele finden Sie nachstehend. Manches davon werden Sie amüsant finden, manches nicht, denn Humor ist ja bekanntlich auch Geschmacksache und natürlich auch der jeweiligen Situation geschuldet, die Sie hierbei unmittelbar vor Augen haben.

Positivbeispiele (angebrachter Humor)

Sie wünschen sich ein paar mehr Beispiele und Ideen, wie solch ein Humor eines Angehörigen gegenüber dem Patienten aussehen könnte? Hier kommen sie – typische Alltagssituationen in der Patientenbegleitung bespickt mit humorvollen Umgangsweisen. Jeder dieser kleinen Dialoge oder Einwürfe hat eine psychologische Funktion: er entlastet, verbindet, entschärft oder schafft Distanz – ohne zu verletzen oder zu bagatellisieren. Ziel ist: Würde bewahren, Nähe ermöglichen, der Ohnmacht ein kleines Schnippchen schlagen.

Körperpflege – Intimität mit Leichtigkeit
Situation: Der Angehörige hilft seinem Vater beim Duschen. Der Vater sagt: »Ich war mal ein Mann, der Anzüge getragen hat – und jetzt brauchst du einen Waschlappen für meine Füße.« Der Angehörige antwortet: »Tja, High-End-Service. Früher Boss, heute Fußpflege Deluxe – das ist doch Karriereentwicklung auf neuer Ebene.«
Wirkung: Selbstwirksamkeit und Humor werden zurückgegeben, der Rollenverlust bekommt eine würzige Note – aber keine Kränkung.

Arztgespräche – Wenn Fachsprache und Ohnmacht aufeinandertreffen
Situation: Nach einem Gespräch mit dem Arzt sind Angehöriger wie Patient überfordert. Der Patient sagt: »Was hat der da eigentlich alles gesagt?« Der Angehörige antwortet: »Ich glaube, er hat uns offiziell zum Lateinunterricht eingeladen.«
Wirkung: Entkrampft die Hilflosigkeit gegenüber Medizinsprache, fördert Gespräch und Verbindung.

Essen & Trinken – Wenn der Appetit fehlt, aber der Humor bleibt
Situation: Der Vater schaut lustlos auf den Teller, der Brei wirkt auf ihn wie eine kulinarische Beleidigung. Er sagt mit resigniertem Ton: »Das ist doch kein Essen mehr. Das ist… Bestrafung auf Tellern.« Die Angehörige antwortet trocken: »Du hast recht. Wenn man das isst, hat man automatisch den Nachtisch verdient – und zwar in doppelter Portion.« Kurze Pause. »Oder wir eröffnen ein neues Gourmet-Restaurant: ›Hafergrütze & Hoffnung‹.« Der Vater grinst. »Und das Tagesmenü heißt ›Überraschungspampe‹.«
Wirkung: In einer Situation, in der Ohnmacht spürbar wird – Verlust von Ge-

schmack, Kontrolle, Genuss – wird über den Humor ein Moment der Selbstbestimmung und Würde zurückgewonnen. Nicht das Essen bestimmt die Stimmung, sondern die Art, wie man darüber spricht.

Mobilität & Hilfsmittel – Wenn Selbstständigkeit schwindet
Situation: Die Patientin hat einen Rollator bekommen und schaut ihn an wie ein Feind. Die Angehörige sagt: »Das ist kein Rollator. Das ist dein persönlicher Bodyguard – mit vier Beinen. Der weicht dir nicht mehr von der Seite.«
Wirkung: Entzaubert das Hilfsmittel, gibt Selbstbild ein Update mit Humor – statt Defizitdenken.

Nacht & Schlaflosigkeit – Wenn Sorgen keine Pause machen
Situation: Der Patient liegt wach, stöhnt, kann nicht schlafen. Die Angehörige flüstert: »Weißt du, was hilft? Schlafen wie ein Faultier. Die stellen keine Fragen, die machen einfach.« Oder: »Wenn du willst, les' ich dir was Einschläferndes vor. Ich hab' da noch die Steuererklärung von 2019.«
Wirkung: Unterbricht Grübeleien, bringt ein Lächeln in eine dunkle Stunde mit Mini-Hoffnungsschimmer.

Besuchersituationen – Wenn Überforderung droht
Situation: Zu viele Menschen, zu viele Gespräche. Die Patientin wirkt überreizt. Der Angehörige sagt: »Jetzt machen wir erst mal Türpolitik: maximal zwei Gäste pro Stunde, keine Schwiegermütter, keine schlechten Witze.«
Wirkung: Angehöriger übernimmt Schutzfunktion; mit einem Scherz, der entlastet und dabei Grenzen setzt.

Verwirrung & Demenz – Wenn Wirklichkeit und Erinnerung verschwimmen
Situation: Der Patient nennt seinen Angehörigen beim falschen Namen (den des Enkels, nicht des Sohns). Dieser antwortet freundlich: »Fast richtig. Ich bin die Upgrade-Version. Gleicher Humor, mehr graue Haare.«
Wirkung: Wahrnehmung wird nicht korrigiert oder abgewehrt, sondern liebevoll »gerahmt«. Humor ersetzt Korrektur durch Verbindung.

Abschied & Vergänglichkeit – Wenn die Themen schwer wiegen
Situation: Die Patienten sagt plötzlich: »Ich glaube, ich bin nicht mehr lange hier auf Erden.« Der Angehörige antwortet mit sanfter Stimme: »Falls du gehst – ich erwarte eine Postkarte. Mindestens.« Oder: »Ich hoffe, du kriegst ein Zimmer mit Aussicht. Aber reservier mir keins, ich komm später nach.«
Wirkung: Tiefe, Schmerz und Humor dürfen koexistieren. Das macht Mut und hält Nähe, wo sie sonst zu entgleiten droht.

Negativbeispiele (unangebrachter Humor)

Gerade in vulnerablen Situationen ist es entscheidend, dass Humor wertschätzend bleibt. Hier einige typische Negativbeispiele:

Versteckter Spott
Situation: Die Mutter kann wegen einer Schluckstörung nur langsam essen. Die Angehörige sagt (halb im Scherz): »Na, das dauert bei dir ja wieder wie in Zeitlupe. Wenn wir in deinem Tempo essen müssten, wären wir längst verhungert.«
Warum das verletzend ist: Auch wenn es als Scherz gemeint ist, wird hier eine körperliche Einschränkung bloßgestellt. Der Humor zielt auf ein Defizit, nicht auf Verbindung.
Wirkung: Scham, Rückzug, möglicherweise Essverweigerung.

Besserwisserei mit Witz verpackt
Situation: Der Patient greift zum Kuchen, obwohl er Diabetes hat. Die Angehörige sagt schmunzelnd: »Ach, du willst also gleich direkt den Zuckerschock bestellen. Mutig, mutig.«
Warum das daneben ist: Hier wird Kontrolle ausgeübt, getarnt als Humor. Bevormundung wird durch Ironie nicht besser – sie bleibt Bevormundung.
Wirkung: Trotz, Rückzug oder schlechtes Gewissen.

Zynismus im Gewand von schwarzem Humor
Situation: Der Patient spricht ernst über seine Krankheit. Der Angehörige sagt: »Ach komm, sterben müssen wir alle – du bist halt nur ein bisschen früher dran.«
Warum das gefährlich ist: Das ist nicht schwarzer Humor, sondern kalte Abwehr. Es wird nicht die Situation entlastet, sondern die Emotion des anderen abgewertet.
Wirkung: Gefühl, nicht ernst genommen zu werden – möglicherweise Vertrauensverlust.

Witze über Pflegehilfsmittel
Situation: Der Patient bekommt Inkontinenzprodukte. Der Angehörige sagt lachend: »Na, jetzt bist du offiziell im Club der Windelträger – Gratulation!«
Warum das nicht funktioniert: Humor auf Kosten der Würde ist keine Entlastung, sondern eine Entwürdigung.
Wirkung: Scham, Rückzug, ggf. Vermeidung von Hilfeleistungen.

Humor, der Angst überspielt statt auffängt
Situation: Die Patientin hat Angst vor einer bevorstehenden Operation. Die Angehörige sagt aufgesetzt gut gelaunt: »Ach was, das ist doch heute Routine! Die operieren das mit geschlossenen Augen.«
Was daran problematisch ist: Die Angst wird überspielt, nicht wahrgenommen. Ironie wird hier zum Fluchtverhalten der Angehörigen, was die echte Beziehung verhindert.
Wirkung: Einsamkeit in der Angst, keine geteilte Wirklichkeit.

Fazit

Guter Humor verbindet – schlechter trennt. Wenn Humor auf die eigenen Unsicherheiten, Ängste oder Ohnmacht reagiert, aber nicht vom Gegenüber mitgetragen wird, ist er kein Brückenbauer, sondern ein Mauermacher.
Goldene Regel: Immer nach oben oder zur Seite frotzeln – nie nach unten. Und niemals auf den Menschen selbst.

8.4 Humor seitens Pflegekräften oder Ärzten gegenüber Angehörigen

Sie haben nun kennengelernt, wie Angehörige Humor einsetzen können. Und vielleicht haben Sie sich währenddessen schon gefragt, inwieweit Sie als Fachkraft humorvoll agieren dürfen oder sollten. Nachfolgend soll es genau darum gehen: Wann ist Humor von Fachkräften gegenüber Angehörigen angemessen (► Tab. 8.1)? Guter Humor von Fachkräften kann Brücken bauen, Nähe schaffen und bei Stress entlasten – wenn er feinfühlig, dialogisch und respektvoll eingesetzt wird. Humor darf nicht dazu dienen, Emotionen auszuweichen, sondern sollte dazu dienen, sie tragbar zu machen. Dabei kommt es jedoch stark auf *Timing*, *Tonfall*, *Verhältnis* und *Intention* an. Denn Humor kann entlasten oder auch wie ein Schlag in den Magen wirken. Erleben Sie es in den nachstehenden Positiv- wie Negativ-Beispielen selbst.

Kurz-Check für Fachkräfte:

Bevor Sie Humor einsetzen, fragen Sie sich:

- Gibt es Vertrauen und ein positives Miteinander?
- Dient der Humor der Entlastung, nicht der Ablenkung?
- Passen der Moment und die Stimmung?
- Lachen wir miteinander, nicht über jemanden?
- Bleibt alles wertschätzend und respektvoll?

Wenn Sie diese Punkte beachten, kann Humor ein wirksames Werkzeug sein, um Angehörige emotional zu entlasten, Nähe zu schaffen und schwierige Momente gemeinsam leichter zu machen.

Tab. 8.1: Wann ist Humor von Fachkräften gegenüber Angehörigen angemessen?

Prüfpunkt	Leitgedanke für die Praxis	Konkrete Umsetzung
Beziehungsbasis	Humor funktioniert nur, wenn ein Vertrauensverhältnis besteht.	Erst Beziehung aufbauen: zuhören, empathisch sein, gemeinsame Momente teilen.
Intention	Humor soll Entlastung schaffen, nicht ablenken oder kritisieren.	Humor als Angebot einsetzen: »Wollen wir das mal mit einem Augenzwinkern betrachten?«
Ton und Timing	Tonfall, Situation und Stimmung müssen passen.	Auf Emotionen achten: bei akuter Trauer oder Angst vorsichtig sein, bei entspannter Atmosphäre spielerisch sein.
Inklusion vs. Überlegenheit	Humor darf niemanden erniedrigen oder ausschließen.	Gemeinsam lachen, nicht über andere; eigenes Missgeschick zulassen, keine spitzen Bemerkungen.
Emotionaler Rahmen	Humor soll die Situation tragbar machen, nicht verdrängen.	Unsicherheit und Sorgen anerkennen, bevor Leichtigkeit angeboten wird; Humor als Brücke, nicht als Flucht.
Respekt und Wertschätzung	Humor bleibt respektvoll und wertschätzend.	Keine ironischen Spitzen, keine Witze auf Kosten der Person; positives Lachen fördern.

Positivbeispiele (angebrachter Humor)

Humor zur Entlastung in einer angespannten Situation

Situation: Die Angehörige ist übermüdet und besorgt, weil der Vater unruhig war in der Nacht. Die Pflegekraft bringt Kaffee und sagt mit einem Augenzwinkern: »Kaffee ist heute Pflichtgetränk – sonst verordnen wir Ihnen ein Pflegeverbot wegen Eigenerschöpfung.«
Wirkung: Hier wird mit leichter Ironie die Sorge der Angehörigen anerkannt und Fürsorge gespiegelt, ohne belehrend zu wirken. Der Humor signalisiert: »Ich sehe Sie. Sie dürfen auch mal durchatmen.«

Humor als Brücke bei schwerer Diagnose

Situation: Nach einem Aufklärungsgespräch fragt der Angehörige mit stockender Stimme: »Und was machen wir, wenn das alles nichts bringt?« Die Ärztin schaut kurz zur Seite, dann sagt sie mit feinem Lächeln: »Dann fangen wir mit Plan B bis Z an. Und wenn die Buchstaben ausgehen, erfinden wir Neue.«
Wirkung: Der Humor ist leise und solidarisch – keine Verharmlosung, sondern ein Zeichen von »Wir sind da – gemeinsam, kreativ, mit Haltung.«

Humor zur Beziehungspflege im Pflegealltag
Situation: Die Angehörige erzählt, wie sie versucht hat, den Patienten zu einer gesünderen Ernährung zu überreden, und sagt halb scherzhaft: »Ich glaube, ich habe heute wieder als »Obst-Polizei« im Einsatz gestanden.«Mit einem Lächeln antwortet die Pflegekraft: »Da sind Sie wohl im Streifendienst! Gut, dass Sie die »Obst-Polizei« sind – hier brauchen wir Verstärkung!«
Wirkung: Die humorvolle Anerkennung der Bemühungen der Angehörigen wirkt verbindend und stärkt die Zusammenarbeit. Sie fühlen sich verstanden und unterstützt, ohne dass der Einsatz der Angehörigen kritisiert wird.

Problematische Beispiele (unangebrachter Humor)

Humor auf Kosten des Patienten oder Angehörigen
Situation: Der Angehörige fragt nervös, ob die Medikamente denn richtig eingestellt sind. Die Pflegekraft sagt spöttisch: »Die Pharmaindustrie bedankt sich schon mal für Ihr Vertrauen.«
Problem: Das ist zynisch und herablassend. Es unterminiert Vertrauen, statt es zu fördern.

Bagatellisieren durch Witze
Situation: Die Angehörige ist verzweifelt über die zunehmende Verwirrtheit ihres Mannes (Demenz). Die Ärztin sagt halb lachend: »Na ja, manchmal ist es vielleicht auch ganz schön, wenn man den ganzen Quatsch von früher vergisst.«
Problem: Dieser Kommentar verharmlost einen echten Schmerz. Er ist übergriffig und trivialisiert das Leid – selbst, wenn er gut gemeint war.

Flapsigkeit statt Empathie
Situation: Die Tochter fragt, ob ihr Vater Schmerzen hatte vor dem Tod. Der Pfleger sagt: »Der war tough – der hat sich nichts anmerken lassen. Harte Jungs, wissen Sie ja.«
Problem: Das ist zu flach für die Tiefe der Frage. Es wird ein Tabu mit einem Spruch weggewischt, statt Raum für Emotion zu geben.

8.5 Wie erzeugen wir Humor?

Sie haben nun einen Überblick erhalten, was Humor ist und wie er sich wirkungsvoll einsetzen lässt. Vielleicht haben Sie sich gefragt, ob man Humor wohl auch verordnen oder ihn lernen kann? Ob er angeboren ist? Zwar lässt sich Humor weder verordnen noch als Pille einnehmen, aber er lässt sich kultivieren: Sie können bewusst eine humorvolle Haltung »einnehmen« bzw. andere dazu bringen, diese lachend einzunehmen. Wir können unseren Sinn für Humor ganz einfach stärken, zum Beispiel, indem wir mehr Lustiges konsumieren, die Komik der Dinge im Alltag erkennen und indem wir lernen, über uns selbst zu lachen – auch in stressigen Situationen (McGhee, 2010).

Humor und Lachen hat sehr viel damit zu tun, was Sie sich »erlauben« und wie sehr Sie die Aufmerksamkeit den heiteren Dingen des Lebens zuwenden! Menschen mit einem ausgeprägten moralischen Selbstverständnis verfügen über einen eher reduzierten Sinn für Humor, besonders wenn die Späße kleine ethische Tabubrüche beinhalten (Yam et al., 2019; Ong et al., 2022). Das heißt im Patientenkontext: Wenn es bspw. um körperlich beschämende Grenzüberschreitungen geht, werden jene vermutlich eher todernst darauf reagieren und keine Lockerheit in die Situation bringen (wollen oder können). Lernen Sie sich daher gegenseitig in Ihrem Humorverhalten kennen und entscheiden Sie intuitiv situativ, wie viel Humor die Situation bzw. die Person verträgt.

Jeder darf und muss seinen eigenen Sinn für Humor entdecken und gezielt fördern. Vertrauen Sie darauf, dass Lachen ansteckend ist. Fangen Sie im Kleinen an, es geht nicht darum, dass Sie Ihr Umfeld dauernd zum Lachen bringen, Sie sind ja kein Animateur. Herzhaftes Lachen ist kein 24 h-Dauer-Programm (das halten vermutlich auch die stärksten Bauchmuskeln nicht aus); sich selbst jedoch immer mal wieder zum Schmunzeln zu bringen und durchweg liebevoll zu behandeln, das dürfen Sie gerne durchziehen. Letztendlich gilt: Humor ist hoch individuell. Ob andere über das Gleiche lachen können, sollte dabei kein Kriterium sein. Stehen Sie zu Ihrem eigenen Humor und lassen Sie anderen den ihrigen.

8.5.1 Wie lässt sich Humor anderen gegenüber einsetzen?

Wie also kann es gehen? Humorvolle Kommunikation findet nicht nur verbal statt, sondern sogar überwiegend paraverbal (der Ton macht die Musik) und nonverbal (bspw. in Mimik, Gestik oder sogar Pantomime sowie mit Gegenständen). Nicht nur Menschen, auch Dinge können humorvolle Schwingungen aussenden: Witzige Möbel, Bilder oder Deko-Objekte in den eigenen vier Wänden erinnern uns jeden Tag daran, dass Spaß ein Teil des Alltags sein kann. Ob ein einbestellter »Krankenhaus-Clown«, eine Fernsehsendung, ein humorvolles Buch, ein spontaner Gegenstand oder aber Sie als Person – entscheidend ist, den Sinn für Humor und den Blick für Alltagskomik zu wecken, zu verstärken und damit eine Möglichkeit zu schaffen, die Perspektive gegenüber Krankheiten und Belastungen zu verändern. Trauen Sie sich, Lachen dorthin zu bringen, wo es manchmal wenig zu lachen gibt – es wird sich lohnen. Sowohl Patient wie Angehörige tun sich und anderen damit gut!

Hilfreich ist es, wenn Sie selbst über eine »Portion Humor« verfügen, über sich selbst, Ihre eigenen Unzulänglichkeiten, Fehler und Menschlichkeit lachen können – keine Bange, Sie machen sich dadurch nicht gleich lächerlich oder unseriös – und sich nicht zu ernst nehmen (Hirsch, 2019). Dazu braucht es etwas Mut zur Unvollkommenheit (denn sonst nehmen Sie sich selbst zu ernst) und den Mut, allzu starre soziale Normen und Ideale zu relativieren, gerade im Falle von Gesundheitsbeeinträchtigungen. Klingt schwierig, ist es aber nicht, wenn Sie sich einfach erlauben, mal nicht alles viel zu ernst zu nehmen. Und im nachstehenden Kasten stehen ein paar erste Ideen, wie es gehen kann.

Tool-Box, um mit einfachen Mitteln mehr Humor im Patientenalltag einziehen zu lassen

Das Ambiente gestalten

- Das Bücherregal oder die Bibliothek/online-Mediathek mit humorvollen Büchern, Hörbüchern und Filmen bestücken.
- Gestaltung des Raums mit humorfördernden Elementen wie humoristischen Bildern/Cartoons, heiteren Filmen, witzigen Utensilien und fröhlichen Büchern.
- Kleine Aufheiterungen integrieren, wie bspw. verzierte Tomate auf dem Essenstablett oder Smiley auf einem Zettelchen oder ein lustiges Foto der Enkel.
- Einladung von Humor-Profis wie Clowns oder Geschichtenerzählern.

Sich selbst humorvoll einbringen

- Erzählen von lustigen Geschichten und Witzen.
- Humorvoll-heiter auf eigene Missgeschicke und Unzulänglichkeiten reagieren anstelle bierernst zu bleiben (bspw.: Ihnen fällt etwas runter? »Heute bin ich einfach umwerfend« oder »Ich hätte nicht so viel frühstücken sollen, so hab' ich einfach zu viel Power«).
- Humorvoll auf Aussagen oder Geschehnisse des anderen reagieren, die besten Metaphern bringt er meist selbst (siehe Mini-Skript-Liste in ► Kap. 8.3.1 und ► Kap. 8.5.1).
- Selbst das bewusste Einnehmen von einer Lächel-Mimik (ohne dass man gerade spontan lächeln wollte) kann im Sinne des sog. Bodyfeedbacks bereits stimmungs- und gedankenverändernde Wirkungen entfalten (► Kap. 2.2.1); ebenso sind auch Lachyoga oder ähnliche gezielte Lachübungen durchaus einflussreich.
- Vielleicht mögen Sie das (italienische/französische) Mittagessen mal leicht verkleidet und mit italienischem/französischem Akzent servieren?
- Tipp: Wenn Sie auf der Suche nach humorvollen Ideen und Inhalten sind: Folgen Sie doch in den sozialen Medien Kabarettisten und Heiterkeitsanbietern oder nutzen Sie einen humorvollen Tageskalender (→ jeden Tag ein neuer Scherz).

Und für die Fachkräfte:

- Tragen von witzigen Kleidungsstücken, Clownsnasen oder Hüten; Nutzung eines mit entsprechenden Utensilien bestückten »Lachkoffers[19]«. Ein roter

19 Der Lachkoffer ist eine bewusst einfache, aber hochwirksame Intervention: ein kleiner,

Kuller auf der Nase oder ein schräger Hut lockert die Stimmung, baut Anspannung ab und zeigt Angehörigen wie Patienten: »Wir dürfen kurz atmen. Ein bisschen Lachen ist erlaubt.« So wird Humor zu einem sanften Werkzeug, das Nähe schafft, ohne die Situation zu verharmlosen. Wichtig: Es geht *nicht* darum, das Gegenüber »aufzuheitern«, sondern darum, *Beziehungsräume zu öffnen*, Anspannung zu reduzieren und kurze Momente emotionaler Entlastung zu ermöglichen. Humor wird so zu einem dosierbaren Werkzeug: niedrigschwellig, respektvoll, situativ – und gerade deshalb oft erstaunlich wirkungsvoll.

- Den eigenen Arbeits- und Lebensalltag mit Spiel- und Humorpausen gestalten, sodass Sie selbst ausreichend Spannungen abbauen und »leicht« bleiben (trägt zur eigenen Burnout-Prävention bei). Solche Pausengestaltungen gibt es mit und ohne Anleitung/Moderation im Team; Sie können diese aber auch für sich selbst umsetzen (mit Bodyfeedback-Übungen, ► Kap. 2.2.1; wohltuenden sportlich-spielerischen Elementen o. Ä.).
- Fortbildungen belegen zur Erweiterung eigener Fähigkeiten in Ausbildung und Beruf durch humorvolle Übungen.

(siehe auch Ausführungen von Bischofsberger, 2008; Falkenberg et al., 2021; Kienzl, 2006; Wild, 2011)

8.5.2 Gibt es im Humoreinsatz auch NoGos zu beachten?

Augenhöhe ist entscheidend. Wann auch immer Sie Humor verwenden wollen, gilt es zu beachten, dass es wie sonst im Leben auch hier um Begegnungen auf Augenhöhe geht – nur eben mit einem Augenzwinkern. Wie bereits in den vielen zuvor geschilderten Beispielen deutlich wurde, geht es nicht darum, Humor auf Kosten anderer, auf despektierliche Weise oder nicht gesichtswahrend auszuüben (► Kap 8.3.2).

Empfänglichkeit des Patienten. Möglicherweise fragen Sie sich, ob es wohl Krankheiten gibt, bei denen Humor gänzlich fehl am Platze wäre? So grundsätzlich sicher nicht (da wir nicht von albern sein, sondern von heiterem Humor sprechen), doch gibt es Krankheiten, in denen weniger Empfänglichkeit für Humor gegeben ist oder auch ein übertriebener Humor bzw. eine übertriebene Reaktion auf Humor (bspw. in manischen Phasen) auftreten kann. Bspw. sind Depressive durchaus in der Lage, Witze als solche zu erkennen, lassen sich durch Witze und Komik aber weniger erheitern. Oder ein Patient, der von Angst umgetrieben wird, mag auf Ihren Humor vielleicht eher mit einem abwehrenden »Du hast gut lachen, weil…« reagieren. Seien Sie achtsam für den aktuellen Ausprägungsgrad von Stimmungslage und Emotionen desjenigen. Im Extremfall hat hier Humor keine Chance; lässt die Angst aber nach, kommt es auf die zugrundeliegende Persön-

---

tragbarer Fundus an witzigen Requisiten – Clownsnasen, bunte Hüte, schräge Brillen, Mini-Handpuppen oder kurze humorvolle Kärtchen.

lichkeitsstruktur an, ob man auch (wieder) lachen kann. Respektieren Sie, wenn einem Patienten mal gerade nicht zum Lachen zumute ist, er hat vermutlich gute Gründe dafür. Und dennoch werden Sie merken, dass dies eher die Ausnahme sein wird – denn jeder Mensch spürt unmittelbar, wie gut ihm zu lachen tut.

Distanz zum Ereignis ist Voraussetzung. Für die Wirksamkeit von Humor als Bewältigungsstrategie spielt die Distanz zum Ereignis eine wichtige Rolle: Ist jemand unmittelbar von einem negativen Ereignis betroffen, löst darauf bezogener Humor eher Ablehnung statt Erheiterung aus.

Humor in Trauersituationen? So verwunderlich Ihnen das auf den ersten Blick vorkommen mag – auch in Trauersituationen ist Humor hilfreich. Denn, wie George Bernhard Shaw einmal sagte: »Das Leben hört nicht auf, lustig zu sein, wenn Menschen sterben; genauso wenig wie es aufhört ernst zu sein, wenn Menschen lachen.« Humor kann für Trauernde ein Weg sein, kurz der Trauer zu entfliehen. Lachen und Humor können so die eigene Trauer kleiner und überwindbarer erscheinen lassen. Und es kommt noch etwas Zweites hinzu: Während einer Trauerphase gemeinsam zu lachen, kann die Bindung zwischen Menschen stärken. Es »erlaubt ihnen, Abstand von der Tragik und der Trauer zu nehmen, um sich gemeinsam mit einem Lächeln auf dem Gesicht an eine geliebte Angehörige zu erinnern.« (Samson, 2023, S. 24). Natürlich gilt all dies nur, wenn es passend wäre, d. h. die Grundregel erfüllt ist: Die Absicht ist wohlwollend und die Beziehung tragfähig.

8.5.3 Einladung zur Reflektion

Sie haben gesehen, Humor ist ein wunderbarer Schlüssel zur Bewältigung und es lohnt sich, diesen Part im eigenen Handeln und Denken auszubauen. Daher möchte ich Sie einladen, nachfolgend einmal für sich zu reflektieren:

- *Was bedeutet Humor für mich persönlich?*
  Diese Frage zielt auf Ihre individuelle Haltung. Betrachten Sie, ob Humor für Sie eher mit Albernheit, Leichtigkeit oder Tiefe verbunden ist. Ihre persönliche Definition bestimmt nämlich, wie und ob Sie Humor in schwierigen Situationen zulassen oder nutzen.
- *Welche Erfahrungen habe ich mit Humor in belastenden Situationen gemacht?*
  Erinnern Sie sich an eine Situation, in der Humor Ihnen oder anderen geholfen hat, mit Schmerz, Stress oder Trauer umzugehen? Oder gibt es Momente, in denen Humor fehl am Platz wirkte? Solche Erlebnisse prägen Ihre emotionale Landkarte im Umgang mit Krisen.
- *Wann finde ich Humor unangebracht?*
  Diese Reflektion hilft Ihnen, die eigene Grenze zu definieren. Humor ist kontextabhängig. Wenn Sie Ihre eigenen Tabus oder Empfindlichkeiten kennen, können Sie sensibler mit den Grenzen anderer umgehen.
- *Welche Formen von Humor nutze ich?*
  Hier geht es um Ihr »humoristisches Profil«. Sind Sie eher sarkastisch, verspielt, ironisch, albern, selbstironisch oder witzig im klassischen Sinne? Die Art Ihres

Humors beeinflusst, wie er auf andere wirkt und ob er für sie hilfreich oder verletzend ist.

- *Welche Rolle spielt Humor in meiner Arbeit?*
  Prüfen Sie, ob Humor in Ihrem Berufsalltag einen Platz hat. Wird er eher vermieden? Gibt es Spielräume für Leichtigkeit? Ihre Antwort zeigt, ob Sie bereits Teil einer »Humorkultur« sind oder ob Sie selbst Impulsgeber sein möchten.
- *In welcher Hinsicht möchte ich meinen Umgang mit Humor vielleicht verändern?*
  Diese letzte Frage zielt auf Ihre Entwicklung. Möchten Sie Humor bewusster einsetzen, mutiger, liebevoller oder empathischer werden? Das ist der erste Schritt, Humor nicht nur als Zufallsprodukt, sondern als Haltung zu kultivieren.
- *Wann hat mir selbst Humor geholfen, schwierige Situationen (beruflich, privat) zu meistern?*
  Denken Sie an konkrete Situationen zurück, in denen Humor für Sie eine Ressource war. Was genau hat er erleichtert? Was konnten Sie loslassen? So lernen Sie, Ihrem Humor auch in Zukunft mehr zuzutrauen.
- *In welchen Situationen (beruflich, privat) habe ich Humor als verletzend oder unangebracht erlebt? Woran lag dies?*
  Diese Frage hilft, die Grenzen von Humor auszuloten. Lag es an der falschen Zeit, am falschen Ton, an mangelnder Empathie? Wer sensibel für die Gründe ist, kann Humor differenzierter einsetzen.
- *Wenn ich Humor einsetze: Ist mein Humor ein Angebot oder eine Abwehr?*
  Prüfen Sie, ob Ihr Humor Verbindung sucht oder eher Distanz schafft. Humor kann entwaffnend sein – aber auch eine Rüstung. Diese Selbsterkenntnis schärft Ihre Kommunikation.
- *Spiegele ich durch meinen Humor Würde und Selbstbestimmung des Betroffenen?*
  Humor darf entlasten, aber nicht entwürdigen. Achten Sie darauf, ob Ihr Humor auf Augenhöhe bleibt. Ein würdevoller Humor stärkt das Gegenüber statt es zu schwächen.
- *Kenne ich die emotionale Lage des Gegenübers gut genug, um Humor als Brücke einzusetzen?*
  Empathie ist der Schlüssel. Wenn Sie sich sicher sind, was der andere gerade fühlt, können Sie Humor gezielter und sicherer einsetzen. Wenn nicht, ist Zurückhaltung oft die größere Stärke.
- *Habe ich die Erlaubnis zum Lachen – oder nehme ich sie mir ungefragt?*
  Lachen ist schön, aber nicht immer erlaubt. Prüfen Sie: Lachen wir gemeinsam? Oder bin ich der Einzige, der es witzig findet? Humor braucht Einwilligung, sonst bleibt er ein Monolog.

8.6 Zusammenfassung

Humor ist keine Nebensächlichkeit, sondern eine psychologisch hochwirksame Ressource, kein Beiwerk, sondern eine Überlebenskunst. Er erlaubt uns, die

Schwere des Lebens zu tragen, ohne daran zu zerbrechen. Gerade im Älterwerden ist er eine Ressource, die wir pflegen sollten – nicht nur für uns selbst, sondern auch für die, die mit uns leben und arbeiten. Humor schützt vor Verbitterung. Er hält Beziehungen lebendig. Und er erinnert uns daran, dass Würde und Heiterkeit keine Gegensätze sind.

Wichtig ist dabei die Form: Nur wohltuender, positiver Humor hat diese Wirkung. Aggressiver oder selbstabwertender Humor kann hingegen schaden. Die Fähigkeit, mit sich selbst und der Situation humorvoll umzugehen, lässt sich entwickeln und pflegen. Humor darf nicht bagatellisieren, sondern Perspektive schaffen. Im besten Fall ist er eine Haltung: respektvoll, liebevoll, auf Augenhöhe – und damit heilsam. Humor im Dienst ist kein Entertainment, sondern ein Zeichen innerer Souveränität. Wer mit Angehörigen (oder Patienten) lachen kann, ohne zu verletzen, schafft Raum für Hoffnung. Oder, um es mit dem Psychologen Paul Watzlawick zu sagen: »Das Leben ist viel zu ernst, um es ohne Humor zu nehmen.«

9 Gewalt in der häuslichen Pflege – ein Tabuthema mit vielen Gesichtern

Gewalt? Vielleicht zucken Sie bei diesem Wort zusammen. Und vielleicht denken Sie dabei an dramatische Schlagzeilen – aber sicher nicht an den Alltag pflegender Angehöriger. Nicht an das leise Anschreien beim Windelwechsel, nicht an das Ignorieren eines Wunsches, weil man gerade keine Kraft mehr hat. Nicht an das Wegnehmen der Fernbedienung mit dem Satz: »Jetzt reicht's aber.« Doch genau hier beginnt das Problem: Gewalt in der häuslichen Pflege hat viele Gesichter. Und viele davon sind unspektakulär, alltäglich, leise. Genau deshalb bleiben sie so oft unbemerkt – auch von uns selbst.

In einer Studie des Zentrums für Qualität in der Pflege (ZQP; Stoll, 2019) gestanden 40 % der befragten Angehörigen ein, bereits gewalttätig[20] gegenüber der pflegebedürftigen Person geworden zu sein. Und das waren keine »schlechten Menschen« – sondern müde, überlastete, oft völlig allein gelassene Angehörige. Des Weiteren gaben fast 50 % der befragten Angehörigen an, ihrerseits Gewalt durch den Pflegebedürftigen erlebt zu haben. Gewalt ist also kein Ausnahmephänomen, sondern ein Warnsignal für Überforderung, emotionale Erschöpfung und den Verlust von Beziehung – und das auf beiden Seiten: seitens der Patienten wie auch der Pflegenden.

Dieses Kapitel will dazu beitragen, den Begriff »Gewalt« zu enttabuisieren. Wir wollen hinschauen: Was genau ist Gewalt (▶ Kap. 9.1)? Wie äußert sie sich (▶ Kap. 9.2)? Wie entsteht sie (▶ Kap. 9.3)? Und vor allem: Was können wir tun, um ihr vorzubeugen bzw. um im Akutfall einzugreifen (▶ Kap. 9.4)?

Lernziele

Nach der Lektüre dieses Kapitels:

- kennen Sie die verschiedenen Formen von Gewalt im Pflegekontext.
- verstehen Sie, wie Gewalt entsteht und was sie von Aggression unterscheidet.
- sind Sie sensibilisiert für Frühwarnzeichen und Eskalationsspiralen.
- wissen Sie, was pflegende Angehörige präventiv tun können, um Gewalt zu vermeiden – und was wiederum Fachkräfte erkennen, begleiten und anstoßen können.

---

20 Der zutreffendere Begriff wäre im vorliegenden Kontext »Vernachlässigung« oder »Misshandlung« anstelle von »Gewalt«, doch ist in der einschlägigen Literatur meist von »Gewalt« die Rede.

- können Sie einordnen, warum Gewalt in der Pflege kein Einzelfall, sondern ein gesellschaftlich unterschätztes Phänomen ist.
- fühlen Sie sich sicherer im Umgang mit diesem schwierigen Thema – menschlich wie fachlich.

9.1 Was genau ist Gewalt? Und was nicht?

Gewalt ist kein Begriff für Monster, sondern für Menschen in Not. Denn niemand beginnt eine Pflegebeziehung mit dem Wunsch, einem geliebten Menschen zu schaden. Angehörige pflegen – im besten Fall – ihren Patienten aus freien Stücken und einem Gefühl der Liebe, Zuneigung und Verantwortung heraus und keinesfalls mit der Absicht, ihm weh zu tun, zu schaden oder ihn auch nur spüren zu lassen, wie sehr sie dies belastet. Doch irgendwann mag ihnen das Ganze aus den Händen gleiten und sie geraten in eine Verhaltensspirale, die von Aggression und Gewalt gekennzeichnet ist. Gewalt entsteht nicht aus Bösartigkeit, sondern aus Überforderung, aus Gefühlen von Hilflosigkeit, Kontrollverlust und manchmal auch aus verzweifelter Wut. Dies kann schleichend und nahezu unbemerkt entstehen oder aber von jetzt auf gleich aus einem der Beteiligten plötzlich herausbrechen. Und ehe man sich versieht, hat man einen Satz gesagt oder eine Handlung gesetzt, die einem selbst fremd erscheint. Was liegt hier vor? Was ist geschehen?

9.1.1 Woher kommt Gewalt? Psychologischer Hintergrund

Psychologisch betrachtet erwächst Gewalt aus einer sehr bedeutsamen Kraft eines Menschen: aus *Aggression* (aus dem Lateinischen, aggredi = angreifen; für eine ausführliche Darstellung zum Thema Aggression siehe Werth et al., 2020, Kap. 5). Aggression lässt sich definieren als »nicht versehentliches Handeln mit dem Ziel, eine andere Person, sich selbst oder einen Gegenstand zu schädigen« (Werth et al., 2020, S. 325; siehe auch Dorsch, 2021). Aggression zu erleben ist gar nicht so negativ, wie die Definition vielleicht zunächst vermuten lässt. Zu spüren, dass man aggressiv zu werden droht, dass sich diese Kraft gerade Bahn brechen möchte in uns, ist durchaus ein gutes Warnsignal: Denn Aggression ist eine lebenserhaltende, aktive Energie, nach dem Motto »Ich will etwas … und verschaffe es mir« bzw. »Ich will etwas nicht … und wehre es ab« (Kapl, 2022). Als Patient bspw. »ich will diese Behandlung oder Maßnahme nicht und schlage daher den Arm des anderen weg« oder als pflegender Angehöriger: »Ich will jetzt nicht schon wieder Widerstand, denn dafür habe ich keine Kraft mehr, sondern eine rasche Umsetzung und insistiere daher mit Nachdruck«. Aggression hilft uns folglich, Grenzen zu setzen, uns zu behaupten, für uns selbst oder andere einzustehen.

Was macht ein aggressives Verhalten zu einem Akt der Gewalt?

Aggression wird zur Gewalt, wenn sie

- nicht mehr reflektiert,
- nicht mehr reguliert und
- nicht mehr in Beziehung gehalten werden kann.

Das wiederum ist aus vielfältigen Gründen gar nicht so einfach, denn für aggressives Verhalten ist *weder* die Persönlichkeit *noch* die Situation allein verantwortlich. Vielmehr wirken verschiedene situative und personale Faktoren zusammen (Werth et al., 2020, S. 330; ► Kap. 9.3.1). Es wäre zu kurz gedacht, Gewalt nur als individuelles Problem zu betrachten. Sie ist auch Spiegel unserer gesellschaftlichen Strukturen. Wo Ungleichheit, Unsicherheit und Ausgrenzung herrschen, wächst die Gefahr. Damit kann es uns allen passieren, dass sich Gewalt in uns Bahn bricht. Es ist kein Zeichen moralischen Versagens, sondern ein Alarmsignal: Hier ist jemand überlastet. Hier braucht jemand Hilfe. Bedeutsam ist es daher, sich die Entstehung und Formen von Aggression vor Augen zu führen sowie die Grenze zur Gewalt zu kennen und einzuhalten.

9.2 Wie sieht Gewalt in einer Pflegesituation aus?

Es gibt viele Definitionen für Gewalt – medizinische, rechtliche, psychologische. Eine besonders relevante stammt von der WHO (2008): »Gewalt gegenüber älteren Menschen ist die einmalige oder wiederholte Handlung oder das Unterlassen einer angemessenen Reaktion im Rahmen einer Vertrauensbeziehung, wodurch einer älteren Person Schaden oder Leid zugefügt wird.«

Psychologisch gesprochen: Gewalt beginnt dort, wo eine Grenze verletzt wird.[21] Wo ein unausgesprochenes oder auch angesprochenes Bedürfnis ignoriert wird. Wo Würde nicht mehr gewahrt, sondern übergangen wird. Dies kann durch ein aktives Tun geschehen, wie Schlagen oder Schreien. Aber auch durch ein Unterlassen, wie Nicht-zuhören oder absichtliches Schweigen (Görgen, 2017; Genaueres ► Kap. 9.2.2). Auch scheinbar harmlose Handlungen können gewaltsam sein, wenn sie den anderen beschämen, entmündigen oder kontrollieren, sei es über den Kopf hinweg sprechen, Hilfe verweigern, persönliche Dinge wegnehmen oder Entscheidungen über den anderen treffen, ohne Rücksprache (siehe Kasten). Die »kleinen« Formen der Gewalt sind oft besonders quälend – weil sie alltäglich sind, subtil, schwer greifbar und dennoch Spuren hinterlassen.

21 Was wir als Gewalt empfinden, hängt von gesellschaftlichen Normen, kulturellen und sozialen Einflüssen sowie unseren persönlichen Werten ab.

9.2.1 Gegen wen richtet sich die Gewalt?

Vermutlich denken Sie beim Stichwort »Gewalt in der Pflege« zunächst daran, wie pflegende Personen Gewalt gegenüber dem Pflegebedürftigen ausüben, doch ist dies nur einer von mehreren möglichen Fällen: Typisch sind sowohl Formen der Gewalt

- gegenüber dem *Pflegebedürftigen* (Patient wird angeschrien, weil er nicht wie gewünscht »funktioniert«; siehe Kasten)
- als auch gegenüber den *Pflegenden* (Patient schlägt oder kratzt die Pflegeperson, beschimpft sie; siehe Kasten)
- als auch Gewaltausübung *unter den pflegenden Personen* (Pflegeteam oder Angehörige spielen sich gegenseitig aus, schaffen Intrigen gegeneinander, halten sich Informationen vor oder verfälschen diese absichtlich; ► Kap. 9.2.2)

Kurzum: Gewalt in der Pflege betrifft alle Beteiligten: Pflegebedürftige, Angehörige, Fachkräfte – und sie ist vielfältig, wie Sie nun nachfolgend sehen werden.

Pflegebedürftige erleben Gewalt, wenn sie bspw. ...(in Anlehnung an Kapl, 2022)

- das Gefühl vermittelt bekommen, zu stören oder nichts zu verstehen (bspw. wenn über ihren Kopf hinweg gesprochen wird).
- das Gefühl vermittelt bekommen, überflüssig oder nur geduldet zu sein.
- das Gefühl haben, ausgenutzt zu werden.
- das Gefühl vermittelt bekommen, Andere auszunutzen.
- keine Wahl haben (bspw. Radio oder Fernseher ungefragt ein-/ausgeschaltet werden).
- persönliche Dinge weggenommen werden.
- nichts selbst machen dürfen.
- vermittelt bekommen, nichts richtig zu machen.
- respektlos behandelt werden.
- ignoriert werden.
- nicht gehört werden.

Aggression seitens der Pflegebedürftigen erleben Pflegende bspw., wenn die zu Pflegenden ... (Kapl, 2022)

- schlagen (Hände mit Getränk oder Spritze wegschlagen), kratzen, beißen, treten, stoßen, an den Haaren ziehen.
- mit Gegenständen werfen.
- Durcheinander anrichten.
- Mehrarbeit provozieren (absichtliches Verschütten oder Einnässen).
- ständig klingeln.

- das Pflegeprogramm boykottieren.
- permanent nörgeln und klagen.
- übertriebene Erwartungshaltungen bzw. Forderungen haben.
- sie sexuell belästigen.

9.2.2 Typische Gewaltformen in der Pflegesituation

Gewalt ist nicht immer laut, nicht immer sichtbar. Sie kann leise, subtil und alltäglich daherkommen, manchmal fast unbemerkt, aber dennoch tief verletzend. In diesem Abschnitt werfen wir deshalb einen genauen Blick auf die verschiedenen Formen und Zielrichtungen von Gewalt in Pflegesituationen.

Psychische Gewalt. Dies umfasst alle Verhaltensweisen, die beim Anderen Angst hervorrufen bzw. die Würde und Seele verletzen, wie verbale Angriffe, unangemessenes Ansprechen, Anschreien, Ignorieren und konsequentes Anschweigen, Demütigungen, Beleidigungen, Missachtung der Privatsphäre, ungefragtes Benutzen oder Entfernen von persönlichen Gegenständen, Isolierung von anderen Menschen, Drohungen, Manipulation, über den Kopf hinweg entscheiden, Verweigerung emotionaler Nähe.

Körperliche Misshandlungen. Hierzu zählen Übergriffe wie grobes Anfassen, Kratzen, Schlagen, Schütteln, unbequemes Hinsetzen oder Hinlegen, Wegnahme von Hilfsmitteln (Klingel, Brille, Prothese, Rollator), Zwingen etwas zu essen oder trinken, was derjenige nicht mag, lange auf der Toilette sitzen lassen, Schmerzen zufügen (bspw. Klaps geben, kneifen, auf die Finger klopfen), Medikamentenmissbrauch (unangebrachte oder nicht ärztlich verordnete Medikamentengabe, etwa zur Ruhigstellung).

Vernachlässigung. Vernachlässigungen können pflegerischer wie emotionaler bzw. psychosozialer Art sein. Typische Beispiele sind mangelhafte Pflege oder Hygiene, unzureichende medizinische Versorgung, unzureichende Hilfestellung im Alltag, Übergehen emotionaler Bedürfnisse, Nahrungs- und Flüssigkeitsentzug, unterlassene Hilfe bei Schmerzen. Diese Vernachlässigung kann aktiv (absichtlich langsam agieren, Verweigerung ärztlicher Hilfe) oder passiv erfolgen (Nicht-Erkennen von problematischen Umständen, deren Nicht-Behebung und dadurch Vernachlässigung, bspw. bei Dekubitus, Austrocknung, Mangelernährung).

Intime Übergriffe wie Verletzung von Schamgefühlen oder Intimsphäre (► Kap. 3.4, Scham), sexuelle Andeutungen, Berührungen oder auch sexueller Missbrauch.

Finanzielle Ausbeutung. Diese umfasst bspw. unbefugtes Verfügen über das Vermögen, Nötigung zu Geldgeschenken, Überreden zu Testamentsänderungen, Entwendung von Geld oder Wertgegenständen.

Einschränkungen des freien Willens. Hierunter werden vermeidbare Einschränkungen der Freiheit (unerlaubte freiheitsentziehende Maßnahmen, siehe dazu auch den Kasten »Besonderheit ›Freiheitsentziehender Maßnahmen‹ gegenüber Pflegebedürftigen«), Handlungs- und Entscheidungsautonomie gezählt, so bspw. das

Durchsetzen von Schlafenszeiten, Speiseplan oder Mobilisation gegen den Willen des Pflegebedürftigen, Fixierungen, Medikamentengabe ohne Einwilligung.

Besonderheit »Freiheitsentziehender Maßnahmen« gegenüber Pflegebedürftigen

Was sind freiheitsentziehende Maßnahmen? »Wenn eine Person gegen ihren Willen durch Gegenstände oder Medikamente in ihrer Fortbewegungsfreiheit beeinträchtigt wird und dies nicht ohne fremde Hilfe überwundern werden kann, handelt es sich um eine freiheitsentziehende Maßnahme (FEM). Dazu gehören:

- Mechanische Fixierungen, bspw. Bettgitter, Gurte, Stecktische
- Einsperren, bspw. durch komplizierte Schließmechanismen an Türen
- Sedierende Medikamente, bspw. Schlafmittel, Beruhigungsmittel
- Auch: Wegnahme von notwendigen Hilfsmitteln, bspw. Schuhe, Brille, Rollator« (ZQP, 2017, S. 82)

Was ist die Problematik? Es besteht das (Grund-)Recht auf freie Entfaltung der Persönlichkeit gemäß Artikel 2 I GG sowie das Recht auf Leben und körperliche Unversehrtheit aus Artikel 2 II GG. Der Eingriff in die Selbstbestimmung des Pflegebedürftigen widerspricht dem und stellt damit eine Form der Gewalt dar. Freiheitsentziehende Maßnahmen (FEM) sind jedoch »möglich«, sofern der Betroffene selbst schriftlich in die Maßnahme einwilligt (bspw. um nachts nicht aus dem Bett zu fallen, willigt der Patient ein, dass die Bettgitter hochgestellt werden) oder um Lebensgefahr bzw. erhebliche Gesundheitsschädigungen abzuwenden (bspw. bei Beatmung auf der Intensivstation). Bei Personen, die nicht einwilligungsfähig sind, ist die Zustimmung des gesetzlichen Betreuers inklusive einer richterlichen Genehmigung und eines Attests (das etwas über die voraussichtliche Dauer und Notwendigkeit der FEM aussagt) erforderlich.

9.3 Wie kommt es dazu? Einflussgrößen und Randbedingungen von Gewalt

Verwunderlich ist doch, dass es zu Gewalt kommt, obwohl es eigentlich alle gut miteinander meinen bzw. vermutlich sogar im überwiegenden Falle niemand ein aggressiver und gewalttätiger Typ ist bzw. in seinem Leben bislang war. Was also ist los mit den Beteiligten in einer Pflegesituation, dass dieses liebevolle und helfende Verhalten kippen kann? Nun, zum einen gibt es Faktoren, die ganz generell Gewalt beeinflussen, zum anderen gibt es spezielle Faktoren, die in Belastungssituationen vorliegen und auch die friedlichste Situation ins Wanken bringen können.

Um es einmal vorweg zu nehmen: es hat weitaus weniger mit den beteiligten Individuen als solchen zu tun, als vielmehr mit dem Einfluss der Situation, in der man sich hier befindet und dem Wechselspiel zwischen Personen und Situation (sog. Multikausalität; siehe Werth et al., 2020, S. 330)! Soll heißen: nur, weil eine Pflegesituation eskaliert, ist jemand kein schlechter Mensch, sondern vermutlich vielmehr Opfer der Situation. Das wiederum bedeutet allerdings nicht, dass er nicht verantwortlich ist für sein Handeln, sondern, dass er als verantwortungsbewusster Mensch Hilfe aufsuchen sollte, sowohl vorausschauend (da grundsätzlich alle Pflegesituationen aufgrund ihrer immensen Beanspruchung eskalieren können, wäre dies immer angezeigt, sich begleiten zu lassen) als auch natürlich in der Situation, in der es zu einer Eskalation kommt.

Doch nun der Reihenfolge nach: welche Einflussgrößen und Randbedingungen sind am Auftreten von Gewalt beteiligt?

9.3.1 Determinanten aggressiven Verhaltens

Insgesamt ist aggressives Verhalten sowohl auf eine innere Bereitschaft *als auch* auf die äußere aggressionsauslösende Situation zurückzuführen.

- Zum Einen gibt es diverse Forschungsbelege dafür, dass aggressives Verhalten eine *biologische Grundlage* hat und für die Durchsetzungskraft der eigenen Gene von Vorteil sein kann (Werth et al., 2020, S. 379). Wer in diesem Sinne durchsetzungsstark ist, hat evolutionstheoretisch einen Überlebensvorteil gehabt. Heutzutage findet sich bspw. ein schwacher Zusammenhang von Aggressionsbereitschaft zum Testosteronspiegel einer Person (bspw. ist der Testosteronspiegel in Wettbewerbssituationen mit Aggressivität korreliert; Carré & Olmstead, 2015; Carré et al., 2017). Dennoch gilt: Aggressives Verhalten ist trotz seines biologischen Anteils stark von Umweltbedingungen abhängig!
- Zum Zweiten spielen *Persönlichkeitseigenschaften* eine Rolle, wie bspw. Impulsivität, Narzissmus, mangelnde Selbstkontrolle (Donnellan et al., 2005; Lobbestael et al., 2014; Twenge & Campbell, 2003). So gibt es Personen, die sich in ihrer Aggressionsneigung unterscheiden. Allerdings ist dies von den nachfolgenden Faktoren mitbeeinflusst und damit nicht allein erklärend, sondern allenfalls begünstigend für das Auftreten von Aggressivität.
- Zum Dritten haben *Normen und gelernte Muster*, im Besonderen unsere *Sozialisationserfahrungen*, einen entscheidenden Einfluss darauf, inwieweit aggressives Verhalten gezeigt und aufrechterhalten wird; dies trifft insbesondere auf das Verhalten von Eltern, Altersgenossen, weiteren Rollenmodellen sowie den Kulturkreis, in dem man aufwächst, zu (Bushman & Geen, 1990; Murrell et al., 2005; Patterson et al., 1982). Wer mit Zwang und Gewalt aufgewachsen ist, für den mag dies auch im späteren Alltag als Erwachsener eher die Methode der Wahl sein. Wer wiederum in seiner Ausbildung und beruflichen Tätigkeit gelernt hat, empathisch, feinfühlig und konstruktiv zu agieren, mag dies eher verfügbar haben als jemand, der mit ruppigem Umgangston und barschen Methoden den Alltag zu bestreiten gelernt hat.

- Zum Vierten gibt es nachweislich Faktoren, die in *konkreten Situationen* aggressives Verhalten auslösen bzw. begünstigen, indem sie *negative Gefühle auslösen* (ausführlich in Werth et al., 2020, S. 334f.):
  - Wahrgenommene Angriffe gegen die eigene Person (z. B. *Provokation oder soziale Zurückweisung*) machen aggressives Verhalten wahrscheinlicher. Eine tatsächlich aggressive Handlung kann als Versehen eingestuft werden, wenn das Opfer keine Absicht bei der anderen Person wahrnimmt. Genauso kann eine ungewollte Schädigung als absichtsvoll interpretiert werden und Gegenaggression bewirken. Daher ist es im Pflegekontext bspw. wichtig, Wissen über mögliche krankheits- oder krisenbedingte Aggressionen zu kennen, um sie als nicht-absichtsvoll einordnen zu können.
    Warum fällt es uns so schwer, auf bspw. eine soziale Zurückweisung nicht mit aggressiver Gegenwehr zu reagieren? Eine Erklärung könnte darin liegen, dass Angriffe gegen die eigene Person nicht nur Ärger provozieren, sondern häufig auch »schmerzen« bzw. »verletzen«. Diese Analogie zu physischen Schmerzen findet sich nicht nur in der Sprache: Es hat sich gezeigt, dass bei sozialer Ausgrenzung ähnliche Gehirnaktivitäten auftreten wie bei körperlichen Schmerzen (Eisenberger et al., 2003). Da physische Schmerzen bei Mensch und Tier aggressives Verhalten induzieren können (Azrin, 1967; Berkowitz, 1993), ist die erhöhte Aggressivität bei sozialen Verletzungen möglicherweise über diesen Mechanismus (mit)bedingt (Leary et al., 2006; vgl. auch MacDonald & Leary, 2005).
  - Eine weitere wichtige Quelle negativer Gefühle und damit auch aggressiven Verhaltens ist Frustration – die unerwartete *Blockade oder Bedrohung eigener Ziele.* Negative Gefühle, die die Aggressionsbereitschaft erhöhen können, entstehen häufig, weil wir aufgrund unerwarteter – und insbesondere unnötiger – Hindernisse die Erreichung wichtiger Ziele bedroht sehen (»Nur weil der Patient jetzt so einen Widerstand zeigt, komme ich zu spät zu meiner Chorprobe.« »Wenn der Angehörige nicht so drängeln würde/so auf mich einreden würde, dass ich jetzt abc machen soll, könnte ich endlich meine Ruhe haben.«). Frustration aufgrund des Verhaltens einer anderen Person führt insbesondere dann zu Ärger und Aggression, wenn dieses absichtlich, ungerecht bzw. ungerechtfertigt erscheint oder vermeidbar gewesen wäre (z. B. Berkowitz, 1981; Dill & Anderson, 1995; Folger & Baron, 1996; Kulik & Brown, 1979; Rule et al., 1978).
  - situative Faktoren wie bspw. *Schmerz* (Azrin, 1967; Berkowitz, 1993), schwierige Klimabedingungen, wie *Hitze und Kälte* (Anderson, 1989; Anderson et al., 1997, 1995; Cohn, 1993; Cohn & Rotton, 1997; vgl. auch Bushman et al., 2005; Rotton & Cohn, 2000) *oder Ozonwerte* (Rotton & Frey, 1985), machen aggressives Verhalten wahrscheinlicher. *Lärm* kann die Aggressionsbereitschaft erhöhen – insbesondere, wenn die Lärmquelle nicht abgeschaltet werden kann und der Lärm damit unkontrollierbar ist (Donnerstein & Wilson, 1976; Gaur, 1988; Geen & McCown, 1984).

Was bewirken solch situative Faktoren? Oberflächliche Informationsverarbeitung und eingeschränkte Selbstkontrolle! Wer über eine provokante Situation sorgfältig nachdenken und sich konstruktive Reaktionsmöglichkeiten überlegen kann, reagiert weniger wahrscheinlich mit Aggression (Fraser et al., 2005; Palmer, 2005). Starke Emotionen stehen einer sorgfältigen Verarbeiten entgegen (Knight et al., 2002), bspw. wenn Personen erregt, verärgert oder von Schmerzen geplagt sind (Berkowitz, 1993). Zudem weisen sie eine verringerte Selbstkontrolle auf (Giancola, 2000).

Wie Sie gesehen haben, erklärt sich das Entstehen von Gewalt in der Regel aus mehreren der oben genannten Faktoren, ist sowohl eine Frage der situativen Gegebenheiten als auch der Persönlichkeit und der Vorerfahrungen.

9.3.2 Auslöser für Gewalt in der Patientenbegleitung

Die Begleitung eines pflegebedürftigen Angehörigen ist keine normale Alltagssituation. Es ist ein emotionales Ausnahmefeld – durchzogen von Überforderung, Angst, Hilflosigkeit, Schlafmangel, Schuldgefühlen, Verletzbarkeit und Zeitnot (► Kap. 1.5). Das gilt für die pflegenden Angehörigen genauso wie für die Patienten. Und das macht den Umgang so fragil. In der psychologischen Forschung sprechen wir hier von einem »Krisenraum« – einem Setting, in dem psychische Schutzfaktoren geschwächt und Stressoren gleichzeitig verstärkt werden. Das führt dazu, dass alle Beteiligten in ihrer emotionalen Selbstregulation anfälliger werden: für Rückzug, für Überreaktion und eben auch für Aggression und Gewalt.
Lassen Sie mich das an einem ganz anderen Beispiel veranschaulichen: Wann würden Sie eher mit einer aggressiven Reaktion auf eine Provokation rechnen?

- Wenn jemand ausgeruht und nachdenklich reagiert?
- Oder wenn dieselbe Person müde, gestresst und reizüberflutet ist?

Die Antwort ist klar – und sie lässt sich auf die Pflegesituation übertragen: Sowohl pflegende Angehörige als auch Patienten verfügen oft nicht mehr über die Kapazitäten, um Spannungen mental auszugleichen. Die Folge: Das innere Fass läuft schneller über. Kommen wir daher nun zu den konkreten Einflussfaktoren, die sich bei der Patientenbegleitung in belastenden Konstellationen bündeln – und ein explosives Gemisch erzeugen können. Sobald Sie um diese wissen, tun sich auch Ansatzpunkte auf, um einer Eskalation gezielt entgegenwirken zu können.

Belastungsfaktoren auf Seiten der Pflegenden

Aus der Forschung (vgl. Kapl, 2022; siehe auch ► Kap. 1) ist bekannt, dass es bestimmte Konstellationen seitens der Pflegenden gibt, unter denen die Wahrscheinlichkeit von Gewalt besonders hoch ist:

Mangelndes Kompetenzerleben oder mangelnde tatsächliche Kompetenz. Mangelndes Wissen und fehlende Handlungssicherheit, um das Verhalten des Pflegebedürftigen richtig einzuschätzen und angemessen darauf zu reagieren, wirken sich unmittelbar aus und erzeugen Stress.

Körperliche und psychische Erschöpfung. Zu pflegen ist eine starke körperliche und psychische Belastung (bei Profis wie bei Laien). Das Fehlen eines unterstützenden Netzwerks (bspw. fehlendes Personal oder Freundes-Netzwerk/moralische Unterstützung) verschärft die Belastung zusätzlich. Und natürlich spielt die eigene gesundheitliche und psychische Situation mit hinein – gibt es eine Häufung verschiedener Belastungsfaktoren, hohen Stress, Überforderung sowie das Überschreiten der Belastungsgrenze, so ist die Eskalation schnell erreicht.

Eigene persönliche, psychische oder gesundheitliche Vorbelastung. Pflegende, die selbst unter Ängsten, depressiven Verstimmungen oder chronischer Erschöpfung leiden, sind verständlicherweise anfälliger für Impulsdurchbrüche. Ebenso im Falle des Wegfalls der eigenen Hemmschwelle (durch Müdigkeit, Stress, Medikamente; Suchterkrankung) oder eines persönlichkeitsbedingt hohen Aggressionspotenzials.

Beziehungsgestaltung und Rollenkonflikte. Zum Einen birgt die Neugestaltung der bisherigen Beziehung (bspw. wenn Eltern plötzlich dement sind und sich die Kinder-Eltern-Hierarchie verändert oder Partnerschaften auf Augenhöhe nun in eine Pflegesituation mit Abhängigkeit geraten) ein enormes Konfliktpotenzial. Zum Zweiten ist man in der Pflegesituation immens aufeinander angewiesen, voneinander abhängig – da kommen alte Verletzungen wieder an die Oberfläche. Schwierig wird es insbesondere dann, wenn Angehörige mit ihrer gemeinsamen Familiengeschichte zu kämpfen haben (seien es Patient und Pflegender oder aber die Pflegenden untereinander, bspw. Geschwister, die gemeinsam ein Elternteil betreuen und bspw. nun um Anerkennung buhlen).

Subjektiv wahrgenommene Ungerechtigkeit oder Enttäuschung. Insbesondere wenn mehrere Familienmitglieder beteiligt sind, kann es zu gefühlten Schieflagen kommen: »Warum bin immer ich zuständig?«, »Warum entzieht sich mein Bruder der Verantwortung?« Enttäuschung schlägt schnell in Frust um – und dieser kann aggressiv wirken. Auch das Gefühl der Aussichtslosigkeit, spielt herein, bspw. ist der Eindruck, »es wird nie besser« oder »ich kann hier nichts mehr verändern«, ein klassischer Auslöser für Rückzug oder Eskalation.

Körperlicher oder verbaler Angriff seitens des Pflegebedürftigen. Wird ein Pflegender wiederholt beleidigt, beschimpft oder gar körperlich attackiert – etwa durch Schlagen, Kratzen oder Spucken – entsteht ein hohes Maß an emotionalem Stress. Gerade wenn keine Deeskalationsstrategien bekannt oder verfügbar sind, kann das Gefühl überhandnehmen, ausgeliefert und hilflos zu sein. Das wiederum begünstigt Gegenangriffe, auch verbaler oder körperlicher Art – nicht aus Böswilligkeit, sondern als Versuch, Kontrolle zurückzugewinnen.

Beengte Wohnverhältnisse (mit den zu Pflegenden), zu wenig Rückzugsmöglichkeiten. Enge Räume, fehlende Privatsphäre und ständige Präsenz des anderen – das sind Bedingungen, die selbst unter besten Voraussetzungen herausfordernd sind. In einer Pflegesituation potenziert sich der Druck: Es gibt kaum Möglichkeiten zum Rückzug, zur Selbstregulation oder zur Verarbeitung belastender Momente. Ohne Distanz keine Erholung – ohne Erholung keine Resilienz (▶ Kap. 7, Regeneration). Und ohne Resilienz steigt das Risiko, impulsiv zu reagieren oder die Kontrolle zu verlieren.

Belastungsfaktoren auf Seiten der Patienten

Auch auf Seiten des Patienten gibt es Konstellationen, unter denen die Wahrscheinlichkeit von Gewalt besonders hoch ist (Kapl, 2022):

Gefühle der Angst, Hilflosigkeit oder Verzweiflung. Pflegebedürftige erleben den Verlust von Selbstbestimmung oft als tiefen Eingriff in ihre Würde. Sie sind abhängig – und gleichzeitig innerlich im Aufruhr (vgl. Werth, 2024, zur Situation des Patienten). Das führt häufig zu Misstrauen, Reizbarkeit oder sogar Widerstand.

Verkennen der Situation (Missverständnisse). Gerade bei kognitiven Einschränkungen – etwa durch Demenz – werden Handlungen von Pflegenden oft falsch interpretiert. Ein liebevoll gemeinter Griff wird als Angriff erlebt, eine unterstützende Geste als Übergriff. Auch sprachliche Barrieren oder Hörbeeinträchtigungen können zu gravierenden Missverständnissen führen. Der Patient fühlt sich bedroht – und reagiert mit Abwehr oder sogar Angriff. Das ist kein böswilliges Verhalten, sondern Ausdruck von Angst und Kontrollverlust. Gewalt entsteht hier häufig aus Verzweiflung, nicht aus Aggression.

Neue oder als bedrohlich empfundene Umgebung. Veränderte Tagesabläufe, fremde Hände, unbekannte Hilfsmittel – all das tangiert das Wohlbefinden und kann die gefühlte psychologische Sicherheit[22] reduzieren sowie Stress auslösen, was dann in Ablehnung oder aggressivem Verhalten mündet.

Der eigene Gesundheitszustand, Krankheiten und ihre Verarbeitung sowie die eigene Persönlichkeitsstruktur haben selbstredlich ebenfalls Einfluss auf das Verhalten als Patient bzw. das Abhängigkeitserleben. Erkrankungen selbst – besonders demenzielle Veränderungen oder neurologische Störungen – führen häufig zu innerer Unruhe oder Fehleinschätzungen. Auch Medikamente oder Schlafmangel können die Hemmschwelle senken.

Erleben von Missachtung oder Demütigung. Erlebt der Patient einen unangemessenen Umgang (wird angeschwiegen, übergangen oder nicht ernst genommen), ein Eindringen in seine Intimsphäre, Missachtung von Gefühlen und Bedürfnissen oder gar Zwang, Misshandlung, Gewalt durch Pflegende, können sich Scham und Ohnmacht in aggressives Verhalten verwandeln – ein Versuch, sich Gehör zu verschaffen.

Was passiert, wenn all diese Faktoren zusammenkommen?

Wenn all diese Faktoren zusammentreffen – unbewusst, ungefiltert, ungeklärt – entsteht ein brisanter psychologischer Mix. Kein Wunder also, dass in solchen Situationen die Reibung zunimmt und mit ihr das Risiko für Eskalation. Denn: Stress reduziert unser Repertoire an Reaktionen. Wir greifen nicht mehr zu durchdachten Lösungen, sondern zu den schnellsten. Und die sind selten die klügsten. So können aus kleinen Missverständnissen große Konflikte werden und

22 Unter dem Begriff »psychologische Sicherheit« versteht man, dass Menschen sich in einer Atmosphäre sicher fühlen und spüren »Ich darf hier Fehler machen, Fragen stellen, Zweifel äußern – ohne Angst vor Abwertung.«

aus unbedachtem Reagieren irgendwann Gewalt. Was sich hier psychologisch auftut, ist meist kein einmaliger Ausrutscher, sondern der Beginn einer Spirale. Eine Spirale, in der Nähe und Fürsorge langsam kippen und die Beziehung in einen Teufelskreis gerät. Genau dieser Dynamik widmet sich das nächste Teilkapitel.

9.3.3 Gewaltspirale

Gewalt entsteht selten aus dem Nichts. Sie ist in aller Regel ein Ausdruck von Überforderung – auf Seiten der Pflegenden und auf Seiten der Pflegebedürftigen. Was mit kleinen Spannungen beginnt, kann sich unbemerkt zu einem Teufelskreis auswachsen: Ein scharfes Wort, ein enttäuschter Blick, eine Geste der Ungeduld – und schon ist ein kritischer Punkt erreicht. Statt Deeskalation folgt Rückzug, statt Verständnis entsteht Distanz. Und die Spirale beginnt sich zu drehen. Pflegende erleben sich zunehmend erschöpft, fühlen sich alleingelassen, innerlich leer oder wütend. Pflegebedürftige spüren die Unruhe, reagieren mit Rückzug, Misstrauen oder Trotz. Das wechselseitige Vertrauen – eine zentrale Ressource im Pflegealltag – beginnt zu erodieren.

Was verschärft diese Dynamik zusätzlich? Ein zentraler Faktor ist der zunehmende Verlust von externem Kontakt. Wenn das Duo aus Pflegebedürftigem und pflegendem Angehörigen sich immer stärker auf sich selbst zurückzieht, wird es blind für Hilfsangebote von außen. Diese Abkapselung – in der Pflegewissenschaft auch als Aporie (griechisch) oder »Diade der Überforderung« (Kapl, 2022) bezeichnet – kann dramatische Folgen haben. In solchen aporetischen Pflegearrangements wird die Beziehung nach innen hochloyal und funktional organisiert und zugleich nach außen hermetisch abgeschlossen. Hilfe wird als Einmischung empfunden, Entlastung als Verrat an der gemeinsamen Aufgabe. Das System dreht sich nur noch um sich selbst. Je enger das System wird, desto schneller kippt Fürsorge in Frustration, Nähe in Enge oder gar in Gewalt.

Was also tun? Ziel muss es sein, diese Spiralbildung frühzeitig zu erkennen und zu unterbrechen, bevor sie sich verfestigt. Gerade deshalb ist frühzeitige, niedrigschwellige und empathisch-kompetente Begleitung der Angehörigen bzw. des Familiensystems so essenziell. Sie verhindert, dass Unterstützungsangebote erst gar nicht mehr gehört oder gewollt werden und stattdessen Überforderung, Ohnmacht oder Gewalt wahrscheinlich werden. Daher geht es im nächsten Teilkapitel darum, wie Gewaltprävention konkret aussehen kann. Denn Teufelskreise lassen sich durchbrechen, wenn man sie erkennt.

Nachfolgend werden zwei zentrale Handlungsansätze betrachtet: »Was tun zur Vorbereitung: Prävention« (▶ Kap. 9.4) und »Intervention – Was tun im Akutfall: Intervention« (▶ Kap. 9.5) Maßnahmen beider Ebenen werden nun dargestellt, gegliedert nach Handlungsoptionen für Angehörige und für Fachkräfte.

9.4 Was tun zur Vorbeugung: Prävention

Jean-Paul Sartre soll einmal gesagt haben: »Gewalt lebt davon, dass sie von anständigen Menschen nicht für möglich gehalten wird.« Dieser Satz trifft den Nerv: Gewalt geschieht nicht nur dort, wo wir sie vermuten – in »schlechten« Verhältnissen oder durch »gewaltbereite« Menschen. Sondern oft gerade dort, wo Menschen eigentlich ihr Bestes geben wollen. Inmitten von Nähe, Loyalität, Liebe. Deshalb braucht es Aufklärung, Ehrlichkeit und den Mut, auch das Unaussprechliche auszusprechen.

Was also können pflegende Angehörige und professionelle Helfende konkret tun, um der Eskalation vorzubeugen? Gewalt kann einerseits sowohl direkt von einer Person ausgeübt werden als auch andererseits indirekt von bestehenden Strukturen oder der Kultur, in der man lebt, begünstigt sein:

- *Strukturen* tragen indirekt zu Gewaltbereitschaft bei, indem sie Faktoren beinhalten wie bspw.
  - mangelnde Lebensräume
    die den Betreffenden eher stressen als Wohlbefinden ermöglichen; bspw. beengte Wohnverhältnisse, unpersönliche Atmosphäre, mangelnde Intimsphäre
  - falsche bzw. ungenügende Diagnosen
    die »falsche« Umgangsweisen und Behandlungen nach sich ziehen. Wird ein Patient bspw. nicht als dement diagnostiziert, liegt kein Grundverständnis dafür vor, dass er auch mal verwirrt oder aggressiv agiert, sodass man ihn vermutlich mit Druck, Kritik und Gegenaggression behandelt, wenn er »auffällig« agiert.
  - ein unzureichender Personalschlüsse
    Wer mit zu wenig Personal eine Pflegesituation stemmt, der wird bspw. gehetzt und überbeansprucht sein und so schnell in einen Teufelskreis aggressiven Verhaltens geraten.
  - fehlende Kontrollinstanzen
    So zeigen Forschungsbefunde, dass dort, wo Macht ausgeübt wird, diese auch begrenzt, transparent und kontrolliert sein muss, damit sich kein Missbrauch breit macht (Werth & Steidle, 2021). Im Pflegefall kann dieser von der Institution, in der sich ein Patient befindet (bspw. durch Führungskräfte, Supervision, Qualitätsmanagement), in der häuslichen Pflege durch die Angehörigen, die gemeinsam pflegen oder ihre ambulanten Unterstützer (Pflegedienst, Palliativnetz, Hospizbewegung) erfolgen.
- Die *Kultur* trägt indirekt zu Gewaltbereitschaft bei, indem sie bspw. Gewalt akzeptiert, Vorurteile gegenüber Pflegebedürftigen beinhaltet oder Scham der Opfer/Patienten propagiert. Dies mag einerseits die Kultur des Landes (Kulturkreises wie bspw. Westeuropa oder Deutschland), zum anderen aber auch die Kultur der Institution (bspw. des Pflegeheims) oder des Umfelds des Patienten/Angehörigen sein (bspw. des ländlichen Zusammenhalts oder die vorherr-

schende Umgangsweise in der Familie) – was dort »die Norm ist«, wirkt sich aus, förderlich wie hinderlich für die Pflegesituation.

- *Personen* können direkte Gewalt auf andere ausüben, indem sie bspw. Symptome nicht ernst nehmen, Medikamente vorenthalten oder überdosieren, verbale Angriffe tätigen.

Bleiben wir an dieser Stelle bei den beteiligten Personen – worauf ist zu achten (bei sich selbst, anderen Beteiligten oder beim Patienten)? Die folgenden Ausführungen zeigen, wie Angehörige und Fachkräfte dazu beitragen können, Eskalationen zu vermeiden.

9.4.1 Tipps für den Angehörigen

Für den Angehörigen sind zwei Ebenen zur Prävention bedeutsam:

Sich selbst stark machen

Prävention beginnt mit Selbstschutz – körperlich, psychisch und organisatorisch. Wer sich selbst stabil hält, reduziert automatisch das Risiko, in aggressive oder übergriffige Muster zu rutschen. Selbstfürsorge (► Kap. 6) ist keine Nebensache, sondern Grundvoraussetzung für gute Pflege.

Ressourcen bewusst wahrnehmen

- Regelmäßig prüfen: Wie ist der eigene Energiezustand? Liegen Anspannung, Gereiztheit oder Erschöpfung vor?
- Kleine, alltagstaugliche Erholungspausen einbauen – z. B. eine Tasse Kaffee in Ruhe, ein kurzer Spaziergang, ein Telefonat mit einer vertrauten Person.
- Hilfe nicht als Schwäche betrachten, sondern als Normalität, als Teil eines tragfähigen Systems.

Kompetenz ausbauen

- Sich kompetent machen: Fachliche Sicherheit reduziert Stress; Pflegekurse besuchen, sich von Fachkräften anleiten lassen, professionelle Pflegeberatung hinzuziehen (man hat Anspruch auf kostenlose Beratung), Hintergrundwissen zur Erkrankung aneignen
- Den Alltag realistisch planen: Pausen einbauen, Unterstützung aktiv einfordern, Routinen schaffen, Pufferzeiten haben.

Entlastung nutzen

- Entlastungsangebote wie Tagespflege, Kurzzeitpflege oder stundenweise Betreuung frühzeitig in Anspruch nehmen. Rechtzeitig! Viele zögern zu lange.

- Den Austausch mit anderen pflegenden Angehörigen sowie psychosozialer Beratung suchen, um Erfahrungen, Tipps und emotionale Entlastung zu erhalten.
- Auszeiten von der Pflege nehmen und eigenen Interessen nachgehen (Pflegeversicherung zahlt dies mit)

Klarheit schaffen

- Für sich selbst festlegen, welche Rolle und welche Aufgaben übernommen werden können und welche nicht.
- Grenzen klar benennen – sowohl gegenüber dem Pflegebedürftigen als auch gegenüber weiteren Familienmitgliedern. Sich selbst gegen Überforderung schützen ist keine Schwäche, sondern Teil der eigenen Verantwortung.
- Wechselseitige Erwartungen frühzeitig klären und kommunizieren mit Geschwistern, Partnern, dem Pflegebedürftigen, Konflikte frühzeitig und respektvoll ansprechen, bevor sich Spannungen verfestigen.

Frühwarnzeichen erkennen

- Gereiztheit, Erschöpfung, Aggressionsfantasien (sich »nichts mehr gefallen lassen wollen«), Rückzugstendenzen, psychosomatische Symptome (Atemnot, Herzrasen, Magenschmerzen …) ernst nehmen
- Bei innerem Druck bewusst innehalten, die Situation verlassen oder laut ein Stoppsignal setzen.
- Sich selbst eingestehen, dass Unterstützung nötig ist, und diese aktiv einfordern.

Wer weiß, was sich da zusammenbraut, kann rechtzeitig handeln, sich Hilfe holen, innehalten. Und vielleicht genau den Satz sagen, der alles verändert: »Ich bin gerade überfordert – ich brauche Unterstützung.«

Den Umgang mit dem Patienten stark machen

Die zweite Präventionsebene für den Angehörigen betrifft den Umgang mit dem Patienten. Ein respektvoller, klarer und empathischer Umgang senkt die Wahrscheinlichkeit von Eskalationen. Angehörige können sich hier auf nachstehenden vier Ebenen stark machen (Kapl, 2022):

Verbales Verhalten. Herablassende oder belehrende Formulierungen vermeiden. Positive Aspekte und Anerkennung betonen.

- Ruhige, wertschätzende und wohlwollende Sprechweise
- Regeln der Höflichkeit erhalten (auch bei der Anrede)
- Den Pflegebedürftigen informieren (Maßnahmen vor der Durchführung ankündigen und erklären)
- Privat- und Intimsphäre achten (Anklopfen bei Betreten des Zimmers, vor Berührungen fragen »Darf ich einmal …?«)

- Wünsche erfragen, verständnisvolles Zuhören
- Nicht *über* ihn, sondern *mit* dem Pflegebedürftigen sprechen (in seinem Beisein)
- Anerkennung aussprechen, positive Dinge ansprechen
- Grenzen beziehungsverträglich setzen (bspw. als Ich-Botschaften)
- Zwang bzw. andere Gewalthandlungen vermeiden
- Lösungsorientierte Sprache verwenden (anstelle der Problemorientierung: »Das wird Ihnen nicht gelingen, da Sie zu schwach sind.« lieber lösungsorientiert: »Welche kleine Bewegung ist Ihnen heute schon möglich, die Sie vielleicht üben könnten?«)

Nonverbales Verhalten. Nonverbales hat Signalwirkung, drückt etwas aus, sendet eigene Botschaft jenseits des verbal Gesagten.

- Durch Körpersprache, Gestik, Mimik, Bewegungen, Ruhe und Vertrauenswürdigkeit ausstrahlen, nicht Macht oder Übermacht demonstrieren
- Offene, zugewandte Körperhaltung (bspw. keine vor der Brust verschränkten Arme)
- Lächeln, milder Blick, Freundlichkeit
- Zentrierung, Ausrichtung zum Patienten und sein Blickfeld hin
- Gleiche Ebene wählen (bspw. nicht in höherem Stuhl als der Patient)
- Distanzbedürfnisse beachten (körperlicher Abstand)
- Angemessene Berührungen einsetzen

Innere Haltung/persönliche Einstellung. Werte, Erwartungen, Denkhaltungen, Überzeugungen, Emotionen zählen hierzu.

- Dem Pflegebedürftigen mit Einfühlungsvermögen, Wärme und Wahrung seiner Menschenwürde begegnen
- Gelassenheit, Zentrierung, innere Ausrichtung
- Gleiche Augenhöhe
- Das Positive sehen, Möglichkeiten anstelle von Schwierigkeiten sehen
- Sich Zeit nehmen
- »Du bist ok, ich bin ok« denken und ausstrahlen

Organisation, Abläufe, Regeln. Feste Tagesstrukturen und Orientierung bietende Rituale schaffen. Persönliche Vorlieben, Biografie und Gewohnheiten berücksichtigen.

- Genügend Raum für den Pflegebedürftigen und seine Bedürfnisse zur Verfügung haben, einen angenehmen Rahmen schaffen bzw. erhalten.
- Der Pflegebedürftigkeit angepasste Hilfsmittel zur Verfügung haben; Geeignete Hilfsmittel und ausreichend Ressourcen (personell und materiell) bereitstellen.
- Passende Personalressourcen (Anzahl, Qualifikation, Kultur).
- Biographie, Rituale, Gewohnheiten, Vorlieben, Abneigungen beachten (den Pflegebedürftigen verstehen), darauf den Tagesablauf abstimmen.

- Regelmäßige Absprachen mit dem Pflegebedürftigen und seinen Angehörigen, begleitenden Profis.
- Sinnvolle Strukturen und Regeln (geben Orientierung und Sicherheit).

Wer zuerst für eigene Stabilität sorgt, schützt auch den anderen vor Eskalation.

Situative Einflussfaktoren auf Aggressionsbereitschaft sind vermutlich die in einer Pflegesituation einflussreichsten und am häufigsten auftretenden – glücklicherweise aber zugleich auch diejenigen, mit denen man am ehesten lernen kann, (professionell und) adäquat umzugehen. Und genau dazu können Sie als Fachkraft wunderbar beitragen.

9.4.2 Was können Sie als außenstehende Fachkraft präventiv tun? (Gewalt-Prophylaxe bei den Angehörigen)

Gewaltprävention beginnt bei Haltung. Wer Angehörige unterstützen will, muss den Menschen hinter dem Verhalten sehen: Nicht nur, was sie tun, sondern auch was sie brauchen und warum sie am Limit sind. Das ist keine Verharmlosung von Gewalt, sondern die Voraussetzung für wirksame Vorbeugung.

Als Fachkraft sind Sie in einer Schlüsselrolle. Sie können Entlastung, Orientierung und Sicherheit geben – und damit einen Teufelskreis aus Überforderung und Aggression verhindern. Präventives Handeln heißt, hinzusehen, ansprechbar zu bleiben und sensibel wahrzunehmen, wo Angehörige unter Druck geraten. Es geht darum, Belastung zu verringern, Ressourcen zu stärken und Strukturen zu verbessern.

Zentrale Präventionsschritte (nach Kapl, 2022 u. a.) für Sie als Fachkraft sind:

1. Angehörige regelmäßig einbeziehen
   - Sorgen Sie für kontinuierliche Einbindung – nicht nur in medizinische Entscheidungen, sondern auch auf emotionaler Ebene.
   - Zeigen Sie Wertschätzung für die Pflegeleistung der Angehörigen.
2. Unterstützungsangebote aktiv vermitteln
   - Informieren Sie nicht nur über Angebote (Pflegeberatung, Hospizdienste, Ehrenamt, sozialpsychiatrische Dienste, Selbsthilfegruppen) – stellen Sie, wenn möglich, konkrete Kontakte her (nicht nur Flyer verteilen, das bleibt zu unverbindlich).
   - Bedenken Sie dabei beide Dimensionen der Entlastung:
     - Physische/zeitliche Entlastung: ambulante Dienste, Tagesstätten, Kurzzeitpflege, häusliche Betreuung, Heimeinweisung.
     - Psychische Entlastung: psychosoziale Beratung, Krisenintervention, Angehörigengruppen.
3. Kompetenz der Angehörige fördern

- Ermutigen Sie zur Teilnahme an Pflegekursen und zum Einsatz technischer Hilfsmittel, um Sicherheit und Selbstwirksamkeit zu stärken.
- Erklären Sie, welche Reaktionen in bestimmten Krankheitssituationen normal sind – und wie man deeskalierend reagieren kann.

4. Psychoedukation anbieten
   - Klären Sie über Gewaltspiralen und Frühwarnzeichen auf.
   - Trainieren Sie mit Angehörigen Selbstwahrnehmung, Stressbewältigung und frühzeitiges Gegensteuern.
   - Entwickeln Sie gemeinsam individuelle Entlastungsstrategien.
5. Strukturelle Risiken ansprechen
   - Sprechen Sie offen über belastende Wohnverhältnisse, Rollenkonflikte oder fehlende Ressourcen.
   - Unterstützen Sie bei der Suche nach Lösungen, z. B. Umbauten, Umorganisation oder Hilfsmittelbeschaffung.
6. Würde- und gewaltbewusste Haltung vorleben
   - Seien Sie Vorbild in Sprache, Verhalten und respektvollem Umgang – sowohl mit Patienten als auch mit Angehörigen.
   - Kommunizieren Sie klar, wertschätzend und transparent.
7. Eigene Grenzen kennen
   - Nutzen Sie selbst Supervision und kollegiale Beratung, um Überlastung zu vermeiden.
   - Reflektieren Sie regelmäßig Ihre eigene Haltung zu Gewalt und Aggression.

Prävention ist keine Zusatzaufgabe, sondern gelebte Haltung im Pflegealltag. Jede früh erkannte und entschärfte Belastung spart spätere Krisenintervention.

9.5 Was tun im Akutfall: Intervention

Wenn es dann doch passiert, ist Intervention gefragt. »Das Abreagieren von Frust bzw. negativen Gefühlen ist – entgegen der weit verbreiteten Annahme – wenn überhaupt nur unter ganz speziellen Rahmenbedingungen aggressionsreduzierend, meist jedoch eher aggressionsfördernd« (Werth et al., 2020, S. 380). D. h. es gibt keinen Grund, Aggression oder Gewalt »einfach mal rauszulassen«. Ein Abbruch der Situation – zum Schutz des Opfers ebenso wie zur Entlastung des Aggressors – ist die sinnvollste Maßnahme im Moment der Eskalation.

9.5.1 Tipps für den Angehörigen

Was können Angehörige tun, wenn sie merken, es spitzt sich zu?

Klassische Frühwarnzeichen erkennen. Aggression oder Gewalt kündigen sich selten »aus dem Nichts« an. Sie entwickeln sich und sind oft frühzeitig wahrnehmbar, wenn man die Zeichen kennt. Je mehr dieser Ebenen gleichzeitig aktiviert sind, desto höher die Eskalationswahrscheinlichkeit. Deshalb: sobald Sie dies bemerken, gezielt entlasten und konsequent intervenieren. Typische Frühwarnzeichen sind:

- Verbal
  - Sarkasmus, zynische oder abwertende Bemerkungen,
  - Steigende Gereiztheit, schnippische Reaktionen,
  - sprachliche Kontrolle: »Ich bestimme hier, was passiert!«
- Paraverbal
  - gespannte, gereizte Stimmlage,
  - schnelle, harte Sprechweise oder drohender Tonfall,
  - plötzliche Lautstärkewechsel (Flüstern – Schreien).
- Nonverbal
  - aggressive Mimik (z. B. zusammengekniffene Augen, hochgezogene Brauen),
  - drohende oder abwehrende Gesten (z. B. Zeigefinger, Fäuste),
  - Körpersprache, die Nähe verweigert oder bewusst dominiert.
- Behavioral (im Handeln)
  - Schlagen auf Gegenstände, Türenknallen,
  - ruckartige Bewegungen in Richtung der Pflegebedürftigen,
  - physische Einschränkungen ohne medizinische Notwendigkeit,
  - Rückzug aus der Kommunikation, »Funktionieren statt Fühlen«.
- Kognitiv, mit Gedanken wie
  - »Ich halte das keine Woche mehr aus.«
  - »Wozu mache ich das hier überhaupt noch?«
  - »Er/sie macht das doch mit Absicht, um mich zu provozieren.«
  - »Wenn ich nicht hart bin, tanzt sie mir bald auf der Nase herum.«

Wenn es eskaliert. Es geht nicht darum, sich für das Geschehene zu rechtfertigen, sondern zu reflektieren: Gewalt entsteht oft in Überforderung. Kein Grund für Schuld, wohl aber für Verantwortung. Und es geht darum, zu handeln:

- *Die Krisensituation verlassen:* Wenn es »zu viel« wird – Raum verlassen, tief durchatmen, aus der Situation gehen.
- *Professionelle Entlastung nutzen:* Tagespflege, Kurzzeitpflege, stundenweise Entlastung, Notfallhilfe. Entlastung ist keine Schwäche, sondern ein Zeichen von Verantwortung.
- *Soforthilfe aufsuchen:* Krisentelefone, psychosoziale Beratung, Gespräch mit Hausarzt oder Pflegedienst.
- *Das Thema für sich aufarbeiten:* Offen sprechen mit Vertrauenspersonen, Fachkräften, Selbsthilfegruppen.

9.5.2 Was können Sie als außenstehende Fachkraft tun?

Was tun, wenn Sie als Dritter Gewalt in der Pflegesituation erleben oder davon erfahren? Nicht Strafe, sondern ein klares Stoppsignal und das Anbieten eines Auswegs stehen im Fokus.

- *Schauen Sie hin!*
  Wenn Sie Gewaltanzeichen erkennen, dann nehmen Sie diese ernst. Beschönigen Sie diese nicht, denn damit ist niemandem gedient. Stattdessen handeln Sie.
- *Bewerten Sie nicht*, was passiert, sondern nehmen Sie sich Zeit und sprechen Sie darüber.
  Offene Kommunikation ist unerlässlich. Urteile führen zu Abwehr, Zuhören führt zu Einsicht. Gerade Angehörige erleben sich in solchen Situationen oft selbst als hilflos – auch wenn sie gerade übergriffig oder grob geworden sind.
- *Systemische Dynamiken mitdenken!*
  Sehen Sie nicht nur den gewalttätig gewordenen Akteur, sondern sein System: Wer ist alles beteiligt? Welche Rollenkonflikte bestehen? Wer leidet still mit? Wie sind die Randbedingungen (siehe Prävention und Auslöser)?

Konkret haben Sie drei Handlungsebenen zu bespielen:

Entschärfen Sie die Krise. Alles, was entlastet, deeskaliert. Besonders bei chronisch überforderten Angehörigen kann die plötzliche Möglichkeit, »einmal Luft zu holen«, mehr Wirkung entfalten als jedes aufklärende Gespräch. Konkrete Schritte können sein (Stoll, 2019):

- die vorübergehende Unterbringung des Pflegebedürftigen in einer Tagespflege,
- die Einbindung eines ambulanten Pflegedienstes,
- Unterstützung durch ehrenamtliche Helfer oder Nachbarschaftshilfen,
- die Vermittlung an Selbsthilfegruppen oder Organisationen (wie die Deutsche Alzheimer Gesellschaft),
- Krisenintervention anbieten oder vermitteln: Gesprächsangebote, Einschalten von Beratung oder Schutzdiensten.

Sprechen Sie mit dem betreffenden Angehörigen/Pflegenden. Zentral ist hier eine Haltung ohne Verurteilung, aber mit Klarheit: »Ich sehe, dass es Ihnen gerade zu viel ist. Es gibt Wege, mit dieser Überforderung anders umzugehen – und ich möchte Ihnen helfen, da wieder rauszukommen.« Oder: »Sie sind in einer sehr belastenden Situation. Es braucht Mut, sich helfen zu lassen – aber genau das ist jetzt wichtig.« Wichtig ist, deutlich zu machen: Es ist keine Schande, aggressiv zu reagieren, aber es ist Ihre sowie deren Verantwortung, diese Reaktion nicht als Normalzustand zu akzeptieren.

Falls Sie sich dabei ertappen, den Betroffenen innerlich zu verurteilen (»Wie konnte der nur, das geht ja gar nicht«, »Was für ein Mensch ist das denn«), hilft

Ihnen vielleicht zu denken: Jeder hat sein Bestes gegeben. Hätte er es besser gekonnt, hätte er es besser gemacht!

Patientenwürde schützen. Zum einen mag es sein, dass *konkrete Maßnahmen* (z. B. Schutzraum schaffen, Gespräch suchen, Protokollierung) indiziert sind. Zum anderen mag es wichtig sein, dass Sie *mit dem Patienten sprechen.* Berühren Sie möglichst wenig die Scham oder Schuld, sondern vermitteln Sie: »Sie sind nicht allein. Was Sie erlebt haben, darf nicht passieren – und wir kümmern uns darum.« Halten Sie das Gegenüber in seiner Würde. Gewalt kann verletzen – aber nicht jeder, der Gewalt erlebt, ist wehrlos. Schaffen Sie Raum für Selbstwirksamkeit.

Infobox: Ansprechpartner zum Thema »Gewalt in der Patientenbegleitung«

Sie bemerken an sich Anzeichen von Gewaltbereitschaft oder Aggression? Der Patient verhält sich aggressiv? Sie möchten sich unterstützen oder sensibilisieren lassen? Dann finden Sie hier Ansprechpartner bzw. weitere Informationen:

- Krisen-Beratungsstelle »Handeln statt Misshandeln – Forum Altern ohne Gewalt«
- »Charta der Rechte hilfe- und pflegebedürftiger Menschen« (Pflegecharta)
- Krisentelefon und Hilfestellungen: www.gewalt-pflege.de
- Oder wenden Sie sich an die Sie begleitenden Profis

9.6 Gewalt unter Angehörigen – wenn Familien zum Konfliktherd werden

Pflege findet selten im luftleeren Raum statt. Sie ist eingebettet in Familienstrukturen, Beziehungsmuster und oft jahrzehntealte Rollenzuweisungen. Wenn mehrere Angehörige an der Pflege beteiligt sind (oder beteiligt sein sollten), kann es zu heftigen Konflikten kommen – mitunter sogar zu emotionaler oder struktureller Gewalt innerhalb der Familie.

Typische Erscheinungsformen. Diese Konflikte können schleichend eskalieren, bis hin zu offenen Vorwürfen, emotionaler Erpressung oder sogar Kontaktabbrüchen. In manchen Fällen leidet die pflegebedürftige Person selbst unter der Spannung, wird zum Zankapfel oder »Spielball« in einem alten familiären Drama. Klassiker sind:

- *Rivalität um Einfluss*
  Wer entscheidet, was »gut« für die pflegebedürftige Mutter ist? Wer setzt sich durch?

- *Abwertungen und Schuldzuweisungen*
  Die eine Schwester wirft der anderen vor, sich zu entziehen. Der Bruder taucht nur punktuell auf, kritisiert dann aber das Pflegearrangement.
- *Informationskontrolle*
  Einzelne Angehörige behalten Informationen bewusst für sich, um Macht oder Deutungshoheit zu behalten.
- *Allianzen gegen Einzelne*
  Zwei Familienmitglieder verbünden sich gegen ein drittes (»Du bist ja nie da«, »Du hast ja keine Ahnung«).

Psychologischer Hintergrund. Solche Konflikte wurzeln oft nicht in der Pflege selbst, sondern in alten, ungelösten Beziehungsthemen. Pflege wirkt hier wie ein Katalysator: Frühere Verletzungen, Rivalitäten, Loyalitätskonflikte oder elterliche Rollenmuster brechen wieder auf – nun jedoch verschärft durch Zeitdruck, emotionale Belastung und Überforderung. Hinzu kommt: Pflege verlangt Verantwortung, Präsenz und oft Verzicht. Wer sich (scheinbar) entzieht, wird zur Zielscheibe. Wer übernimmt, wird zur Projektionsfläche.

Was hilft?

- *Rollenklarheit schaffen*
  Es hilft, möglichst frühzeitig zu klären: Wer übernimmt konkret welche Aufgaben? Was ist realistisch leistbar? Und was nicht? Je diffuser die Zuständigkeiten, desto größer das Konfliktpotenzial.
- *Emotionen anerkennen, aber Grenzen setzen*
  Manchmal braucht es nicht mehr Fakten, sondern Raum für Emotionen. Wer im Pflegealltag »funktionieren muss«, hat selten Gelegenheit, auch über seine eigenen Gefühle zu sprechen. Dauerhafte Rivalitäten bei Helfenden/Pflegenden sind oft ein Ausdruck emotionaler Not. Pflege erzeugt Schuldgefühle, Angst, Wut und vieles mehr. Was man fühlt, darf benannt werden. Aber emotionale Erpressung (»Wenn du dich nicht kümmerst, stirbt sie bald«) ist keine legitime Kommunikationsform.
- *Die Pflege nicht als Bühne für alte Kämpfe benutzen*
  Familienkonflikte sollten nicht auf dem Rücken der pflegebedürftigen Person »gelöst« werden. Wer das erkennt, übernimmt Verantwortung – auch für sich selbst.
- *Neutrale Moderation einbeziehen*
  Pflegekräfte und Behandler sind gut beraten, bei erkennbaren Spannungen unter den Angehörigen oder im Helfersystem strukturierende Gespräche zu initiieren oder externe Unterstützung zu empfehlen (z. B. durch einen sozialen Dienst, Pflegeberatung oder Supervision). Pflegedienste, Hausärzte, soziale Beratungsstellen oder Coaches können als neutrale Dritte helfen, Gespräche zu strukturieren und verhärtete Fronten zu lösen.
- *Transparenz kultivieren und klare Kommunikationsstrukturen schaffen*
  Pflege lebt von Abstimmung. Wenn jeder »sein eigenes Süppchen kocht«, leidet nicht nur der Informationsfluss, sondern auch die Beziehungsgestaltung. Hilf-

reich ist ein fester Ansprechpartner, der die Kommunikation mit Angehörigen und Pflegeteam bündelt. Prozesse, Absprachen und Informationen sollten klar dokumentiert und nachvollziehbar sein. Das schützt alle Beteiligten vor Misstrauen – und nimmt Spekulationen den Boden.

- *Ggf. den Patienten »rausholen«*
  Falls das Ganze in der häuslichen Pflege passiert, kann es sinnvoll sein, den Patienten anderweitig unterzubringen, um ihn aus dem Konfliktherd zu nehmen.

Wenn Helfende einander zu Gegnern werden, sind die Qualität der Pflege und die psychische Gesundheit aller Beteiligten gefährdet. Frühzeitiges Hinschauen, klares Benennen und externe Moderation können helfen, aus dieser Spirale auszusteigen.

9.7 Einladung zur Reflektion

Für Fachkräfte ist es zentral, die Grenze zwischen Begleitung und Mitverantwortung zu kennen. Ja, Gewalt ist ein Thema der Angehörigen. Aber auch ein Thema der Profession. Wir sind Teil des Systems, das überfordert – oder auffangen kann. Deshalb heißt Fachlichkeit auch:

- Nicht nur behandeln, sondern auch bezeugen, was da ist.
- Nicht nur informieren, sondern auch verstehen, was vorgeht.
- Nicht nur funktionieren, sondern auch hinspüren.

Wenn Gewalt unter Angehörigen oder in der Pflegebeziehung entsteht, braucht es uns nicht als Richter, sondern als Resonanzraum, Impulsgeber, Schutzfaktor. In dem Sinne ist Gewalt kein »fremdes« Thema, sondern ein Thema unserer Zeit, unserer Praxis, unserer Verantwortung. Lassen Sie der Gewalt keinen Raum – schlichtweg, indem Sie den beteiligten Menschen Raum geben für ihre Not, ihre Grenzen, ihre Menschlichkeit.

Die folgenden Fragen sollen ein erster Hinweis sein, wie Sie Ihre eigene Haltung, Ihre Wahrnehmung und Ihr Handeln im Umgang mit gewaltbelasteten oder -gefährdeten Pflegesituationen reflektieren können. Nehmen Sie sich bewusst einen Moment Zeit dafür:

- Wo in meinem Berufsalltag spüre ich, dass ich an meine eigenen Grenzen komme?

- An welchen Punkten beginnen bei mir die in diesem Kapitel genannten Belastungsfaktoren zu greifen? Wo könnte ich hier für bereits mich schützend (präventiv) tätig werden?
- Wie reagiere ich, wenn Angehörige »schwierig« erscheinen – eher mit innerem Rückzug, mit Bewertung oder mit Gesprächsbereitschaft?
- Was weiß ich über die Belastungssituation der mich betreffenden pflegenden Angehörigen (Was sind gesicherte Informationen, die ich über die Lebensrealität, emotionale Lage oder Rahmenbedingungen der pflegenden Angehörigen tatsächlich kenne – etwa aus Gesprächen, Beobachtungen, Dokumentationen)? Was wiederum vermute ich lediglich?
- Welche Gedanken habe ich selbst zu Gewalt in der häuslichen Pflege? Welche inneren Bilder oder Vorurteile tauchen auf?
- Wie gut gelingt es mir, kritische Entwicklungen anzusprechen – mit Kollegen, mit Angehörigen, mit Patienten?
- Welche institutionellen oder persönlichen Ressourcen habe ich, um mich selbst zu stabilisieren, wenn mich diesbezüglich etwas emotional trifft?
- Was bräuchte ich mehr – Wissen, Austausch, Zeit, Haltung, Mut?

Diese Reflektionsfragen ersetzen keine Lösung. Aber sie eröffnen einen inneren Raum. Denn auch als Fachkraft sind Sie nicht nur Beobachtender, sondern Beteiligter – mit Ihrem Fühlen, Ihrem Verstehen und Ihrer Verantwortung.

9.8 Zusammenfassung

Halten wir fest: Zuhause kann es die größte Liebe und Zuwendung geben – aber auch die schärfste Form von Gewalt. Gewalt in der häuslichen Pflege ist kein Ausnahmefall. Sie ist das Resultat aus Überforderung, Nähe, Verletzlichkeit, Geschichte – und mangelnder Unterstützung. Wer sich um einen anderen sorgt, kann dabei selbst untergehen. Wer immer stark sein will, kann leicht ins Unmenschliche kippen. Genau darum braucht es Sensibilität, Prävention und eine geteilte Verantwortung.

Für Angehörige bedeutet das: Sie müssen nicht perfekt sein. Aber sie sollten aufmerksam für sich selbst bleiben, sich frühzeitig Unterstützung holen und wissen, dass Überforderung kein Makel ist, sondern ein Warnsignal.

Für Fachkräfte bedeutet das: Nicht wegsehen, nicht warten, sondern bewusst Raum schaffen – für Gespräch, Entlastung und ehrliche Auseinandersetzung. Und auch sich selbst immer wieder reflektieren. Sie haben im Laufe des Buchs ein tieferes Verständnis der Angehörigen-Situation gewinnen können und erfahren, wie bedeutsam Ihr eigener Umgang mit diesen, aber auch deren Selbstfürsorge und

Management sind. Wenn Sie dies beherzigen, werden Sie Vieles tun, was einem Teufelskreis bereits vorbeugt!

Und für uns alle gilt: Patientenbegleitung ist mehr als ein Akt der Hilfe. Sie ist eine Beziehung, in der viel auf dem Spiel steht. Umso mehr verdient sie unsere ganze Aufmerksamkeit – damit Zuwendung nicht in Zumutung kippt, Nähe nicht in Gewalt, Liebe nicht in Leid. Das Sprechen über Gewalt ist unbequem. Es bringt uns mit Scham in Kontakt – auf allen Seiten. Aber genau deshalb ist es so wichtig. Denn: Wo wir Gewalt erkennen, können wir Wege aus ihr finden. Wo wir sie verschweigen, bleibt sie wirksam und wächst.

Es braucht daher die Aufmerksamkeit aller Beteiligten für dieses Thema, für das eigene Verhalten, für die Interaktionen – sowie die Zivilcourage, dies anzusprechen, sich Unterstützung zu holen und somit würdevoll miteinander umzugehen.

10 Verlustangst verstehen und bewältigen

Pflegende Angehörige sind in der Begleitung eines schwer erkrankten geliebten Menschen fast zwangsläufig mit Verlustangst konfrontiert. Diese Angst ist keine krankhafte Reaktion, sondern eine zutiefst menschliche. Im Falle eines erkrankten geliebten Menschen Verlust-Angst zu haben oder traurig über ein bevorstehendes Sterben zu sein, ist eine normale Reaktion auf die Situation. Die meisten Menschen fürchten weniger ihren eigenen Tod als den Tod und das Sterben eines nahestehenden Menschen (Bath, 2010). Verlustangst ist Ausdruck von Liebe, Verbundenheit und Verantwortung.

Nachstehend finden Sie einen Überblick der wichtigsten Strategien im Umgang mit Verlustangst eines Angehörigen, die sich vorrangig auf Angst vor dem Ableben eines Menschen beziehen.

Lernziele

Nach der Lektüre dieses Kapitels:

- können Sie typische Reaktionen von Angehörigen im Kontext von Verlustangst erkennen und einordnen.
- wissen Sie, welche Selbsthilfestrategien Angehörigen im Umgang mit Verlustangst helfen.
- können Sie einordnen, welche Bedeutung Achtsamkeit, soziale Einbindung und Sinngebung für die Bewältigung haben.
- haben Sie Anregungen zur Hand, wie Sie Angehörige zur Stabilisierung anregen können.

10.1 Realistisch über das Leben (und den Tod) denken

Besonders belastend ist in der Pflege und Begleitung eines Patienten für den Angehörigen der erlebte Kontrollverlust (Dumont et al., 2006): Er kann den Krankheitsverlauf oder die Lebenszeit nicht beeinflussen, sondern muss mehr oder minder hilflos zusehen, was sich ergibt – aber er hat die Möglichkeit, die verbleibende Zeit miteinander zu gestalten. Forschungsbefunde zeigen, dass es hilfreich ist, sich genau darauf, auf das Hier und Jetzt und das für einen Machbare, zu konzentrieren (statt die Aufmerksamkeit auf Bereiche zu richten, in denen man ohnmächtig ist). Dazu gehören insbesondere nachfolgend genannte Aspekte.

Achtsamkeit im Hier und Jetzt. Die Angst nimmt zu, wenn der Blick zu sehr in die ungewisse Zukunft geht. Wer hingegen im gegenwärtigen Moment bleibt, entdeckt Gestaltungsspielräume. Achtsamkeit, d. h. das bewusste Wahrnehmen des gegenwärtigen Augenblicks, ist ein wirksamer Mechanismus, schärft es doch den Blick für das, was trotz allem möglich ist (▶ Kap. 7.4.2, Achtsamkeit).

Gestaltungsspielraum erkennen. Die Aufmerksamkeit darauf richten, was heute möglich ist: Die gemeinsame Zeit bewusst gestalten, den Tagen mehr Leben geben statt zwanghaft zu versuchen, dem Leben mehr Tage abzuringen – das kann entlasten.[23] Auf das schauen, was man in der Situation unter Kontrolle hat bzw. worauf man Einfluss nehmen kann: bspw. sich liebevoll um den geliebten Menschen zu kümmern; sich selbst und die eigenen Gefühle (demjenigen gegenüber oder auch zu anderen) ausdrücken, um die eigene Trauer zu verarbeiten.

Grenzen setzen. Die Begleitung eines erkrankten geliebten Menschen fordert uns und führt dazu, dass Angehörige über Grenzen und an jegliche Reserven gehen (Carlander et al., 2011). Dementsprechend wichtig wird es sein, Grenzen zu setzen, sich selbst und anderen gegenüber. Grenzen zu setzen lässt Kontrolle ausüben über das, was man zulassen will, bspw. über die eigene Zeit, Privatsphäre, den Umgang mit uns und anderen. Wer sich Zeitinseln schafft, sich abgrenzt und für sich selbst sorgt, bewahrt sich eigene Stabilität (▶ Kap. 6, Selbstfürsorge). Ein konkretes Beispiel: Die Tochter, die sich tagsüber um ihre Mutter kümmert, nimmt sich jeden Abend eine Stunde für sich – als bewusst gesetzte Grenze und Rückzug zum Auftanken.

Gefühle zulassen. Verlustangst, Traurigkeit, Ohnmacht – all das sind legitime Emotionen. Das Annehmen und Akzeptieren der eigenen Ängste und Gefühle ist ganz entscheidend. Wer sich erlaubt, diese zu fühlen, beginnt bereits, sie zu verarbeiten.

Loslassen üben. Loslassen gehört zum Leben dazu. Doch das Loslassen dessen, was sich nicht kontrollieren und beeinflussen lässt, ist für die meisten Menschen sehr schwierig (vgl. Infokasten; ▶ Kap. 3.6, Trauer). Loslassen bedeutet nicht, die Bindung zu verlieren – im Gegenteil. Es geht darum, die Kontrolle über den Krankheitsverlauf loszulassen, ohne die Verbindung zum Menschen aufzugeben. Eine gute Möglichkeit, sich im Loslassen zu unterstützen, ist zu visualisieren. Visualisierungsübungen helfen, innere Distanz zu schaffen. Ein Beispiel-Tipp für den Angehörigen: »Stellen Sie sich vor, dass Sie Ihre Ängste auf Blätter setzen, die einen Fluss hinabfließen oder an Gasluftballons binden, die in den Himmel entschwinden. Beobachten Sie sie beim Wegtreiben.« Auch Rituale wie das bewusste Verabschieden am Abend oder das Schreiben eines Briefes an den erkrankten Menschen können helfen, innere Spannung zu lösen, ohne die Liebe loszulassen.

---

23 Frei nach dem Zitat »Es geht nicht darum, dem Leben mehr Tage zu geben, sondern den Tagen mehr Leben.« von Cicely Saunders, der Begründerin der modernen Hospizbewegung.

Infobox: Loslassen üben – psychologisch betrachtet

Loslassen ist eines der am meisten gebrauchten und zugleich am wenigsten verstandenen Worte in der Begleitung schwerkranker Menschen. Es klingt nach Aufgabe – dabei geht es um etwas anderes: um die Bereitschaft, Kontrolle abzugeben, wo sie nicht mehr möglich ist.

Das Loslassen dessen, was sich nicht kontrollieren lässt, ist kein einmaliger Akt, sondern ein innerpsychischer Prozess, der ambivalent und oft schmerzhaft ist. Psychologisch betrachtet berührt das Loslassen drei zentrale Themen:

- Die *Kontrollillusion:* das menschliche Bedürfnis, Einfluss zu nehmen, auch wenn die Realität längst eine andere ist bzw. mehr Einfluss auf das Geschehen anzunehmen, als tatsächlich vorhanden ist (»Wenn ich alles gebe, dann stirbt er vielleicht nicht«; Langer, 1975; Presson & Benassi, 1996; ▶ Kap. 3.1, Angst).
- Wer loslässt, verliert jedoch nicht, sondern verändert seine innere Haltung: Weg vom Kämpfen, hin zum Annehmen. Das erfordert *Ambiguitätstoleranz*, die Fähigkeit, widersprüchliche Wahrheiten oder Gefühle gleichzeitig auszuhalten: »Ich liebe diesen Menschen, und ich darf ihn gehen lassen.« oder »Ich wünsche mir mehr Zeit, und ich weiß, dass sie begrenzt ist.«
- Auch die *Bindungstheorie* hilft beim Verständnis: Je tiefer die Bindung, desto größer oft der innere Widerstand gegen das Loslassen. Wer aber den inneren Dialog wagt, sich etwa fragt: »Was will ich diesem Menschen noch sagen?« oder »Wie kann ich unsere Verbindung würdigen, statt sie festzuhalten?«, kann Loslassen mehr als Beziehungsakt verstehen als als Trennung.

Loslassen bedeutet hier nicht, gleichgültig zu werden, sondern zu akzeptieren, dass man nicht alles retten kann. Das Leben nicht festhalten wollen, wo es sich schon verwandelt. Wer das erkennt, handelt nicht weniger liebevoll, sondern reifer. Loslassen heißt nicht, jemanden gehen zu lassen, weil man ihn *nicht mehr* liebt, sondern möglicherweise gerade, *weil man ihn liebt.*

Wie kann dies gelingen?

Psychologisch betrachtet ist Loslassen ein Prozess der mentalen Flexibilisierung: Wer sich innerlich erlaubt, nicht alles kontrollieren oder festhalten zu müssen, stärkt seine psychische Anpassungsfähigkeit. Das Annehmen unveränderlicher Realitäten – ohne inneren Widerstand – reduziert Stress und fördert emotionale Stabilität.

Hilfreich sind dabei:

- *Imaginationsübungen*, z. B. das Bild von einem Boot, das sich langsam vom Ufer löst – und man winkt, statt sich am Tau festzuhalten. Nicht wegstoßen – nur ziehen lassen.

- *Selbstgespräche mit Erlaubnischarakter:* »Ich darf traurig sein. Ich darf loslassen, ohne die Liebe zu verlieren.« Vielleicht kombiniert mit Ritualen, die symbolisch das Abgeben ermöglichen: ein Brief, der verbrannt wird, ein Stein, der ins Wasser fällt.
- *Reflektion der eigenen Grenzen:* Was liegt in meiner Verantwortung – und was nicht?

Beispiel-Übung: Die Hand öffnen – innere Spannung lösen

Diese kleine Übung kann helfen, den Unterschied zwischen Festhalten und innerer Verbindung körperlich und emotional zu spüren. Sie eignet sich besonders in Momenten der Anspannung, wenn die Sorge übermächtig wird.

1. *Eine Faust machen*
   Schließen Sie die Hand zur Faust – fest. Stellen Sie sich dabei einen Gedanken vor, den Sie nicht loslassen können: »Ich darf ihn nicht verlieren« oder »Ich muss alles im Griff behalten«. Halten Sie die Faust einige Sekunden. Spüren Sie die Anspannung.
2. *Langsam öffnen*
   Öffnen Sie nun ganz bewusst die Hand – Finger für Finger. Atmen Sie ruhig dabei. Sagen Sie sich innerlich: »Ich lasse los, was ich nicht kontrollieren kann. Und ich halte fest, was bleibt: unsere Verbindung.«
3. *Nachspüren*
   Wie fühlt sich Ihre Hand jetzt an? Wie Ihr Atem? Nehmen Sie wahr, dass das Loslassen der Kontrolle nicht bedeutet, dass der Mensch Ihnen entgleitet – sondern dass Raum entsteht für Mitgefühl, für Gegenwärtigkeit, für Nähe.

10.2 Eine eigene Haltung zu Tod und Sterben entwickeln

Der Tod ist ein Teil des Lebens. Verlust ist damit auch etwas, mit dem jeder in seinem Leben umgehen muss. Wer eine Haltung entwickeln kann, in der Tod als natürlicher Teil des Lebens gesehen, also der Zyklus des Lebens anerkannt wird, gewinnt innere Stabilität. Eine höhere Akzeptanz gegenüber dem Tod fördert die seelische Widerstandskraft (Bonanno et al., 2002a).

Um diese Haltung zu entwickeln, sind folgende Übungen hilfreich:

- *Akzeptanzübungen*
  »Verluste gehören zum Leben dazu«, eine solche innere Haltung (Mindset) lässt sich üben. Das Aufschreiben belastender Gedanken und das bewusste Annehmen jedes einzelnen Gedankens fördert emotionale Verarbeitung. Beispiel: Eine Liste all der schwierigen Gefühle und Gedanken erstellen, die mit der Angst vor dem Verlust eines geliebten Menschen einhergehen. Sich zu jedem notierten Aspekt sagen: »Ich akzeptiere meine Angst und meinen Schmerz. Ich akzeptiere, dass ich diesen Menschen eines Tages verlieren könnte. Es wird schwer sein, aber ich akzeptiere, dass Verlust ein Teil des Lebens ist.«
- *Dankbarkeit üben*
  Wer dankbar ist, vermag auf die schönen Seiten des Lebens blicken und diese bewusst in sich aufnehmen (Davis et al., 2016). Der Blick auf das, was noch da ist, wirkt stabilisierend. Die Enkelin, die abends für ihren Großvater kocht, sagt sich: »Ich bin dankbar für diesen Abend, für dieses gemeinsame Essen.«, »Ich bin dankbar für jeden Augenblick, den ich mit ihm verbringen kann.«
- *Positives Reframing*
  Wer mit Blick auf den Patienten denkt: »Er wird nach dem Tod nicht mehr leiden müssen« oder: »Er wird in unseren Erinnerungen weiterleben«, schafft neue Deutungsräume. Solch positive Aspekte helfen, das Traurige leichter annehmen zu können.

10.3 Verlustangst bewältigen

Wir alle verfügen bereits über ein Repertoire an Strategien, um mit bestimmten Gefühlen wie Angst, Verlust, Trauer oder deprimierter Stimmung umzugehen, auf sie zu reagieren oder sie auch zu verändern. Bspw. nutzen wir Sport, schreiben Tagebücher, werden künstlerisch tätig, nutzen Aktivitäten in der Natur, widmen uns spirituellen Dingen (z. B. beten) oder der Musik (hörend oder musizierend). Welche sind es bei Ihnen? Wie regulieren Sie sich? Was hilft Ihnen wobei? Probieren Sie es aus, wenn Sie es nicht genau wissen und nutzen Sie gezielt die wohltuende Wirkung auf Sie selbst. (Selbstredlich sind Strategien wie Gefühle im Alkohol zu ertränken oder durch Fressattacken zu kompensieren hier keine stabilisierenden Vorgehensweisen.)

Forschungsergebnisse belegen, dass derjenige, der vor dem Verlust eines geliebten Menschen unangemessene oder unzureichende Bewältigungsressourcen hat, nach dem Verlust größere Schwierigkeiten und chronische Trauer aufweist als jener, der über gute Ressourcen verfügt (Bonanno et al., 2002a). Daher ist es wichtig, Bewältigungsmechanismen aufzubauen und auch gezielt anzuwenden, wenn sich ein solcher Verlust abzeichnet.

Worauf es sich besonders zu achten lohnt

Aktiv mit den eigenen Gefühlen umgehen und sie ausdrücken. Ich habe dies bereits an verschiedenen Stellen gesagt und wiederhole es immer wieder aufs Neue, weil es so immens wichtig ist: Gefühle zu fühlen und sie auszudrücken ist bedeutsam! Weinen ist bspw. eine gesunde, normale Freisetzung angestauter Traurigkeit und Angst. Entsprechend zeigt die Forschung, dass diejenigen, die ihre Trauer nicht verdrängen oder übergehen, sondern ihre Niedergeschlagenheit (vor dem Tod eines geliebten Menschen) zulassen, letztendlich den Todesfall desjenigen besser verkraften (Bonanno et al., 2002a). Wem es schwer fällt, über seine Gefühle zu sprechen oder sie herauszulassen, dem sei das Schreiben ans Herz gelegt: Die eigene Seele zu Papier bringen, Momentaufnahmen festhalten, Tagebücher, poetische Zusammenhänge oder auch Briefe (die Sie ggf. nicht absenden) verfassen. All diese Formen helfen, denn sie ermöglichen Reflektion, Auseinandersetzung und die so wichtige Ableitung vom Inneren nach außen.

Atemübungen und Selbstberuhigung. In Momenten akuter Angst können Atemübungen helfen, die physiologischen Reaktionen (flaches Atmen, wilde Gedanken, schneller Herzschlag etc.) zu verringern und sich ruhig zu fühlen.

Selbstwertgefühl und Unabhängigkeit. Wer sich selbst etwas zutraut und vertrauensvoller in die Welt geht (Zell & Johansson, 2024) sowie wer nicht ausschließlich über den anderen und die Beziehung zu ihm definiert ist (Bonanno et al., 2002b), hat es leichter, nach dessen Tod weiterzugehen.

Sinn erleben und stiften. Angehörige, die in der Situation oder im eigenen Handeln Sinn finden, z.B. durch das Weiterführen gemeinsamer Projekte oder das Erinnern an gemeinsame Werte, haben mehr Halt.

Diesbezüglich sind besonders hervorzuheben:

- Eine *sinnstiftende Aufgabe im Leben* zu haben, bedeutet, nicht nur zu existieren, sondern für etwas Bestimmtes zu leben (z.B. für die Familie, um der Welt zu helfen, der Gemeinschaft etwas zurückzugeben etc.). Wer eine solche Sinnstiftung im Leben für sich sieht, kann sich darauf konzentrieren, was er erreichen und fortführen wird, wenn der geliebte Mensch stirbt (bspw. die gemeinsame Firma ehrenvoll weiterführen, sein Lebenswerk vollenden ...). So wird es leichter sein, weiterhin etwas zu haben, für das man lebt, wenn der geliebte Mensch nicht mehr da ist.
- Doch auch ohne das, kann man ein *wertvolles Mitglied der Gesellschaft* und ein sinnstiftender Teil dieser Welt sein. Für wen oder was leistet man einen Beitrag für die Welt (Unterstützung, Ehrenamt, usw.). Diese eigene Bedeutung und eigenen Beiträge zum großen Ganzen anzuerkennen kann helfen zu erkennen, dass das eigene Leben sinnstiftend ist und das auch trotz des Verlusts des geliebten Menschen.

- Wer eine *Bedeutung oder Sinnstiftung im Tod* des Betreffenden sieht (wie z. B. beim Glauben an ein Jenseits), hat es leichter, den Verlust zu akzeptieren. Wird der geliebte Mensch im Jenseits weiterleben? Wird der geliebte Mensch in den Erinnerungen seiner Lieben weiterleben? Oder wird sein Beitrag für die Gesellschaft weiterleben? Macht sein Tod für jemanden Sinn? Ist er Organspender und helfen seine Organe nun einige andere Leben zu retten?

Spiritualität und Transzendenz. Ob religiös oder nicht: Die Vorstellung einer höheren Ordnung, sei es durch Natur, Schicksal oder Glaube, kann tröstlich sein und helfen, den Tod zu bewältigen. Manche beten und bitten eine höhere Macht um das gewünschte oder aber das beste Ergebnis (dass es der geliebte Mensch schafft oder er nicht leidet etc.).

10.4 Die soziale Unterstützung in den Fokus rücken

Verlustangst kann durch geteilte Erfahrung gelindert werden. Gemeinsam getragene Trauer wiegt weniger schwer. Diesbezüglich lassen sich folgende Strategien als hilfreich hervorheben:

Bewusstes Erleben. Wer Gespräche sucht, sich traut, Abschiedsworte zu formulieren oder auch liebevolle Gesten zu setzen, schafft bleibende Momente. Nehmen Sie die gemeinsame Zeit intensiv und bewusst wahr. Was man sehr bewusst erlebt, lässt sich vielmehr als Kostbarkeit abspeichern, als was man gehetzt, mit wenig Präsenz durchlebt. Auch wenn Unterhaltungen am Lebensende möglicherweise sehr schwierig erscheinen, so sind sie dennoch eine enorme Chance, um Wichtiges auszudrücken (sich noch einmal sagen, was man aneinander schätzt, dass man ihn liebt …). Typischerweise kann dies noch eine große innere Erlösung bringen, wenn hier die Chance für solch wichtige, intensive Momente genutzt wurde.

Sich mit nahestehenden Personen des Patienten umgeben. Gefühle und gemeinsame Erinnerungen zu teilen oder in gemeinsame Aktivitäten zu gehen wird, tut allen Beteiligten gut, denn man teilt dann miteinander die schwere Zeit, die innere Welt, die kaum in Worte zu fassen ist (Carlander et al., 2011; Mikulincer et al., 2003). Darüber hinaus vermag es Angst und Unsicherheit zu reduzieren (Carlander et al., 2011).

Verwandtschaft (auch Kinder) einbeziehen. Familien, die während Zeiten eines Verlusts zusammenhalten, können schwierige Emotionen in Bezug auf den Verlust besser aushalten (Syrén et al., 2006). Kinder haben oft einen unverstellten Zugang zum Thema Tod. Sie auszuschließen hieße, ihnen eine wichtige Lernerfahrung zu nehmen.

Unterstützung einfordern und geben. Freunde, Geschwister, Nachbarn – viele sind bereit zu helfen, wenn sie wissen, was gebraucht wird. Wer spricht, wird gesehen. Doch es gilt auch das Umgekehrte: Wer in dieser schweren Zeit anderen bei der Bewältigung hilft, kann sie auch selbst besser verarbeiten (Syrén et al., 2006).

Kostbarkeit der Beziehung erhalten. Eine der größten Ängste, die Menschen haben, wenn sie den Tod eines geliebten Menschen in Erwägung ziehen, ist, dass die Kostbarkeit, die sie in dieser Beziehung erfahren haben, nun endet (Bath, 2010). Doch tatsächlich stirbt die Kostbarkeit der Beziehung nicht mit dem Patienten mit. Das, was den Angehörigen mit dieser Person verbindet bzw. verbunden hat, kann als Kostbarkeit weiterleben: In Erinnerungen, im Gedenken, in Ritualen, in unseren Gefühlen (bspw. sich geliebt fühlen). Es mag wohltuend sein, sich hier solche Gedanken vor Augen zu führen und sich auch schon Varianten davon (welches Ritual wollen wir am Jahrestag machen) auszumalen.

10.5 Wie können Sie als Fachkraft den Angehörigen bei alldem unterstützen?

Wenn ein geliebter Mensch stirbt, bricht für Angehörige nicht selten eine innere Welt zusammen. Und meist sind sie dann nicht nur mit der Krankheit und dem nahenden Abschied konfrontiert, sondern auch mit der eigenen Überforderung, mit Schuldgefühlen, mit der Angst vor dem Danach.

Fachkräfte haben in dieser Zeit eine stille, aber bedeutsame Rolle. Sie sind nicht die Lösung, doch sie können Halt geben: durch ihre Haltung, durch ihr Zuhören, durch kleine Interventionen, die Großes bewirken können. Sie können Angehörigen vermitteln: »Es ist okay, dass Sie Angst haben.« »Es ist verständlich, dass Sie nicht mehr können.« »Es ist normal, traurig, wütend oder verzweifelt zu sein.«

Wie genau kann diese Unterstützung aussehen?

- *Gefühlsausdruck enttabuisieren*
  Schaffen Sie Räume, in denen Tränen, Schweigen oder auch Wut Platz haben dürfen. Wer sich zeigen darf, beginnt zu heilen.
- *Realität validieren*
  Verluste tun weh. Die Angst davor ist kein Makel – sie ist ein Zeichen von Liebe. Benennen Sie das. Das gibt Orientierung.
- *Achtsamkeit und Selbstfürsorge anregen*
  Erinnern Sie Angehörige sanft daran, auch für sich selbst zu sorgen. Eine Stunde Schlaf, ein Spaziergang, ein Satz im Tagebuch können wie ein Rettungsring sein.
- *Ressourcen in den Blick nehme.*
  Fragen Sie: »Was tut Ihnen gut? Was gibt Ihnen Kraft?« Manchmal reichen solche Fragen, um Menschen wieder in Kontakt mit ihren inneren Ressourcen zu bringen.
- *Netzwerke aktivieren*
  Vermitteln Sie Unterstützungsangebote. Manchmal reicht ein konkreter Name, ein Prospekt, ein Telefonat – um das Gefühl von Alleinsein aufzulösen. Hos-

pizdienst, Trauercafé sind immer gute Adressen, bei denen der Betreffende sich verstanden fühlen wird.

- *Trauervorbereitung ermöglichen*
  Ermutigen Sie Gespräche, auch wenn sie schwerfallen. Fragen Sie, ob es Worte gibt, die noch gesagt werden möchten. Oder Gesten, die gut tun könnten.
- *Rituale vorschlagen*
  Ob Erinnerungsstücke, Fotos, Kerzen, Lieder oder Briefe, kleine Rituale helfen, innerlich Ordnung zu schaffen, wenn das Leben chaotisch wird.

Sie können den Schmerz nicht nehmen – Sie sind nicht der Rettungsanker und auch nicht der Therapeut. Aber Sie können ein sicherer Hafen sein, der die richtigen Impulse (Leuchtsignale) gibt.

10.6 Zusammenfassung

Verlustangst gehört zum Erleben pflegender Angehöriger dazu – sie ist keine Schwäche, sondern sie ist ein Zeichen von Bindung. Wenn Angehörige einen geliebten Menschen begleiten, bewegen sie sich in einem Spannungsfeld zwischen Hoffnung und Abschied, zwischen Nähe und Ohnmacht. Verlustangst kann dabei überwältigend erscheinen, doch sie ist bewältigbar. Als Fachkraft können Sie dazu beitragen, dass Angehörige mit dieser Angst umzugehen lernen, ohne von ihr überrollt zu werden.

Zentrale Strategien dabei sind:

- der Fokus auf das Hier und Jetzt,
- die bewusste Gestaltung der verbleibenden Zeit,
- das Zulassen von Gefühlen und das Einüben des inneren Loslassens,
- der Aufbau einer persönlichen Haltung zu Tod und Sterben,
- das Nutzen individueller Bewältigungsressourcen,
- das Erleben und Stiften von Sinn
- sowie die Aktivierung sozialer Unterstützung.

11 Fazit – Angehörige verstehen, begleiten, stärken

Angehörige sind keine »Randfiguren« im Versorgungssystem, sondern tragende Säulen. Sie erleben den Ausnahmezustand, oft über Jahre hinweg, und bewegen sich zwischen Liebe, Last und Loyalität. Dieses Buch hat gezeigt, welche psychologischen Prozesse dabei wirksam werden, welche Risiken bestehen – und wie Fachkräfte entlasten können.

- *Verstehen*
  Wer die Innenwelt von Angehörigen kennt – ihre Ängste, ihre Schuldgefühle, ihre Erschöpfung wie auch ihre Liebe – kann angemessen reagieren, statt vorschnell zu urteilen.
- *Begleiten*
  Angehörige brauchen Information, Struktur und emotionale Resonanz. Sie brauchen Fachkräfte, die hinschauen, Klarheit geben und Mut machen.
- *Stärken*
  Regeneration, Selbstfürsorge und Copingstrategien sind keine »Extras«, sondern Überlebensbedingungen. Fachkräfte sind gefragt, diese Möglichkeiten zu eröffnen und zu ermutigen, sie auch wirklich zu nutzen.

Schwierige Situationen – ob Humor, Gewalt oder Verlustangst – lassen sich nicht ausblenden. Aber sie lassen sich besser meistern, wenn ein professioneller Rahmen geschaffen wird, der Angehörige nicht alleinlässt.

Pflegende Angehörige leisten Großes. Ohne Angehörige gäbe es keine Care-Arbeit in diesem Umfang. Sie sind diejenigen, die sich mit Zeit, Kraft und Herzblut einbringen, oft über ihre Grenzen hinaus. Und genau das sollten wir sie spüren lassen: dass ihre Präsenz zählt, dass ihr Einsatz wertvoll ist – unabhängig davon, ob er »perfekt« gelingt oder nicht. Sie verdienen nicht nur Dank, sondern Strukturen, die sie tragen. Fachkräfte können in ihrer täglichen Arbeit entscheidend dazu beitragen, dass Angehörige nicht zerbrechen, sondern wachsen – an einer Aufgabe, die schwer ist, aber auch Sinn stiften kann.

Dieses Buch ist deshalb mehr als eine Sammlung von Tipps. Es ist eine Einladung, die Haltung zu verändern: Angehörige nicht nur »mitzudenken«, sondern sie konsequent mit einzubeziehen, wertzuschätzen und zu stützen. Denn dann verändert sich die Qualität der Versorgung – für alle Beteiligten. Das ist keine Nebensache, sondern ein Kernstück professioneller Arbeit.

Damit Sie diese Haltung im Alltag leichter umsetzen können, begleitet Sie nachstehender *Angehörigen-Kompass* (► Tab. 11.1). Er bündelt die Kerngedanken professioneller Haltung – übersichtlich, praxistauglich und direkt anwendbar.

Worum geht es? Ganz einfach:

- *N-ähe* gibt Vertrauen.
- *O-rientierung* schafft Halt.
- *S-elbstabgrenzung* schützt beide Seiten.
- *W-ertschätzung* entlastet und motiviert.

Tab. 11.1: Ein Kompass für professionelle Haltung, Kommunikation und Einbindung. Vorgehen: Wählen Sie eine belastende Gesprächssituation mit Angehörigen (z. B. Kritik, Überforderung, Uneinigkeit). Gehen Sie reihum durch den Angehörigen-Kompass.

Himmelsrichtung	Frage an sich selbst	Was das bedeutet	Konkretes Handeln
N Nähe	Wie viel emotionale Nähe ist hilfreich?	Nähe schafft Vertrauen, darf aber nicht zur Vereinnahmung führen.	Aktives Zuhören, empathisches Spiegeln, aber professionelle Distanz wahren.
O Orientierung	Was braucht der Angehörige gerade?	Angehörige sind oft verunsichert – gute Kommunikation gibt Halt.	Informationen strukturieren, Gespräche anbieten, Klarheit schaffen.
S Selbstabgrenzung	Wo endet meine Verantwortung?	Nicht alles, was Angehörige erwarten, gehört in den eigenen Aufgabenbereich.	Zuständigkeiten klären, Überforderung benennen, sich selbst schützen.
W Wertschätzung	Was leistet der Angehörige – und habe ich das anerkannt?	Anerkennung motiviert und entlastet – auch wenn's gerade schwierig ist.	Lob aussprechen, Empathie zeigen, kleinen Gesten Bedeutung geben.

In belastenden Situationen – Kritik, Überforderung, Uneinigkeit – hilft der Kompass, kurz innezuhalten und sich zu fragen: Welche Himmelsrichtung brauche ich gerade? Mehr Nähe? Mehr Orientierung? Mehr Abgrenzung? Oder mehr Wertschätzung? Und manchmal zeigt genau dieses kleine innere »NO(SW)« den Weg zurück zu Professionalität und Menschlichkeit.

Mögen Ihnen die hier vermittelten psychologischen Einsichten und praktischen Hilfen dabei Kompass und Begleiter sein – für mehr Klarheit, mehr Menschlichkeit und mehr Gelingen im Alltag mit Angehörigen.

P. S.: Und wenn Angehörige selbst einmal Halt und Orientierung suchen, dann können Sie ihnen dieses Buch ans Herz legen: Werth, L. (2024). *Der kleine Angehörigenbegleiter. Psychologisches Know-How für pflegende Angehörige.* Norderstedt: BOD.

Teil IV Verzeichnisse

Literaturverzeichnis

Kapitel 1

Büscher, A., Peters, L., Stelzig, S., Lübben, A. & Yalymova, I. (2023). *Zu Hause pflegen – zwischen Wunsch und Wirklichkeit. Die VdK-Pflegestudie. Abschlussbericht.* Hochschule Osnabrück. Letzter Zugriff am 02.09.2025 unter https://www.hs-osnabrueck.de/fileadmin/HSOS/Homepages/DNQP/Dateien/Buescher/VdK-Pflegestudie_Abschlussbericht_Feb_2023.pdf

Büschi, E. & Calabrese, S. (2021). *Herausforderndes Verhalten. Socialnet Lexikon.* Bonn: socialnet. Online abgerufen am 28.08.2023 unter https://www.socialnet.de/lexikon/4704.

Cartaxo, A., Koller, M., Mayer, H., Kolland, F, & Nagl-Cupal, M. (2023). Risk factors with the greatest impact on caregiver burden in informal homecare settings in Austria: A quantitative secondary data analysis. *Health & Social Care in the Community, 2023*(1), 3270083.

Cuijpers, P. (2005). Depressive disorders in caregivers of dementia patients: a systematic review. *Aging & Mental Health, 9*(4), 325–330.

del-Pino-Casado, R., Priego-Cubero, E., López-Martínez, C., & Orgeta, V. (2021). Subjective caregiver burden and anxiety in informal caregivers: A systematic review and meta-analysis. *PloS one, 16*(3), e0247143.

Ehrlich U, Kelle N (2021) G+G. Letzter Zugriff am 17.12.2025 unter: https://www.springermedizin.de/pflege/pflegende-angehoerige-in-deutschland-vereinbarkeit-von-pflege-un/25250366#CR4_source_1

Epstein, R. M. (2013). Whole mind and shared mind in clinical decision-making. *Patient Education and Counseling, 90*(2), 200–206.

Ernst, J. & Weißflog, G. (2013). Gemeinsam stark – Angehörige als Unterstützung. *Heilberufe, 65*(7–8), 56–59.

George, W. & George, U. (Hrsg.). (2003). *Angehörigenintegration in der Pflege.* München: Ernst Reinhardt.

Hergert, D. C. & Cimino, C. R. (2021). Predictors of caregiver burden in Huntington's disease. *Archives of Clinical Neuropsychology, 36*(8), 1426–1437.

James, I. A. & Jackman, L. (2019). *Herausforderndes Verhalten bei Menschen mit Demenz: Einschätzen, verstehen und behandeln* (2. Aufl.). Göttingen: Hogrefe.

Kienle, R., Knoll, N. & Renneberg, B. (2006). Soziale Ressourcen und Gesundheit: Soziale Unterstützung und dyadisches Bewältigen. In B. Renneberg & P. Hammelstein (Hrsg.), *Gesundheitspsychologie* (Springer-Lehrbuch, S. 107–122). Berlin: Springer.

Kim, B., Noh, G. O. & Kim, K. (2021). Behavioural and psychological symptoms of dementia in patients with Alzheimer's disease and family caregiver burden: a path analysis. *BMC Geriatrics, 21*(1), 160.

Klie, T. (2014). Wen kümmern die Alten? Auf dem Weg in eine sorgende Gesellschaft. München: Pattloch.

Lammers, J., Stoker, J. I., Rink, F. & Galinsky, A. D. (2016). To have control over or to be free from others? The desire for power reflects a need for autonomy. *Personality and Social Psychology Bulletin, 42*(4), 498–512.

Lamura, G., Mnich, E., Wojszel, B., Nolan, M., Krevers, B., Mestheneos, L. et al. (2006). Erfahrungen von pflegenden Angehörigen älterer Menschen in Europa bei der Inanspruchnahme von Unterstützungsleistungen. Ausgewählte Ergebnisse des Projektes EUROFAMCARE. *Zeitschrift für Gerontologie und Geriatrie, 39*(6), 429–442.

Mak, W. W. S. & Cheung R. Y. M. (2008). Affiliate stigma among caregivers of people with intellectual disability or mental illness. *Journal of Applied Research in Intellectual Disabilities, 21*(6), 532–545.

Maslow, A. H. (1943). A theory of human motivation. *Psychological Review, 50*, 370–396.

Pendergrass, A., Weiß, S., Rohleder, N. & Graessel, E. (2023). Validation of the Benefits of Being a Caregiver Scale (BBCS) – further development of an independent characteristic of informal caregiving. *BMC Geriatrics, 23*(1), 1–10.

Pinquart, M. & Sörensen, S. (2003). Associations of stressors and uplifts of caregiving with caregiver burden and depressive mood: a meta-analysis. *The Journals of Gerontology Series B: Psychological Sciences and Social Sciences, 58*(2), 112–128.

Reifegerste, D. (2019). *Die Rollen der Angehörigen in der Gesundheitskommunikation.* Wiesbaden: Springer VS.

Reifegerste, D., Bachl, M. & Baumann, E. (2017). Wer sind die Surrogate Seeker? Demografische, motivationale und sozio-kontextuelle Faktoren der Suche nach Gesundheitsinformationen für andere Personen. In C. Lampert & M. Grimm (Hrsg.), *Gesundheitskommunikation als transdisziplinäres Forschungsfeld* (S. 119–130). Baden-Baden: Nomos.

Rodríguez-González, A. M., Rodríguez-Míguez, E. & Claveria, A. (2021). Determinants of caregiving burden among informal caregivers of adult care recipients with chronic illness. *Journal of Clinical Nursing, 30*(9–10), 1335–1346.

Rosland, A.-M., Piette, J. D., Choi, H. & Heisler, M. (2011). Family and friend participation in primary care visits of patients with diabetes or heart failure: Patient and physician determinants and experiences. *Medical Care, 49*(1), 37–45.

Schulz, R. & Beach, S. R. (1999). Caregiving as a risk factor for mortality: the Caregiver Health Effects Study. *Jama, 282*(23), 2215–2219.

Schulz, R. & Sherwood, P. R. (2008). Physical and mental health effects of family caregiving. *Journal of Social Work Education, 44*(sup3), 105–113.

Stangl, W. (2023). *Psychosoziale Krise. Online Lexikon für Psychologie & Pädagogik.* Letzter Zugriff am 29. 08. 2023 unter https://lexikon.stangl.eu/16034/psychosoziale-krise.

von Witzleben, G. (2019). *Das triadische Prinzip: Minimalinvasive Psychologie mit Bauch, Herz und Kopf.* Carl-Auer Verlag.

Werner, S. & Shulman, C. (2014). Does type of disability make a difference in affiliate stigma among family caregivers of individuals with autism, intellectual disability or physical disability? *Journal of Intellectual Disability Research, 59*(3), 272–283.

Werth, L. (2024). *Der kleine Angehörigenbegleiter.* Norderstedt: BoD.

Wickert, M. (2021). Das Leiden der Anderen. Wenn ein Familienmitglied erkrankt. *Perspektive, 4*(21), 4–5.

Wilz, G. & Meichsner, F. (2012). Einbezug von Familienangehörigen chronisch Kranker in die Arzt-Patient-Kommunikation. *Bundesgesundheitsblatt – Gesundheitsforschung – Gesundheitsschutz, 55*(9), 1125–1133.

Wilz, G. & Meichsner, F. (2015). Unterstützende Interventionen für Angehörige. In W. Rief & P. Henningsen (Hrsg.), *Psychosomatik und Verhaltensmedizin* (Bd. 25, S. 444–456). Stuttgart: Schattauer.

Woods, B., Keady J. & Seddon, D. (2009). *Angehörigenintegration: Beziehungszentrierte Pflege und Betreuung von Menschen mit Demenz.* Bern: Huber.

Yu, W., Chen, J., Sun, S., Liu, P., Ouyang, L. & Hu, J. (2021). The reciprocal associations between caregiver burden, and mental health in primary caregivers of cancer patients: A longitudinal study: Family functioning, caregiver burden, and mental health. *Psycho-Oncology, 30*(6), 892–900.

ZQP (2025a). *Pflegende Angehörige in Deutschland.* Letzter Zugriff am 02. 09. 2025 unter https://www.zqp.de/schwerpunkt/pflegende-angehoerige/

Kapitel 2

Adelmann, P. K. & Zajonc, R. B. (1989). Facial efference and the experience of emotion. *Annual Review of Psychology, 40*, 249–280.

Baer, U. & Frick-Baer, G. (2021). *Das Abc der Gefühle.* Weinheim: Beltz.

Baer, U. & Frick-Baer, G. (2022). *Das große Buch der Gefühle.* Weinheim: Beltz.

Baer, U. & Frick-Baer, G. (o. J.). *Gefühle würdigen. Eine Handreichung für Angehörige von Menschen mit Demenz.* Eine Publikationsreihe der Regionalbüros Alter, Pflege und Demenz. Online abgerufen am 13.08.2023 unter https://alter-pflege-demenz-nrw.de/wp-content/uploads/2022/10/gefuehle-wuerdigenhandreichung-fuer-angehoerige-von-menschen-mit-demenzklein.pdf.

Bargh, J. A., Chaiken, S., Raymond, P. & Hymes, C. (1996). The automatic evaluation effect: Unconditional automatic attitude activation with a pronunciation task. *Journal of Experimental Social Psychology, 32*, 104–128.

Batsell Jr, W. R. & Brown, A. S. (1998). Human flavor-aversion learning: A comparison of traditional aversions and cognitive aversions. *Learning and Motivation, 29*(4), 383–396.

Cacioppo, J. T., Priester, J. R. & Berntson, G. G. (1993). Rudimentary determinants of attitudes: II. Arm flexion and extension have differential effects on attitudes. *Journal of Personality and Social Psychology, 65*, 5–17.

Chartrand, T. L., van Baaren, R. B. & Bargh, J. A. (2006). Linking automatic evaluation to mood and information processing style: Consequences for experienced affect, impression formation, and stereotyping. *Journal of Experimental Psychology: General, 135*, 70–77.

Hatfield, E., Cacioppo, J. T. & Rapson, R. L. (1992). Primitive emotional contagion. In M. S. Clark (Hrsg.), *Emotion and social behavior. Review of Personality and Social Psychology* (Bd. 14, S. 151–177).

Hatfield, E., Cacioppo, J. T. & Rapson, R. L. (1993). Emotional contagion. *Current Directions in Psychological Science, 2*, 96–99.

Hofmann, W., De Houwer, J., Perugini, M., Baeyens, F. & Crombez, G. (2010). Evaluative conditioning in humans: a meta-analysis. *Psychological Bulletin, 136*(3), 390–421.

Hsee, C. K., Hatfield, E., Carlson, J. G. & Chemtob, C. (1990). The effect of power on susceptibility to emotional contagion. *Cognition and Emotion, 4*(4), 327–340.

Miranda, R. & Kihlstrom, J. (2005). Mood congruence in childhood and recent autobiographical memory. *Cognition & Emotion, 19*(7), 981–998.

Neumann, R. & Strack, F. (2000). »Mood contagion«: the automatic transfer of mood between persons. *Journal of Personality and Social Psychology, 79*(2), 211.

Niedenthal, P. M. & Setterlund, J. B. H. M. B. (1997). Being happy and seeing »happy«: Emotional state mediates visual word recognition. *Cognition & Emotion, 11*(4), 403–432.

Schnall, S. & Laird, J. D. (2003). Keep smiling: Enduring effects of facial expressions and postures on emotional experience and memory. *Cognition and Emotion, 17*, 787–797.

Srivastava, S., Tamir, M., McGonigal, K. M., John, O. P., & Gross, J. J. (2009). The social costs of emotional suppression: a prospective study of the transition to college. *Journal of personality and social psychology, 96*(4), 883.

Stepper, S. & Strack, F. (1993). Proprioceptive determinants of emotional and nonemotional feelings. *Journal of Personality and Social Psychology, 64*, 211–220.

Strack, F., Martin, L. L. & Stepper, S. (1988). Inhibiting and facilitating conditions of the human smile: A non-obtrusive test of the facial feedback hypothesis. *Journal of Personality and Social Psychology, 54*, 768–777.

Werth, L., Denzler, M. & Mayer, J. (2020). *Denken und Fühlen* (Kapitel 4). Sozialpsychologie – Das Individuum im sozialen Kontext. Berlin: Springer.

www.als-dd.de (2025). Letzter Zugriff am 14.10.25 unter: https://www.als-dd.de/psychosoziale-aspekte/gefuehle-im-zusammenhang-mit-der-erkrankung.

Kapitel 3

Asendorpf, J. B. & Caspar, F. (2017). *Angst.* In M. A. Wirtz (Hrsg.). Dorsch – Lexikon der Psychologie. Bern: Hogrefe.

Boszormenyi-Nagy, I. & Spark, G. M. (2001). *Unsichtbare Bindungen: Die Dynamik familiärer Systeme.* Klett-Cotta.

Cialdini, R. B., Green, B. L., & Rusch, A. J. (1992). When tactical pronouncements of change become real change: The case of reciprocal persuasion. *Journal of Personality and Social Psychology, 63*(1), 30.

Denzler, M., Förster, J. & Liberman, N. (2009). How goal-fulfillment decreases aggression. *Journal of Experimental Social Psychology, 45*, 90–100.

Denzler, M. & Förster, J. (2012). A goal model of catharsis. *European Review of Social Psychology, 23*(1), 107–142.

Lickel, B., Schmader, T., Curtis, M., Scarnier, M. & Ames, D. R. (2005). Vicarious shame and guilt. *Group Processes & Intergroup Relations, 8*(2), 145–157.

Weinstein, N. D. (1980). Unrealistic optimism about future life events. *Journal of Personality and Social Psychology, 39*(5), 806–820. https://doi.org/10.1037/0022-3514.39.5.806

Werth, L. & Steidle, A. (2021). *Personal in Hochschule und Wissenschaft professionell führen.* Bonn: Deutscher Hochschulverband.

Kapitel 4

Hänssle, B. (2017). *Über Mut. Psychologie Heute.* Online abgerufen am 21. November 2023 unter https://www.psychologie-heute.de/gesellschaft/artikel-detailansicht/38821-ueber-mut.html.

Kapitel 5

Keller, C. J. (2016). *Courage, psychological well-being, and somatic symptoms.* Seattle Pacific University.

Kendall, S. (2006). Admiring courage: Nurses' perceptions of caring for patients with cancer. *European Journal of Oncology Nursing,10*, 324–334.

Palesch, A. (2019). *Pflegebedürftigkeit. Ein Leitfaden für pflegende Angehörige.* Stuttgart: Kohlhammer.

Kapitel 6

Binnewies, C., Sonnentag, S. & Mojza, E. J. (2010). Recovery during the weekend and fluctuations in weekly job performance: A week-level study examining intra-individual relationships. *Journal of Occupational and Organizational Psychology, 83*(2), 419–441.

Fletcher, D. & Sarkar, M. (2013). Psychological resilience: A review and critique of definitions, concepts, and theory. *European Psychologist, 18*, 12–23.

Hu, T., Zhang, D. & Wang, J. (2015). A meta-analysis of the trait resilience and mental health. *Personality and Individual Differences, 76*, 18–27.

Kivimäki, M., Virtanen, M., Elovainio, M., Kouvonen, A., Väänänen, A. & Vahtera, J. (2006). Work stress in the etiology of coronary heart disease — a meta-analysis. *Scandinavian Journal of Work, Environment & Health, 32*(6), 431–442.

Kühnel, J., Sonnentag, S. & Westman, M. (2009). Does work engagement increase after a short respite? The role of job involvement as a double-edged sword. *Journal of Occupational and Organizational Psychology, 82*(3), 575–594.

Lee, J. E., Sudom, K. A. & Zamorski, M. A. (2013). Longitudinal analysis of psychological resilience and mental health in Canadian military personnel returning from overseas deployment. *Journal of Occupational Health Psychology, 18*(3), 327.

Luczak, H. & Rohmert, W. (1997). *Belastungs-Beanspruchungs-Konzepte.* In H. Luczak (Hrsg.), Handbuch Arbeitswissenschaft (S. 326–332). Stuttgart: Schäffer-Poeschel.
McEwen, B. S. (1998). Protective and damaging effects of stress mediators. *New England Journal of Medicine, 338*(3), 171–179.
Meijman, T. F. & Mulder, G. (1998). Psychological aspects of workload. In P. J. D. Drenth, H. Thierry & C. J. de Wolff (Eds.), *Handbook of Work and Organizational Psychology* (2. Aufl., S. 5–33). Hove, England: Psychology Press.
Oshio, A., Taku, K., Hirano, M. & Saeed, G. (2018). Resilience and Big Five personality traits: A meta-analysis. *Personality and Individual Differences, 127*, 54–60.
Semmer, N. K. & Kottwitz, M. U. (2011). *Auswirkungen von Freizeit auf Gesundheit und Produktivität.* Gutachten zu Händen des Bundesamts für Justiz.
Sluiter, J. K., de Croon, E. M., & Meijman, T. F. & Frings-Dresen, M. H. W. (2003). Need for recovery from work related fatigue and its role in the development and prediction of subjective health complaints. *Occupational & Environmental Medicine, 60*, 62–70.
Stangl (2025). Resilienz. *Online Lexikon für Psychologie & Pädagogik.* Letzter Zugriff am 02.09. 2025 unter https://lexikon.stangl.eu/593/resilienz
Universitätsambulanz für Motoneuroerkrankungen (2023). Für Angehörige. Letzter Zugriff am 23.12.2023 unter: https://www.als-dd.de/psychosoziale-aspekte/fuer-angehoerige
Van Amelsvoort, L. G., Kant, I., Bültmann, U. & Swaen, G. M. (2003). Need for recovery after work and the subsequent risk of cardiovascular disease in a working population. *Occupational and Environmental Medicine, 60*(1), 83–87.

Kapitel 7

Alfermann, D. & Stoll, O. (2000). Effects of physical exercise on self-concept and well-being. *International Journal of Sport Psychology, 31*(1), 47–65.
Bakker, A. B. (2014). Daily fluctuations in work engagement. *European Psychologist, 19*(4), 227–236.
Bamberg, E., Busch, C. & Ducki, A. (2003). *Stress und Ressourcenmanagement. Strategien und Methoden für die neue Arbeitswelt.* Bern: Hans Huber.
Brown, K.W. & Ryan, R.M. (2003). The benefits of being present: Mindfulness and its role in psychological well- being. *Journal of Personality and Social Psychology, 84*(4), 822–848.
Christian, M. Z., Garza, A. S. & Slaughter, J. E. (2011). Work Engagement: A quantitative review and test of its relations with task and contextual performance. *Personnel Psychology, 64*(1), 89–136.
Clauss, E., Hoppe, A., O'Shea, D., González-Morales, G., Steidle, A. & Michel, A. (2018). Promoting personal resources and reducing exhaustion through positive work reflection among caregivers. *Journal of Occupational Health Psychology, 23*(1), 127–140.
Cutrona, C. E. & Russell, D. W. (1990). Type of social support and specific stress: Toward a theory of optimal matching. In B. R. Sarason, I. G. Sarason & G. R. Pierce (Eds.), *Social support: An interactional view* (S. 319–366). New York: Wiley.
Dababneh, A. J., Swanson, N. & Shell, R. L. (2001). Impact of added rest breaks on the productivity and wellbeing of workers, *Ergonomics, 44*(2), 164–174.
De Jonge, J. & Dormann, C. (2006). Stressors, resources, and strain at work: A longitudinal test of the triple-match principle. *Journal of Applied Psychology, 91*(6), 1359–1374.
De Jonge, J., Peeters, M. C. & Taris, T. W. (2019). Feeling vital or fatigued? Relations with demands and resources in a university context. *International Journal of Environmental Research and Public Health, 16*(16), 2893.
Ellis, A. (1982). *Die rational-emotive Therapie. Das innere Selbstgespräch bei seelischen Problemen und seine Veränderung.* München: Pfeiffer.
Etzion, D. (1984). Moderating effect of social support on the stress–burnout relationship. *Journal of Applied Psychology, 69*(4), 615–622.
Feuerhahn, N., Bellingrath, S. & Kudielka, B. (2013). The interplay of matching and non-matching job demands and resources on emotional exhaustion among teachers. *Applied Psychology Health and Well-Being, 5*(2), 171–192.

Feuerhahn, N., Sonnentag, S. & Woll, A. (2014). Exercise after work, psychological mediators, and affect: A day-level study. *European Journal of Work and Organizational Psychology, 23*(1), 62–79.

Fladerer, M. P. (2016). Mehr schaffen in weniger Zeit – durch Pausen. In F. C. Brodbeck (Hrsg.), *Evidenzbasierte Wirtschaftspsychologie*, (9). Ludwig-Maximilians-Universität München.

Fritz, C., Ellis, A. M., Demsky, C. A., Lin, B. C. & Guros, F. (2013). Embracing work breaks. *Organizational Dynamics, 42*(4), 274–280.

Grossman, P., Niemann, L., Schmidt, S. & Walach, H. (2004). Mindfulness-based stress reduction and health benefits: A meta- analysis. *Journal of Psychosomatic Research, 57*(1), 35–43.

Hockey, G. R. J. (2000). Work environments and performance. In N. Chmiel (ed.), *Introduction to work and organisational psychology: A European perspective* (S. 206–230). Oxford, England: Blackwell Publishers.

Hoffman, S. G., Sawyer, A. T., Witt, A. A. & Oh, D. (2010). The effect of mindfulness-based therapy on anxiety and depression: A meta-analytic review. *Journal of Consulting and Clinical Psychology, 78*(2), 169–183.

Joye, Y. & Van den Berg, A. E. (2020). Restorative Environments. In L. Steg & J. E. M. de Groot (eds.), *Environmental Psychology: An Introduction* (pp. 65–75). London: Wiley-Blackwell.

Le Blanc, P. M., de Jonge, J. & Schaufeli, W. B. (2000). Job stress and health. In N. Chmiel (ed.), *An introduction to work and organizational psychology: A European perspective* (S. 148–177). Oxford, England: Blackwell Publishers.

Kabat-Zinn, J. (2003). Mindfulness-based interventions in context: Past, present, and future. *Clinical Psychology: Science and Practice, 10*(2), 144–156.

Klatt, M. D., Buckworth, J. & Malarkey, W. B. (2009). Effects of low-dose mindfulness-based stress reduction (MBSR-ld) on working adults. *Health Education & Behavior, 36*(3), 601–614.

Kombeiz, O. & Steidle, A. (2018). Facilitation of creative performance by using blue and red accent lighting in work and learning areas. *Ergonomics, 61*(3), 456–463.

Lazarus, R.S. (1999). *Stress and emotion. A new synthesis.* New York: Springer.

Lazarus, R. S. & Folkman, S. (1984). *Stress, appraisal and coping.* New York: Springer.

Lazarus, R. S. & Launier, R. (1981). Stressbezogene Transaktion zwischen Person und Umwelt. In J. R. Nitsch (Hrsg.), *Stress – Theorien, Untersuchungen, Maßnahmen* (S. 213–259). Bern: Huber.

Lichtenfeld, S., Elliot, A. J., Maier, M. & Pekrun, R. (2012). Fertile green: Green facilitates creative performance. *Personality and Social Psychology Bulletin, 38*(6), 784–797.

Maslach, C. & Jackson, S.E. (1986). *Maslach Burnout Inventory: Manual* (2nd ed.). Palo Alto, CA: Consulting Psychologists Press.

McCallie, M.S., Blum, C.M. & Hood, C.J. (2006). Progressive muscle relaxation. *Journal of Human Behavior & Social Environment, 13*(3), 51–66.

Morris, J. A. & Feldman, D. C. (1996). The dimensions, antecedents, and consequences of emotional labour. *Academy of Management Review, 21*(4), 986–1010.

Parlow, L.A. & Jones, G.E. (2002). The impact of abbreviated progressive muscle relaxation on salivary cortisol. *Biological Psychology, 60*(1), 1–16.

Rook, J. W. & Zijlstra, F. R. H. (2006). The contribution of various types of activities to recovery. *European Journal of Work and Organizational Psychology, 15*(2), 218–240

Ryan, R. M., Weinstein, N., Bernstein, J., Brown, K. W., Mistretta, L. & Gagne, M. (2010). Vitalizing effects of being outdoors and in nature. *Journal of Environmental Psychology, 30*(2), 159–168.

Semmer, N. K. & Kottwitz, M. U. (2011). *Auswirkungen von Freizeit auf Gesundheit und Produktivität.* Gutachten zuhänden des Bundesamts für Justiz.

Sonnentag, S. & Fritz, C. (2007). The Recovery Experience Questionnaire: Development and validation of a measure for assessing recuperation and unwinding from work. *Journal of Occupational Health Psychology, 12*(3), 204–221.

Sonnentag, S. & Fritz, C. (2015). Recovery from job stress: The stressor-detachment model as an integrative framework. *Journal of Organizational Behavior, 36*(S1), 72–103.

Sonnentag, S. & Geurts, S.A. (2009). Methodological issues in recovery research. In *Current perspectives on job-stress recovery* (S. 1–36). Emerald Group Publishing Limited.
Steidle, A., González-Morales, G. M., Hoppe, A., Michel, A. & O'Shea, D. (2017). Energizing respites from work: A randomized controlled study on respite interventions. *European Journal of Work and Organizational Psychology, 26*(5), 650–662.
Steidle, A., Hanke, E.-V. & Werth, L. (2013). In the dark we cooperate: The situated nature of embodied procedures. *Social Cognition, 31*(2), 275–300.
Steidle, A. & Werth, L. (2013). Freedom from constraints: Darkness and dim illumination promote creativity. *Journal of Environmental Psychology, 35*, 67–80.
Steidle, A. & Werth, L. (2014). In the spotlight: Brightness increases self-awareness and reflective self-regulation. *Journal of Environmental Psychology, 39*, 40–50.
Stevenson, M. P., Schilhab, T. & Bentsen, P. (2018). Attention restoration theory II: A systematic review to clarify attention processes affected by exposure to natural environments. *Journal of Toxicology and Environmental Health, Part B, 21*(4), 227–268.
Storch, M., Cantieni, B., Hüther, G. & Tschacher, W. (2006). *Embodiment. Die Wechselwirkung von Körper und Psyche verstehen und nutzen.* Bern: Huber.
Taris, T. W. & Kompier, M. A. J. (2005). Job demands, job control, strain and learning behavior: Review and research agenda. In A. Stamatios Antoniou & C. L. Cooper (eds.), *Research companion to organizational health psychology* (S. 132–150). London: Edward Elgar Press.
Trougakos, J. P. & Hideg, I. (2009). Momentary work recovery: The role of within-day work breaks. In *Current perspectives on job-stress recovery* (S. 37–84). Emerald Group Publishing Limited.
Tucker, P. (2003). The impact of rest breaks upon accident risk, fatigue and performance: A review. *Work & Stress, 17*, 123–137.
Tucker, P., Folkard, S. & MacDonald, I. (2003). Rest breaks and accident risk. *Lancet, 361*(9358), 680.
Ullrich, P. M. & Lutgendorf, S. K. (2002). Journaling about stressful events: Effects of cognitive processing and emotional expression. *Annals of Behavioral Medicine, 24*(3), 244–250.
Ulrich, R. S. (1984). View through a window may influence recovery from surgery. *Science, 224*(4647), 420–421.
Vollstedt, A. (2016). Psychological detachment – Die Kunst und Notwendigkeit richtig abzuschalten. In F. C. Brodbeck (Hrsg.), *Evidenzbasierte Wirtschaftspsychologie*, (6). Ludwig-Maximilians-Universität München.
Werth, L. & Steidle, A. (2021). *Personal in Hochschule und Wissenschaft professionell führen.* Bonn: Deutscher Hochschulverband.
Zeidner, M., Matthews, G. & Roberts, R. D. (2004). Emotional intelligence in the workplace: A critical review. *Applied Psychology, 53*(3), 371–399.
Werth, L. & Sedlbauer, K. (2023). *Lehrstuhl- und Lehrmanagement.* Bonn: Deutscher Hochschulverband
Werth, L., Steidle, A., Hubschneider, C., de Boer, J. & Sedlbauer, K. (2013). Psychologische Befunde zu Licht und seiner Wirkung auf den Menschen – ein Überblick. *Bauphysik, 35*, 193–204.

Kapitel 8

Bains, G. S., Berk, L. S., Daher, N., Lohman, E., Schwab, E., Petrofsky, J. & Deshpande, P. (2014). The effect of humor on short-term memory in older adults: A new component for whole-person wellness. *Advances in Mind-body Medicine, 28*(2), 16–24.
Berk, L. S., Felten, D. L., Tan, S.A., Bittman, B. B. & Westengard, J. (2001). Modulation of neuroimmune parameters during the eustress of humor-associated mirthful laughter. *Alternative Therapies in Health and Medicine, 7*(2), 62–76.
Bischofsberger, I. (2008). *Das kann ja heiter werden – Humor und Lachen in der Pflege.* Bern: Huber.

Bischofsberger, I. (2011). *Humor kann Ihrer Krankheit schaden.* Basel: UNI NOVA – Wissenschaftsmagazin der Universität Basel.
Falkenberg, I. (2010). Entwicklung von Lachen und Humor in den verschiedenen Lebensphasen. *Zeitschrift für Gerontologie und Geriatrie, 43,* 25–30.
Falkenberg, I., McGhee, P. & Wild, B. (2021, 2. Auflage). *Humorfähigkeiten trainieren. Manual für die psychiatrisch-psychotherapeutische Praxis.* Stuttgart: Schattauer.
Fredrickson, B. L. (2013). Positive emotions broaden and build. In P. Devine & A. Plant (Eds.), *Advances in Experimental Social Psychology* (S. 1–53). Vol. 47, Burlington: Academic Press.
Fritz, H. L., Russek, L. N. & Dillon, M. M. (2017). Humor use moderates the relation of stressful live events with psychological distress. *Personality and Social Psychology Bulletin, 43,* 845–859.
Hain, P. (1998). Humor als therapeutische und soziale Kompetenz: Wer zuletzt lacht – hat schon viel verpasst. *Fachzeitschrift Heim, 9,* 535–538.
Hirsch, R. D. (2016). Humor in der Behandlung von kranken alten Menschen. In B. Wild (Hrsg.), *Humor in Psychiatrie und Psychotherapie* (2. Aufl., S. 244–267). Stuttgart: Schattauer.
Hirsch, R.D. (2019). Die heilende Kraft des Humors. *Geriatrie Report, 14*(1), 6–8.
Hirsch, R. D. & Kranzhoff, E. U. (2004). Humorgruppe mit alten Menschen: Ergebnisse einer therapie-begleitenden Untersuchung. *Gruppenpsychotherapie und Gruppendynamik, 40,* 106–129.
Hirsch, R. D. & Ruch, W. (2011). Heiterkeit und Humor im Alter. *Zeitschrift für Gerontologie & Geriatrie, 43,* 5–7.
Kienzl, A. (2006). *Humor trotz Tumor: Besser leben mit Krebs.* Wien: Ueberreuter.
Linge-Dahl, L. M., Heintz, S., Ruch, W. & Radbruch, L. (2018). Humor assessment and interventions in palliative care: A systematic review. *Frontiers in Psychology, 9,* 890.
Malinski, V. M. (1991). The experience of laughing at oneself in older couples. *Nursing Science Quarterly, 4,* 69–76.
McGhee, P. (2010). *Humor as survival training for a stressed-out world: The 7 humor habits program.* Author House.
McGhee, P. E., Bell, N. J. & Duffey, N.S. (1996). Generational differences in humor and correlates of humor deelopment. In L. Nahemow, K. A. Clusker-Fawcett & P. E. McGhee (eds.), *Humor and Aging* (S. 253–263). Orlando: Academic Press.
Ong, W. J., Yam, K. C. & Barnes, C. M. (2022). Moral evaluations of humor apply beyond just those telling the joke. Social Cognition, 40(1), 107–126.
Pérez-Aranda, A., Hofmann, J., Feliu-Soler, A., Ramírez-Maestre, C., Andrés-Rodríguez, L., Ruch, W. & Luciano, J. V. (2019). Laughing away the pain: A narrative review of humour, sense of humour and pain. *European Journal of Pain, 23*(2), 220–233.
Petrie, K. J., Jago, L. A. & Devcich, D. A. (2007). The role of illness perceptions in patients with medical conditions. *Current Opinion in Psychiatry, 20*(2), 163–167.
Samson, A. C., Glassco, A., Lee, I. A. & Gross, J. J. (2014). Humorous coping and serious reappraisal: Short-term and longer-term effects. *Europe's Journal of Psychology, 10*(3), 571–581.
Simon, J. M. (1990). Humor and its relationship to perceived health, life satisfaction and morale in older adults. *Issues in Mental Health Nursing, 11,* 17–31.
Stangl, W. (2023). Humor. https://lexikon.stangl.eu/10523/humor. Letzter Zugriff am 4.08. 2023 unter https://lexikon.stangl.eu/10523/humor
Stones, M. J. & Kozma, A. (1986). »Happy are they who are happy…«. A test between two causal models of relationships between happiness and its correlates. *Experimental Aging Research, 12,* 23–29.
Tan, S.A., Tan, L. G., Lukman, S. T. & Berk, L. S. (2007). Humor, as an adjunct therapy in cardiac rehabilitation, attenuates catecholamines and myocardial infarction recurrence. *Advances in Mind-Body Medicine, 22*(3–4), 8–12.
Yam, K. C., Barnes, C. M., Leavitt, K., Wei, W., Lau, J. & Uhlmann, E. L. (2019). Why so serious? A laboratory and field investigation of the link between morality and humor. *Journal of Personality and Social Psychology, 117*(4), 758.
Wild, B. (2011). *Humor in Psychiatrie und Psychotherapie.* Stuttgart: Schattauer.

Zweyer, K., Velker, B. & Ruch, W. (2004). Do cheerfulness, exhilaration, and humor production moderate pain tolerance? A FACS study. *HUMOR: International Journal of Humor Research, 17*(1–2), 85–119.

Kapitel 9

Anderson, C. A. (1989). Temperature and aggression: Ubiquitous effects of heat on occurrence of human violence. *Psychological Bulletin, 106*, 74–96.

Anderson, C. A., Bushman, B. J. & Groom, R. W. (1997). Hot years and serious and deadly assault: Empirical tests of the heat hypothesis. *Journal of Personality and Social Psychology, 73*, 1213–1223.

Anderson, C. A., Deuser, W. E. & DeNeve, K. (1995). Hot temperatures, hostile affect, hostile cognition, and arousal: Tests of a general model of affective aggression. *Personality and Social Psychology Bulletin, 21*, 434–448.

Azrin, N. (1967). Pain and aggression. *Psychology Today, 1*, 26–33.

Berkowitz, L. (1981). On the difference between internal and external reactions to legitimate and illegitimate frustrations: A demonstration. *Aggressive Behavior, 7*, 83–96.

Berkowitz, L. (1993). Pain and aggression: Some findings and implications. *Motivation and Emotion, 17*, 277–293.

Bushman, B. J., & Geen, R. G. (1990). Role of cognitive-emotional mediators and individual differences in the effects of media violence on aggression. *Journal of Personality and Social Psychology, 58*(1), 156–163.

Bushman, B. J., Wang, M. C. & Anderson, C. A. (2005). Is the curve relating temperature to aggression linear or curvilinear? Assaults and temperature in minneapolis reexamined. *Journal of Personality and Social Psychology, 89*, 62–66.

Carré, J. M. & Olmstead, N. A. (2015). Social neuroendocrinology of human aggression: examining the role of competition-induced testosterone dynamics. *Neuroscience, 286*, 171–186.

Carré, J. M., Geniole, S. N., Ortiz, T. L., Bird, B. M., Videto, A. & Bonin, P. L. (2017). Exogenous testosterone rapidly increases aggressive behavior in dominant and impulsive men. *Biological Psychiatry, 82*(4), 249–256.

Cohn, E. G. (1993). The prediction of police calls for service: The influence of weather and temporal variables on rape and domestic violence. *Journal of Environmental Psychology, 13*, 71–83.

Cohn, E. G. & Rotton, J. (1997). Assault as a function of time and temperature: A moderator-variable timeseries analysis. *Journal of Personality and Social Psychology, 72*, 1322–1334.

Dill, J. C. & Anderson, C. A. (1995). Effects of frustration justification on hostile aggression. *Aggressive Behavior, 21*, 359–369.

Donnellan, M. B., Trzesniewski, K. H., Robins, R. W., Moffitt, T. E. & Caspi, A. (2005). Low self-esteem is related to aggression, antisocial behavior, and delinquency. *Psychological Science, 16*(4), 328–335.

Dorsch (2021). *Stichwort »Aggression«. Lexikon der Psychologie.* Letzter Zugriff am 30.06.2022 unter: https://dorsch.hogrefe.com/stichwort/aggression

Eisenberger, N. I., Lieberman, M. D. & Williams, K. D. (2003). Does rejection hurt? An fMRI study of social exclusion. *Science, 302*, 290–292.

Folger, R. & Baron, R. A. (1996). Violence and hostility at work: A model of reactions to perceived injustice. In G. R. van den Bos & E. Q. Bulatao (Hrsg.), *Violence on the job: Identifying risks and developing solutions* (S. 51–85). Washington, DC: American Psychological Association.

Fraser, M. W., Galinsky, M. J., Smokowski, P. R., Day, S. H., Terzian, M. A., Rose, R. A. & Guo, S. (2005). Social information-processing skills training to promote social competence and prevent aggressive behavior in the third grades. *Journal of consulting and clinical psychology, 73*(6), 1045.

Giancola, P. R. (2000). Executive functioning: a conceptual framework for alcohol-related aggression. *Experimental and Clinical Psychopharmacology, 8*(4), 576–597.

Görgen, T. (2017). Wissen über das Phänomen Gewalt in der Pflege. In Zentrum für Qualität in der Pflege (ZQP) (Hrsg.), *Gewaltprävention in der Pflege. ZQP-Report* (S. 8–12). Berlin: ZQP.

Kapl, G. (ohne Datum). *Gewaltprävention in der Pflege und Betreuung* (Vortrag). Letzter Zugriff am 29.06.2022 unter: https://docplayer.org/24511942-Gewaltpraevention-in-der-pflege-und-betreuung-dr-gerhard-kapl.html

Kulik, J. A. & Brown, R. (1979). Frustration, attribution of blame, and aggression. Journal of Experimental Social Psychology, 15, 183–194.

Knight, G. P., Guthrie, I. K., Page, M. C. & Fabes, R. A. (2002). Emotional arousal and gender differences in aggression: A meta-analysis. *Aggressive Behavior: Official Journal of the International Society for Research on Aggression*, *28*(5), 366–393.

Leary, M. R., Twenge, J. M. & Quinlivan, E. (2006). Interpersonal rejection as a determinant of anger and aggression. *Personality and Social Psychology Review, 10*, 111–132.

Lobbestael, J., Baumeister, R. F., Fiebig, T. & Eckel, L. A. (2014). The role of grandiose and vulnerable narcissism in self-reported and laboratory aggression and testosterone reactivity. *Personality and Individual Differences, 69*, 22–27.

MacDonald, G. & Leary, M. R. (2005). Why does social exclusion hurt? The relationship between social and physical pain. *Psychological Bulletin, 131*, 202–223.

Murrell, A. R., Merwin, R. M., Christoff, K. A. & Henning, K. R. (2005). When parents model violence: The relationship between witnessing weapon use as a child and later use as an adult. *Behavior and Social Issues, 14*(2), 128–134.

Palmer, E. J. (2005). The relationship between moral reasoning and aggression, and the implications for practice. *Psychology, Crime & Law, 11*(4), 353–361.

Patterson, G. R., Chamberlain, P. & Reid, J. B. (1982). A comparative evaluation of a parent-training program. *Behavior Therapy, 13*(5), 638–650.

Rotton, J. & Cohn, E. G. (2000). Violence is a curvilinear function of temperature in Dallas: A replication. Journal of Personality and Social Psychology, 78, 1074–1081.

Rotton, J. & Frey, J. (1985). Air pollution, weather, and violent crimes: Concomitant time-series analysis of archival data. *Journal of Personality and Social Psychology, 49*, 1207–1220.

Rule, B. G., Dyck, R. & Nesdale, A. R. (1978). Arbitrariness of frustration: Inhibition or instigation effects on aggression. *European Journal of Social Psychology, 8*, 237–244.

Stoll, A. (2019). *Psychologie: Gewalt in der Pflege ist immer noch ein Tabuthema.* Augsburger Allgemeine. Letzter Zugriff am 28.06.2022 unter: https://www.augsburger-allgemeine.de/wissenschaft/Psychologie-Gewalt-in-der-Pflege-ist-immer-noch-ein-Tabuthema-id54486086.html

Twenge, J. M. & Campbell, W. K. (2003). »Isn't it fun to get the respect that we're going to deserve?« Narcissism, social rejection, and aggression. *Personality and Social Psychology Bulletin, 29*(2), 261–272.

Werth, L., Seibt, B. & Mayer, J. (2020). Aggression (Kapitel 5). In: *Sozialpsychologie – Der Mensch in sozialen Beziehungen.* Berlin: Springer.

WHO (2008). *Global and regional estimates of elder abuse: Building primary health care capacity to deal with the problem worldwide. Main Report.* Genf: World Health Organization. Letzter Zugriff am 02.09.2025 unter apps.who.int/iris/bit-stream/10665/43869/1/9789241563581_eng.pdf

ZQP, Zentrum für Qualität in der Pflege (Hrsg.) (2017). *ZQP Report – Gewaltprävention in der Pflege.* Berlin: ZQP.

ZQP (2023). *Was ist über die Situation pflegender Angehörigen bekannt?.* Letzter Zugriff am 07.12.2023 unter https://www.zqp.de/schwerpunkt/pflegende-angehoerige/

ZQP (2025b). *Gewalt in der Pflege.* Online abgerufen am 2.09.2025 unter https://www.zqp.de/schwerpunkt/gewalt-pflege/

Kapitel 10

Bath, D. M. (2010). Separation from loved ones in the fear of death. *Death Studies, 34*(5), 404–425.

Bonanno, G. A., Field, N. P., Kovacevic, A. & Kaltman, S. (2002a). Self-enhancement as a buffer against extreme adversity: Civil war in Bosnia and traumatic loss in the United States. *Personality and Social Psychology Bulletin, 28*(2), 184–196.

Bonanno, G. A., Wortman, C. B., Lehman, D. R., Tweed, R. G., Haring, M., Sonnega, J., … & Nesse, R. M. (2002b). Resilience to loss and chronic grief: a prospective study from preloss to 18-months postloss. *Journal of Personality and Social Psychology, 83*(5), 1150.

Carlander, I., Ternestedt, B. M., Sahlberg-Blom, E., Hellström, I. & Sandberg, J. (2011). Being me and being us in a family living close to death at home. *Qualitative Health Research, 21*(5), 683–695.

Dumont, S., Turgeon, J., Allard, P., Gagnon, P., Charbonneau, C. & Vezina, L. (2006). Caring for a loved one with advanced cancer: determinants of psychological distress in family caregivers. *Journal of Palliative Medicine, 9*(4), 912–921.

Langer, E. J. (1975). The illusion of control. *Journal of Personality and Social Psychology, 32*, 311–328.

Mikulincer, M., Shaver, P. R. & Pereg, D. (2003). Attachment theory and affect regulation: The dynamics, development, and cognitive consequences of attachment-related strategies. *Motivation and Emotion, 27*(2), 77–102.

Presson, P. K., & Benassi, V. A. (1996). Illusion of control: A meta-analytic review. *Journal of social behavior and personality, 11*(3), 493.

Syrén, S. M., Saveman, B. I. & Benzein, E. G. (2006). Being a family in the midst of living and dying. *Journal of Palliative Care, 22*(1), 26–32.

Zell, E. & Johansson, J. S. (2025). The association of self-esteem with health and well-being: A quantitative synthesis of 40 meta-analyses. *Social Psychological and Personality Science, 16*(4), 412–421.

Stichwortverzeichnis